U0293478

心肺及胸腺
疑难肿瘤诊断解析

主 编 王新美 尹迎春 王强修

河南科学技术出版社

· 郑州 ·

内容提要

本书作者在借鉴国内外最新文献基础上，结合自己的实践经验和临床工作中遇到的疑难肿瘤病例，精心筛选了40余例心肺及胸腺疑难肿瘤病例进行详细介绍。全书共有300余幅精美图片，主要内容包括支气管、肺、胸膜、心脏及胸腺肿瘤的WHO分类解读、疑难肿瘤病例的临床病理特征、鉴别诊断及临床病理诊断思路，内容新颖，重点突出，图文并茂。本书适合病理科、心胸科和肿瘤科初、中级医务人员阅读参考。

图书在版编目（CIP）数据

心肺及胸腺疑难肿瘤诊断解析/王新美，尹迎春，王强修主编. —郑州：河南科学技术出版社，2018.1

ISBN 978-7-5349-9048-9

Ⅰ.①心… Ⅱ.①王… ②尹… ③王… Ⅲ.①心脏病—肿瘤—诊疗②肺肿瘤—诊疗③胸腺—肿瘤—诊疗 Ⅳ.①R732.1②R734.2③R736.3

中国版本图书馆CIP数据核字（2017）第281564号

出版发行：河南科学技术出版社
    北京名医世纪文化传媒有限公司
    地址：北京市丰台区丰台北路18号院3号楼511室 邮编：100073
    电话：010-53556511 010-53556508
策划编辑：杨磊石
文字编辑：王 璐
责任审读：周晓洲
责任校对：龚利霞
封面设计：吴朝洪
版式设计：王新红
责任印制：陈震财
印 刷：三河市春园印刷有限公司
经 销：全国新华书店、医学书店、网店
幅面尺寸：185 mm×260 mm 印张：15.5 字数：351千字
版 次：2018年1月第1版 2018年1月第1次印刷
定 价：168.00元

编著者名单

主　　编　王新美　尹迎春　王强修
副主编　王新云　韩红梅　张保华　徐嘉雯　李新功
编　　者　(以姓氏笔画为序)

王东关　山东省东营市人民医院
王宏量　山东省职业卫生与职业病防治研究院
王强修　山东大学附属省立医院
王新云　山东省淄博市中心医院
王新美　山东省淄博市中心医院
尹迎春　山东省淄博市中心医院
吕蓓蓓　山东大学附属省立医院
刘晓红　中国人民解放军济南军区总医院
许发美　山东省淄博市中心医院
许雅丽　山东大学附属省立医院
孙晓宇　山东省淄博市中心医院
李　静　山东省淄博市中心医院
李红伟　山东省淄博市中心医院
李新功　山东省东营市人民医院
杨海萍　山东省淄博市临淄区人民医院
余小蒙　首都医科大学附属北京友谊医院
宋　琳　山东大学附属省立医院
张廷国　山东大学医学院
张保华　山东省淄博市中心医院
张恒明　山东省淄博市中心医院
张晓芳　山东大学医学院
张德贤　山东省肿瘤医院
陈海荣　山东大学附属千佛山医院
林晓燕　山东大学附属省立医院
欧海玲　广西中医药大学第一附属医院
郑　瑶　山东省淄博市中心医院

相新新　山东省淄博市中心医院

侯震波　山东省淄博市中心医院

姚志刚　山东大学附属省立医院

徐嘉雯　山东大学附属省立医院

徐慧蓉　山东省淄博市中心医院

曹智新　山东大学附属省立医院

崔海燕　山东省淄博市中心医院

韩红梅　山东省淄博市中心医院

覃宇周　广西医科大学附属肿瘤医院

第一主编简介

　　王新美,主任医师,淄博市中心医院病理科主任、滨州医学院教授、中国女医师协会病理专业委员会常务委员、山东省病理质量控制中心副主任委员、山东省医师协会病理分会副主任委员、山东省病理抗癌协会常务委员、山东省医学会病理分会委员、淄博市医学会病理分会主任委员、淄博市病理诊断质控中心主任。淄博市名医,淄博市高层次人才、张店区人大代表,曾荣获山东省及淄博市病理质控先进个人、市"三八红旗手"及市优秀执业医师等荣誉称号。擅长肺部及乳腺肿瘤的诊断及分子生物学研究。早在 1994 年就开展了以 PCR 技术为代表的分子生物学研究及临床应用,先后开展了 Fish、DNA 倍体分析、高通量基因测序技术等进行基因检测,指导乳腺癌及肺癌等临床靶向药物治疗。主研及与他人合作科研项目 15 项,其中主研的三项分获山东省医学科技创新二等奖及淄博市科技进步一、二等奖,其余分获市科技进步一、二、三等奖。发表论文 30 余篇(其中 SCI 论文 1 篇)。主编或副主编著作 4 部,获实用新型专利 3 项。

序

　　临床与病理密切结合,是患者获得准确诊断和有效治疗的关键环节。在我30余年的外科生涯中,无论在临床工作方面还是科研方面,与王新美教授一直配合默契,2010年曾合作编写《实习医师手册》。这次应邀为王新美教授等主编的《心肺及胸腺疑难肿瘤诊断解析》作序,感到十分高兴。心肺及胸腺肿瘤类型繁多,对各类肿瘤的认识在不断深化,各种新的分类意见也被不断提出,对病理医师的工作提出了新的更高要求。本书是一部关于心肺及胸腺疑难肿瘤病理诊断资料搜集较为翔实全面的专著,注重病理基础理论与病理诊断实践相结合,病理形态、免疫组化、分子病理与临床特点相结合,内容新颖,重点突出,图文并茂,对病理医师及临床医师都是一部有价值的参考书。

　　尽管病理诊断被认为是"金标准",但仍然有其局限性,疑难病例客观存在。病理医师必须密切联系临床,与临床医师进行良好的沟通和配合,才能够去伪存真,为临床提供切实有效的帮助,达到共同提高诊断和治疗水平的目的。《心肺及胸腺疑难肿瘤诊断解析》一书做了有益的探索,将肿瘤的病理特征与临床特征同时展现,开阔了病理医师及临床医师的诊断思路。我衷心祝贺本书的出版,相信本书一定会受到广大临床医师和病理学界同道的赞赏。

李　良

山东省淄博市中心医院副院长

中华医学会淄博市普外科分会主任委员

2017 年 6 月

前　言

分子生物学的飞速发展,各种医疗技术的不断升级换代,精准医疗和个性化医疗理念的具体实践,开启了医学的新时代,有上百年发展历史的传统病理学正受到前所未有的巨大挑战。

然而,无论从基础医学还是临床医学的角度看,在许多疾病,特别是肿瘤的检查和诊断中,传统病理学依然具有无可替代的重要作用。病理学检查能够获得相当全面的资料,为临床确定合理的治疗方案及客观评估治疗效果提供依据。病理学的研究领域也在不断拓宽,各种新技术的采用也使病理学获得新的生命力。

一般来讲,约80%的病例都能够通过常规病理技术确诊,但仍有20%的病例由于多种原因难以获得一致的病理诊断意见,许多疑难或少见病例可能会发生误诊。

为帮助提高病理医师对疑难、少见肿瘤的鉴别诊断能力,我们编写了这本《心肺及胸腺疑难肿瘤诊断解析》。本书主要介绍肺及心脏、胸腺、胸膜等膈肌以上组织器官的少见及特殊类型肿瘤,结合作者的经验和同行提供的珍贵材料,参考国内外最新文献,重点突出地介绍了这些肿瘤的临床病理特征和鉴别诊断要点,在叙述中也尽可能地涉及免疫组织化学和分子病理检测在鉴别诊断中的应用,力求反映国内外比较成熟的新经验和新技术,希望对我国病理事业的发展尽微薄之力。

在本书编写过程中,淄博市中心医院李良副院长给予了大力支持和悉心指导,并赐序,各位编者在繁忙的工作之余查找病例、复习文献,为此付出了辛勤的劳动。河南科学技术出版社也对本书的策划、编辑及出版给予了大力支持与帮助。在此一并表示衷心感谢!

本书的参编人员都是工作在临床一线的病理医师,在繁忙的工作之余历时两年完成了编写任务,但限于经验和水平,书中如有谬误之处恳请广大读者批评指正。

王新美　尹迎春　王强修

2017 年 6 月

目　录

第**1**章

肺肿瘤WHO组织学分类概述

支气管和肺的肿瘤包括从上皮组织、间叶组织、淋巴造血组织等发生的各种良、恶性肿瘤及瘤样病变,其种类繁多,组织形态复杂多样。肺癌是常见的恶性肿瘤之一,近年来发病率和死亡率都有明显增高的趋势。肺癌生物学特性十分复杂,恶性程度高,80%的肺癌患者在确诊时已属晚期。

第一节　肺癌的大体类型

肺癌的组织学分型对于患者的治疗及预后有着重要的指导意义。肺癌的肉眼大体分型根据其部位和形态可分为3种主要类型:中央型、周围型和弥漫型。从尸检病例看,中央型多于周围型,约为3:1,但从肺癌手术切除标本看,周围型则多于中央型,这可能是由于受手术指征限制所致。

1. 中央型　癌块位于肺门部,右肺多于左肺,上叶比中、下叶多见。癌由段支气管以上至总支气管发生,浸润管壁使管壁增厚、管腔狭窄,甚至闭塞;进一步发展时,肿块沿支气管纵深方向浸润扩展,除浸润管壁外还累及周围肺组织,并经淋巴蔓延至支气管肺淋巴结,在肺门部融合成环绕癌变支气管的巨大癌块,形状不规则或呈分叶状,与肺组织的界限不清,有时比较清晰。肿块周围可有卫星灶,有时中心区域也可见坏死空腔。

2. 周围型　肿物发生在段以下支气管,往往在近脏胸膜的肺组织内形成直径2～8cm球形或结节状无包膜的肿块,与周围肺组织的界线较清晰,而与支气管的关系不明显。本型发生肺门淋巴结转移较中央型为迟,但可侵犯胸膜。Pancoast瘤是位于肺上叶顶部的肺癌,可由胸膜长入胸壁。

3. 弥漫型　此型罕见,癌组织沿肺泡管、肺泡弥漫性浸润生长,很快侵犯部分肺叶或全肺叶,呈肺炎样外观,或呈大小不等的结节散布于多个肺叶内。此时须与肺转移癌、肺炎加以鉴别。

近年来,国内外对早期肺癌和隐性肺癌问题进行了不少研究,因为这对于肺癌的早期发现和早期诊断具有重要意义。有学者主张,早期肺癌可分为管内型、管壁浸润型和管壁周围型三型,但无淋巴结转移。日本肺癌学会将肿块直径<2cm,并局限于肺内的管内型和管壁浸润型列为早期肺癌。痰细胞学检查癌细胞阳性,而临床及X线检查阴性,手术切除标本经病理检查证实为原位癌或早期浸润癌而无淋巴结转移者为隐性肺癌。

第二节　肺癌的组织学分型

肺癌的组织结构多种多样,1967年世界卫生组织(WHO)首次对肺癌进行组织学分型,将其分为鳞状细胞癌、腺癌、小细胞癌、大细胞癌4种基本类型。1981年WHO在此基础上进行了修订,将肺腺癌又细分为腺泡状腺癌、乳头状腺癌、细支气管肺泡癌、实性腺癌4种类型,将小细胞肺癌分为3个亚型:①燕麦细胞型:细胞呈短梭形或淋巴细胞样;②中间细胞型:细胞呈梭形或多角形;③混合型:小细胞癌伴有非小细胞肺癌成分,如肺鳞癌、肺腺癌等。前两种分类完全是以光镜观察为基础,未能将当时肺癌研究的新进展及免疫组织化学和电镜观察对肺癌诊断的新资料结合进去,故该分类已显得过简而欠完善,远不能客观地反映肺癌复杂多样的组织学分类及其分化表型。如细支气管肺泡癌已有多种不同的细胞类型,神经内分泌癌中也增加了新的类型,如不典型类癌、大细胞神经内分泌癌、巨细胞神经内分泌癌等。为此,WHO肺肿瘤组织学分类小组于1998年7月提出了WHO肺及胸膜肿瘤组织学类型修订方案,并于1999年出版。2004年WHO在肺癌分类方法中加入了部分临床资料和遗传学信息,于1999年基础上提出了新的肺癌组织学分型,将其分为以下8大类:鳞状细胞癌、小细胞癌、腺癌、大细胞癌、腺鳞癌、肉瘤样癌、类癌及唾液腺癌,把之前几种类似肉瘤的癌(巨细胞癌、梭形细胞癌、多形性癌、癌肉瘤及肺母细胞瘤)归为一大类,称为肉瘤样癌。据统计,仅40%～50%病例呈一致性组织构型,其余则在肿瘤的不同部位表现不同分化状态的组织构型,其转移癌的组织学类型也可与原发癌不同。

绝大多数肺癌均起源于各级支气管黏膜上皮,源于支气管腺体或肺泡上皮细胞者较少。因而肺癌实为支气管源性癌(bronchogenic carcinoma),肺鳞状细胞癌主要起源于段和亚段支气管黏膜上皮,后者在致癌因子作用下,经鳞状化生、异型增生和原位癌等阶段再演进为浸润癌;肺腺癌来自支气管的腺体;细支气管肺泡细胞癌可能来源于细支气管分泌黏液的上皮或富含糖原的Clara细胞或来自Ⅱ型肺泡上皮细胞;小细胞肺癌来源于位于支气管黏液腺和支气管黏膜内的Kultschitzky细胞(嗜银细胞),属APUD瘤。近年来,不少研究提出所有类型的肺癌可能均来自呼吸道黏膜的干细胞,它可向多方向分化,因而也可出现混合型癌。

第三节　2011年国际多学科肺腺癌分类

近年来,肺腺癌在病理学、肿瘤学、分子生物学、放射医学和外科学等基础和临床研究方面都取得了巨大的进展,尤其是确定了肺腺癌中存在着表皮生长因子受体(EGFR)等基因突变,并且发现以EGFR基因突变等为治疗靶点药物的使用(如小分子酪氨酸激酶抑制药吉非替尼和埃罗替尼的使用),能明显改善腺癌患者的预后。EGFR等基因突变的检测及相应的靶向药物的应用正逐渐成为评估和改善肺腺癌患者预后的常规手段,肺腺癌也从单纯的形态学诊断转化为多学科的协作诊断,因此迫切需要修订改进世界卫生组织(WHO)2004年版分类,从多学科角度对肺腺癌进行综合性分类,从而达到组织学分类、诊断术语和诊断标准统一,满足临床治疗和预后评估的需要。鉴于这些原因,国际肺癌研究协会(IASLC)/美国胸科协会(ATS)/欧洲呼吸学会(ERS)组织了阵容强大的包括病理科、放射科、肿瘤内科、胸外科及分子生物学多学科专家在内的专家组,在搜集、综合了大量资料的基础上对肺腺癌进行了重新分类修订,制定撰写了肺腺癌国际多学科分类方案,该方案于 2011 年发表在美国的《胸科肿瘤》杂志上。该分类提出了病理学、影像学、分子生物学和临床各学科的肺腺癌综合诊断标准,统一了诊断分类及术语,明确了一些概念,特别是主张弃用"细支气管肺泡癌"和弃用浸润性肺腺癌的"混合"亚型,同时还推荐了小活检/细胞学标本的诊断规范。该方案的应用势必对目前肺腺癌的诊断及临床诊治和研究产生重大影响。

一、废除的诊断术语

1. 细支气管肺泡癌 2004 年版 WHO 肺癌分类对细支气管肺泡癌(bronchiole alveolar carcinoma,BAC)的诊断标准做了严格的规定:BAC 是指肿瘤细胞沿肺泡壁呈贴壁样生长(lepidic growth),无间质、脉管或胸膜浸润,组织学分为黏液型和非黏液型。从文字上看,BAC 属于非浸润性癌,但其在 WHO 肺腺癌总的分类中,却是肺腺癌的一个亚型,与乳头状腺癌、腺泡样腺癌等并列,因此,BAC 是浸润性癌还是癌前病变或原位癌,概念不明确。实际上,多种腺癌类型都可以出现 BAC 特征,病理诊断中所用的 BAC 包括小的孤立性外周性非浸润性肿瘤、微浸润性腺癌、沿肺泡壁生长为主的浸润性腺癌、混合型浸润性腺癌及广泛播散的黏液腺癌,这些非浸润性及由低度到高度恶性的浸润性腺癌,都可能被诊断为 BAC,其结果给临床诊治和研究造成极大的混乱,因此新分类废除这一术语。

2. 黏液性囊腺癌 新分类不再使用"黏液性囊腺癌"这一术语,将其纳入浸润性腺癌亚型中的胶样型,视为胶样癌囊性变的一种表现,诊断为"胶样腺癌伴囊性变",并且强调要注明类似于过去分类的黏液性囊腺癌。此

癌少见,可能是胶样腺癌组织学谱系中的一员,其结构与卵巢的黏液性囊腺癌相似。

二、废除的某些组织学亚型

1. 混合型浸润性腺癌 临床上,70%～80% 的外科手术切除肺腺癌标本都是浸润性肺腺癌,其中约 80% 由多种组织学亚型混合组成,其分类既复杂又重要。不同的浸润性肺腺癌结构具有异质性,其生物学行为和预后也有很大差别,如贴壁样生长为主型腺癌预后较好,而实体为主型和微乳头为主型腺癌预后较差。另外,临床治疗方案也不相同,腺泡和乳头为主型腺癌往往伴有 EGFR 基因突变,接受 TKIs 治疗的可能性更高;而黏液性腺癌往往伴有 K-RAS 基因突变,具有原发 TKIs 抵抗性。因此,迫切需要分类中能够反映各亚型的成分及含量。按照 2004 年 WHO 分类标准,高达 80%～90% 的浸润性腺癌归类为"混合型浸润性腺癌"亚型,而这一亚型概念模糊,只是笼统包罗各种浸润性癌,并没有说明所含各种浸润性癌成分及含量,从而不能很好地确定治疗方案和预后评估,给临床及研究工作都造成了困难。因此,新分类弃用"混合型浸润性腺癌"这一概念,代之以"某亚型生长为主型,其后列出其他类型及含量"。即按现在浸润性腺癌的组织学分型,确定其为主的生长方式作为主型,其后列出含量占 5% 以上的其他各亚型。如过去将非黏液型 BAC 同时兼含其他浸润性亚型成分的腺癌称"混合型浸润性腺癌",在新分类中,建议改用"贴壁生长为主型腺癌(lepidic predominant adenocarcinoma,LPA)伴其他浸润性癌成分",这样就能按照该癌中各种亚型的成分及含量,很好地制订治疗方案和评估预后。但在 1999/2004 年 WHO 分类含 BAC 的混合型中,反映不出 LPA 成分及其含量,而事实上,具有浸润的贴壁生长的孤立性小腺癌的预后是很好的。

另外,为了更好地反映各亚型的临床意

义,基于以下两种原因:将浸润性癌中各亚型含量的阈值由原来的10％降为5％,一是更有利于预后的观察,如实体型和微乳头型这两型预后很差,若以5％为阈值则更容易发现其临床意义,而以10％为阈值则可能就忽略了;二是有两种生长方式为主的亚型,若其含量接近,更有利于确定第一种为主型。

2. 透明细胞腺癌及印戒细胞腺癌 2004年WHO分类将具有明显透明细胞和印戒细胞特征的腺癌分别称为透明细胞腺癌和印戒细胞腺癌,新分类认为这些细胞学特征只是某种类型腺癌的表现形式,可见于各种类型的浸润性癌,尚不足以构成一种特殊的组织学亚型,因此将此两型删去,分别归类为其他类型的腺癌,同时要报出透明细胞或印戒细胞的百分比。

三、肺腺癌新分类

新分类对肺腺癌进行分层分类,分为浸润前病变、微浸润性腺癌及浸润性腺癌(表1-1)。

表1-1　2011年 IASLC/ATS/ERS 多学科肺腺癌分类

浸润前病变
　不典型腺瘤样增生
　原位腺癌(≤3cm 以前的细支气管肺泡癌)
　　非黏液性
　　黏液性
　　黏液/非黏液混合性
　微浸润性腺癌(≤3cm 贴壁为主型肿瘤,浸润灶≤5mm)
　非黏液性
　黏液性
　黏液/非黏液混合性
浸润性腺癌
　贴壁为主型(以前的非黏液性细支气管肺泡癌,浸润灶>5mm)
　腺泡为主型
　乳头为主型
　微乳头为主型
　实性为主型伴黏液产生
浸润性腺癌变型
　浸润性黏液腺癌(以前的黏液性细支气管肺泡癌)
　胶样型
　胎儿型(低度和高度)
　肠型

1. 浸润前病变

(1)不典型腺瘤样增生(atypical adenomatous hyperplasia,AAH):新分类中AAH的诊断标准同2004年WHO分类,指肺内小的(≤0.5 cm)局限性、Ⅱ型肺泡细胞和(或)Clara 细胞增生性病变。增生细胞呈圆形、立方形、低柱状或钉样,有轻至中度异型性,核圆形或卵圆形,核内包涵体常见,细胞间常有空隙、相互不延续,沿肺泡壁生长,有时累及呼吸性细支气管壁。AAH 可以表现为富于细胞和异型性,此时形态学鉴别 AAH 和原位腺癌非常困难,而细胞学方法几乎无法将二者鉴别。新分类不推荐将 AAH 再分低级别和高级别。

影像学上,AAH 通常为≤0.5cm 的毛玻璃样结节(GNN),很少超过 1.2 cm,有时需要在高分辨率 CT(HRCT)上才能显示。AAH 可长期稳定不变,临床不需特殊处理,通常每年一次 CT 随访。

(2)提出"原位腺癌"的概念:由于原位腺癌在组织学上无真正浸润的证据,新分类将其和不典型腺瘤样增生归类为浸润前病变。

原位腺癌(adenocarcinoma in situ,AIS)定义为一类局限的、小的(≤3cm)腺癌,相当于原来≤3 cm 的 BAC,癌细胞完全沿着原来的肺泡壁呈贴壁性生长,但没有浸润和破坏肺泡壁,肺泡壁可增厚或硬化,无间质、脉管或胸膜浸润,无乳头或微乳头结构,肺泡腔内无癌细胞聚集。AIS 分为非黏液性、黏液性和黏液/非黏液混合性三类,但实际上几乎所有的 AIS 都是由 Ⅱ 型肺泡细胞和(或)Clara 细胞组成的非黏液性癌。黏液性 AIS 极少见,由高柱状细胞组成,有时像杯状细胞,胞质充满黏液,细胞核位于基底部,异型性不明显。故目前认为,将非黏液性 AIS 分成 Ⅱ 型肺泡细胞型和 Clara 细胞型并无临床意义,因此新分类不再推荐使用。AIS 全部切除后预后极好,5 年无病生存率达 100%。

影像学上,AIS 的典型表现为纯的毛玻璃样结节(GNN),在 HRCT 上比 AAH 密度稍高,有时可为部分实性或实性结节,其大小不一,但多数≤2cm,临床上不需要立即干预。对于≤1 cm 的 AIS,通常每年至少一次 CT 随访,若病变增大或密度增加,提示病变进展为浸润性癌。

2. 肺腺癌中区分出微浸润性腺癌　新分类将微浸润性腺癌(minimally invasive adenocarcinoma,MIA)从浸润性腺癌中区分出来,作为肺腺癌的一个独立类型单独列出,

并且对 MIA 的诊断标准做了明确规定,指出 MIA 是一类小的(≤3cm)、局限性腺癌,癌细胞以贴壁生长方式为主,任一视野下间质浸润的最大径≤5mm。如果存在多处间质浸润,只需测量最大浸润面积的最大直径,而不能将多处浸润灶相加计算。如何确定 MIA 的浸润成分?以下是其判断标准:①肿瘤除贴壁生长外,还见到腺泡状或乳头状、微乳头状、实性等生长方式;②癌细胞浸润至纤维细胞间质中,成纤维细胞增生明显。需要强调的是,如果肿瘤侵犯淋巴管、血管或胸膜,或出现肿瘤性坏死,则不诊断 MIA,而应该直接诊断为浸润性腺癌。MIA 可用于诊断多发性病变,但要首先排除肺内转移灶的可能。MIA 通常为非黏液性,黏液性 MIA 罕见,目前对其认识很有限。

肺 AIS 和 MIA 诊断的建立一定应该是在对肺手术切除标本全面检查的基础上。多数文献报道,肺 AIS 和 MIA 大小为 2~3cm 或更小,对于这样的小肿块应当全部取材,在排除浸润性癌以后才能做出肺 AIS 或 MIA 的诊断。目前鉴于尚无充分的证据证明手术后能获得 100% 的无瘤生存率,因此对于疑为 AIS 或 MIA,但直径>3cm 的孤立性手术全切的肿瘤的诊断要特别慎重,标本经全面检查后,诊断为"贴壁生长为主型腺癌,疑为 AIS 或 MIA",而当肿块没有全部取材时,诊断推荐使用"贴壁生长为主型腺癌",同时于报告中注明"临床行为不能确定和(或)浸润成分不能除外"。实际上,AIS 和 MIA 大都<2cm,而较大的结节则多数可能属于浸润性腺癌。

3. 浸润性腺癌类型的变化　新分类废除 1999/2004 年 WHO 分类中"混合型腺癌"的概念,将其进行细化分类,按照最主要的组织学亚型进行分类,旨在凸显组织学亚型与分子和临床特征的一些新的相关性,这也是该分类的亮点之一。即首先筛选出肿瘤的最主要类型,以此种类型命名,同时还要依

次列出其他＞5％的次要类型。共分为贴壁为主型、腺泡为主型、乳头为主型、微乳头为主型和实体为主型伴黏液产生共5个亚型。①贴壁为主型：贴壁为主型腺癌（lepidic predominant adenocarcinoma，LPA）是指肿瘤细胞沿肺泡壁生长，形态学与 AIS 和 MIA 相似，但至少一个浸润灶最大直径＞5mm，但如果肿瘤侵犯血管、淋巴管或胸膜或者出现肿瘤性坏死，则直接诊断为 LPA。判断浸润标准与 MIA 相同，即出现贴壁生长方式以外的组织学类型或肿瘤细胞浸润肌成纤维细胞间质。贴壁生长方式可以出现在浸润性黏液腺癌和转移性癌中，但值得强调的是，新分类中 LPA 术语专指贴壁为主型的非黏液腺癌，而以前的黏液性 BAC 则归为新分类浸润性腺癌变型中的浸润性黏液腺癌，因此 LPA 不能用来诊断"伴贴壁生长方式为主的浸润性黏液腺癌"。具有浸润的贴壁生长的孤立性小腺癌的预后是很好的，Ⅰ期的 LPA 5年无复发率达90％。②腺泡为主型：腺泡为主型腺癌（acinar predominant adenocarcinoma，APA）由类似于细支气管腺或细支气管被覆上皮的立方或柱状细胞构成圆形或卵圆形的腺泡和腺管，中心具有管腔，细胞胞质和管腔内可含有黏液，有时肿瘤细胞聚集成圆形结构，核极性朝向外周而中央腺腔不明显。值得注意的是，新分类将具有筛状结构的腺癌归类为腺泡为主型腺癌。AIS 间质胶原化时可能与腺泡结构难以鉴别，但如果出现肺泡结构消失和（或）纤维细胞性间质，则支持浸润性腺泡为主型腺癌。③乳头为主型：乳头为主型腺癌（papillary predominant adenocarcinoma，PPA）主要由具有纤维血管轴心的分支乳头构成，乳头表面被覆立方或低柱状细胞。如果腺癌呈贴壁生长而肺泡腔内充满乳头结构，该肿瘤应归类为乳头状腺癌，不管是否有肌成纤维细胞间质。有些病例的乳头状结构与甲状腺乳头状癌非常相似，需加以鉴别。④微乳头为主型：微乳头为主型

腺癌（micorpapillary predominant adenocarcinoma，MPA）是新分类中新增加的一种浸润性腺癌的独立类型，2004年 WHO 分类中虽然提及此瘤，但并没有详细描述。MPA 是指肿瘤细胞形成无纤维血管轴心的乳头状细胞簇，与肺泡壁连接或彼此分离或呈环样、腺样结构"漂浮"在肺泡间隙内。肿瘤细胞小，立方形，核有轻度异型。脉管或间质侵犯常见，可见沙砾体。最近的研究表明，微乳头为主型腺癌侵袭性强，易发生早期转移，同实体为主型腺癌一样，预后差，即使早期诊断仍然预后不良。因此，有学者将此癌的阈值降低，定为1％～5％。Yoshizawa 等的研究资料显示，微乳头为主型腺癌Ⅰ期患者5年无瘤生存率仅为67％。⑤实体为主型腺癌伴黏液产生：实体为主型腺癌伴黏液产生（solid predominant adenocarcinoma with mucin production）主要由片状多角型细胞组成，缺乏可辨认的腺癌结构，如腺泡、乳头、微乳头或贴壁生长。肿瘤呈100％实性生长，但常有黏液出现，每2个高倍视野中有1个视野至少有5个肿瘤细胞含有黏液，黏液可通过组织化学染色证实。鳞状细胞癌和大细胞癌有时可见到少量的黏液产生，此时要注意与实体为主型腺癌加以鉴别。

4. 浸润性腺癌的变型

（1）浸润性黏液腺癌：新分类中浸润性黏液腺癌相当于以前的黏液型 BAC，将黏液型 BAC 与非黏液型 BAC 分开，列入浸润性肺腺癌的变型。过去黏液性 BAC 和非黏液性 BAC 都归为 BAC，属于同一类型。但近年发现，两者无论是在病理、遗传，还是临床、影像方面都有很大的差别。黏液性 BAC 主要与 KRAS 突变有关，很少 EGFR 突变，而非黏液性 BAC 主要是 EGFR 突变。现在认为过去诊断的绝大多数黏液性 BAC 都具有浸润成分，应诊断为浸润性黏液腺癌。浸润性黏液腺癌由含有黏液的杯状细胞或柱状细胞组成，细胞异型性不明显，腺泡腔隙常充满黏

液。浸润性黏液腺癌也可显示形态学的异质性，除贴壁生长形式外，还表现为腺泡、乳头、微乳头及实性结构的相互混合，浸润间质时肿瘤细胞常显示胞质内黏液减少和异型性增加，偶尔可见肿瘤黏液性和非黏液性成分混合存在，若黏液性和非黏液性成分都超过10％，则诊断为"黏液性和非黏液性混合型腺癌"。

浸润性黏液腺癌需要与伴有黏液产生的、形态学缺乏杯状或柱状细胞的腺癌相鉴别，当光镜下或黏液染色证实黏液产生但比例又达不到上述诊断标准时，仍然按照新分类中浸润性腺癌的标准进行分类，同时注明有黏液产生，可以描述为"伴黏液产生"或"伴黏液样特征"，如实体为主型腺癌伴黏液产生。

在新分类中，黏液型 BAC 应根据贴壁生长或浸润的程度分为黏液性原位腺癌（黏液性 AIS）、黏液性微浸润腺癌（黏液性 MIA）和浸润性黏液腺癌，前两者极少见。浸润性黏液腺癌可从以下几点与黏液性 AIS 及黏液性 MIA 相鉴别：肿瘤直径＞3cm、浸润灶直径＞0.5cm、多个癌结节、肿瘤界线不清楚，以及周围肺组织内粟粒状播散。浸润性黏液腺癌常呈多中心、多肺叶或双侧肺累及的表现，往往反映是气道播散。

（2）胶样腺癌：胶样腺癌（colloid adenocarcinoma）与 2004 年 WHO 分类基本相同，不同的是将极为罕见的黏液性囊腺癌归类为胶样腺癌，视为胶样癌囊性变的一种表现，诊断为"胶样腺癌伴囊性变"，并且强调要注明类似于过去分类的黏液性囊腺癌。胶样腺癌常混合有其他组织学类型，当肿瘤显示胶样腺癌为主同时伴有其他成分时，仍然需要按照 5％ 递增的方法记录其他组织学类型。

（3）胎儿型腺癌：胎儿型腺癌（fetal adenocarcinoma）多见于年轻患者，形态学诊断标准与 2004 年 WHO 分类相同，表现为富

于糖原的无纤毛细胞组成的腺样结构，常出现特征性的核下或核上空泡，腺腔内可见桑椹体，类似于子宫内膜样结构。当胎儿型腺癌混合其他成分时，仍然按照某种类型为主型原则进行分类。大多数胎儿型腺癌为低级别，预后较好，少数病例为高级别。当胎儿型腺癌伴有肉瘤样原始胚基时，应属肺母细胞瘤。此外，新分类提到了分子学改变在胎儿型腺癌发病机制中的作用，认为 β-catenin 基因突变可能是促使胎儿型腺癌发病的重要机制，免疫组化染色能够检测到肿瘤上皮细胞核和质异常表达 β-catenin，提示 Wnt 信号通路分子如 β-catenin 表达上调在低级别胎儿型腺癌和双向分化的肺母细胞瘤的发病中发挥重要作用。

（4）肠型腺癌：肠型腺癌为新分类中新增加的一种亚型，列为一类独立的浸润性腺癌的变型，此型少见。当肠型分化成分超过50％就可以归类为肠型腺癌。肠型腺癌具有结、直肠腺癌的一些形态学和免疫组化特征，由腺样和（或）乳头样结构组成，可伴筛状结构，通常肿瘤细胞呈高柱状，呈假复层排列，可见管腔内坏死及明显的核碎片，分化差时形成更多的实性结构。免疫组化染色肠型腺癌至少表达一种肠型分化标记（如 CDX-2、CEA、CK20 或 MUC2）。但肠型腺癌与转移的结、直肠腺癌不同，肠型肺腺癌常显示组织学异质性，表现为混合其他常见的组织学类型，如贴壁状生长；另外，半数病例表达 TTF-1，CK7 呈一致性表达，但文献报道也有 CK7 阴性的病例。对于形态学与结直肠腺癌相似但免疫组化不表达肠型分化标记的肺原发性腺癌，新分类认为使用"肺腺癌伴肠癌形态学特征"比"肺腺癌伴肠型分化"这一术语更加合适。

四、新分类推荐的小活检和细胞学标本的分类系统

约 70％ 的肺癌在病理诊断时已属晚期

或已发生转移,只能通过小活检和细胞学标本做出诊断。但小活检和细胞学标本与手术切除标本相比,因标本含量有限不能代表整个肿瘤、肺腺癌组织学的异质性,以及光镜下对未分化或分化差成分鉴别的困难,使小活检和细胞学肺腺癌诊断的分类不能完全按照手术切除标本的分类,与肿瘤切除后的最后诊断可能不一致,因此,新分类对小活检和细胞学标本的诊断做了一些新的规定,并推荐了新的诊断标准和术语(表 1-2)及诊断流程(图 1-1)。新分类主张小活检和细胞学标本

要尽可能将非小细胞肺癌(non small cell lung carcinoma,NSCLC)进一步准确分类,尤其要尽可能区分为倾向腺癌或倾向鳞状细胞癌,以提供药物治疗选择。肺腺癌对多靶点抗叶酸药物培美曲塞(pemetrexed)和抗血管内皮生成药物贝伐珠单抗(bevacizumab)治疗有效,而培美曲塞对鳞状细胞癌的治疗效果不如腺癌,用贝伐珠单抗治疗可导致致命性大出血。而且,目前发现,肺腺癌 EGFR 的突变率比鳞状细胞癌要高,更有必要做基因检测,适合靶向治疗的可能性也更大。

表 1-2　IASLC/ATS/ERS 推荐的肺癌小活检标本/细胞学分类

2004 年版 WHO 分类	IASLC/ATS/ERS 小活检标本/细胞学分类
腺癌	具有明确的腺癌生长方式的形态
混合型	腺癌,形态学特征可被识别(包括 2004 年 WHO 未明确分类的微乳头结构)
腺泡状	
乳头状	注:如果"纯"贴壁生长,要注明由于样本太小,浸润癌不能除外
实性	
细支气管肺泡癌(非黏液型)	腺癌伴贴壁生长(如果"纯"贴壁生长,要注明:浸润癌不能除外)
胎儿型	腺癌伴胎儿型特征
黏液(胶样)	腺癌伴胶样特征
印戒样	腺癌伴(× × 已知类型)及印戒样特征
透明细胞腺癌	伴(× × 已知类型)及透明细胞特征
2004 年 WHO 分类未列出一大部分是实性腺癌	形态学无腺癌特征(需特殊染色证实)非小细胞癌,倾向于腺癌
鳞状细胞癌　乳头型、透明细胞、小细胞、基底样	形态学具有明确鳞癌特征:鳞状细胞癌
2004 年 WHO 分类未列出	形态学无鳞癌特征(需经染色证实)非小细胞癌,倾向于鳞癌
小细胞癌	小细胞癌
大细胞癌	非小细胞癌,非特殊类型(NOS)
大细胞神经内分泌癌(LCNEC)	非小细胞癌伴神经内分泌特征(神经内分泌标记阳性),可能是 LC-NEC
大细胞癌伴神经内分泌特征	非小细胞癌伴神经内分泌特征(神经内分泌标记阴性)。注:肿瘤为非小细胞癌,疑为 LENCE,但染色未能证实神经内分泌分化
腺鳞癌	形态学具有鳞癌和腺癌特征
	非小细胞癌,伴有鳞癌和腺癌特征。注:可能为腺鳞癌

（续　表）

2004 年版 WHO 分类	IASLC/ATS/ERS 小活检标本/细胞学分类
2004 年 WHO 分类未列出	形态学无鳞癌或腺癌特征,但免疫组化染色显示腺癌或鳞癌成分,非小细胞癌,非特殊类型(指明免疫组化结果并加以说明) 注:此癌可能为腺鳞癌
肉瘤样癌	差分化非小细胞癌伴有梭形和(或)巨细胞癌(如果存在腺癌或鳞癌,需要注明)

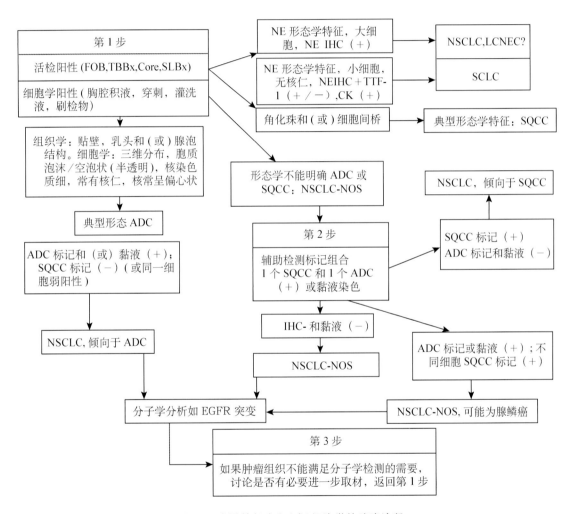

图 1-1　小活检标本和(或)细胞学的腺癌诊断

　　FOB. 光导纤维支气管镜检查;TBBx. 经支气管肺活检;Core. 粗针穿刺肺活检;SLBx. 外科肺活检;ADC. 腺癌;SQCC. 鳞状细胞癌;SCLC. 小细胞肺癌;NSCLC. 非小细胞肺癌;NSCLC-NOS. 非小细胞肺癌,非特殊类型;LCNEC. 大细胞神经内分泌癌;NE. 神经内分泌;IHC. 免疫组化;TTF-1. 甲状腺转录因子-1;CK. 细胞角蛋白;EGFR. 表皮生长因子受体

1. 形态学符合 2004 年 WHO 分类标准的可明确诊断鳞癌或腺癌。

2. 如果 NSCLC 缺乏鳞癌或腺癌形态学表现，可选用免疫组化辅助诊断。为了尽量保留更多的组织标本进行分子学检测，新分类建议先使用一个腺癌和一个鳞癌标记进行鉴别诊断。迄今为止，TTF-1 被认为是最好的单一腺癌标记，75% ～ 80% 的肺腺癌 TTF-1 阳性，Shiff 碘酸和黏液卡红染色也有助于腺癌的鉴别诊断，p63 是可靠的鳞癌标记，CK5/6 也有鉴别诊断价值。选用细胞核和质阳性的鸡尾酒抗体，如 TTF-1/CK5/6 或 p63/naspin-A 可实现用尽量少的抗体达到鉴别诊断的目的。腺癌标记（TTF-1）和（或）黏液染色阳性，鳞癌标记(p63)阴性的肿瘤应该归类为 NSCLC，倾向于腺癌；鳞癌标记呈中度以上的弥漫性阳性，同时腺癌标记和（或）黏液染色阴性的肿瘤应该归类为 NSCLC，倾向于鳞癌。由于多达 1/3 的腺癌可以表达 p63，如果腺癌标记（如 TTF-1）阳性，即使同时表达任一鳞癌标记（如 p63），该肿瘤仍然要归类为 NSCLC，倾向于腺癌。实际上，那些表达 p63 和 TTF-1、形态学缺乏鳞癌特征的肿瘤可能都是腺癌。但如果 p63 和 TTF-1 表达于不同的肿瘤细胞，则支持腺鳞癌的诊断。腺鳞癌的诊断条件是每种肿瘤成分占 10% 以上，因此该诊断术语应该局限于手术切除标本，对于小的活检和（或）细胞学标本，新分类推荐使用 NSCLC-NOS，倾向于腺鳞癌这一术语，所有切除的非小细胞肺癌病例中，符合腺鳞癌诊断标准的不到 5%。如果一个肿瘤呈腺癌标记（TTF-1）阴性，同时鳞癌标记呈局灶性或弱阳性，新分类主张不能仅仅诊断为 NSCLC，最好归类为 NSCLC-NOS，倾向于鳞癌。对于这样的病例可以进行多学科讨论，讨论内容包括组织学分型对治疗的影响、重新取材必要性、分子学检测的必要性、影像学表现及临床资料是否对诊断和治疗有所帮助等。

NSCLC 可表现神经内分泌(neuroendocrine，NE) 形态特征，通过 NE 标记如 CD56、嗜铬素和突触素等可以证实，提示肿瘤可能是大细胞神经内分泌癌(large cell NE carcinoma，LCNEC)。当小活检标本怀疑但又不能明确诊断 LCNEC 时，新分类认为最恰当的诊断术语是 NSCLC，LCNEC 可能。腺癌和鳞癌中经免疫组化证实的 NE 成分不影响患者的预后和治疗，因此对于形态学缺乏 NE 特征的肿瘤，不推荐进行常规 NE 标记。如果常规病理和免疫组化对腺癌和鳞癌的诊断都不支持，可以酌情使用 NSCLC-NOS 这一术语。

3. 如果肿瘤具有明确的腺癌或鳞癌形态学表现，同时显示肉瘤样特征，新分类仍然主张诊断为腺癌或鳞癌。大细胞癌、多形性癌、癌肉瘤和肺母细胞瘤很难通过小活检标本明确诊断，只能在全面检查手术切除标本，排除了分化成分之后才能做出诊断。如果一个小活检标本形态学表现为腺癌伴有多形性特征，应该在诊断中加以注明，如 NSCLC，倾向于腺癌伴巨细胞和（或）梭形细胞特征。

4. 小活检和细胞学标本不做 AIS 和 MIA 的诊断。因为小活检和细胞学标本难以看到肿瘤是否存在浸润，也不能反映整个肿瘤的组织学亚型。如果一个小的活检标本形态学呈非浸润性生长，则诊断为"具贴壁状生长的腺癌"，同时要加注释"不除外浸润成分"。

5. 除了使用辅助染色以外，病理医师还可以利用多学科相关知识帮助诊断，例如一份形态学表现为 NSCLC-NOS 的小活检标本来自于不吸烟亚裔女性，CT 显示毛玻璃样结节(ground-glass nodules，GGNs)，提示可能是腺癌，并且可能存在 EGFR 基因突变。此外，即使利用免疫组化标记和组织化学染色，仍然有小部分活检和（或）细胞学病例无法明确组织学类型。

6. 新分类还推荐，如有可能，小活检与

细胞学最好做配对检测。细胞学在鉴别腺癌和鳞癌时非常有用,与术后诊断标本相比,其正确率高达 96%。细胞学可做免疫组化检测,细胞块还可高效(98%)检测 EGFR 及 KRAS 基因突变,有助于靶向药物的选择。

第四节　肺癌的支气管镜活检

一、支气管镜活检病理诊断的价值

1. 呼吸道疾病诊断的金标准　由于病理组织学检查能够准确地判断疾病的性质,所以被医学界公认为临床疾病诊断的金标准。病理学诊断结果是临床诊断、治疗、预后评价的重要依据。尽管现代医学新技术不断涌现,各种诊断手段不断更新和发展,但病理学检查的重要地位是其他检查技术迄今仍无法取代的,而且在可以预见的将来也不可能被取代。在呼吸系统疾病的临床诊治过程中,随着现代医学的迅速发展和各种新技术在临床上的广泛应用,尤其是精细影像学技术的出现和各种临床检验方法的建立,为呼吸系统疾病的诊断和鉴别诊断提供了许多非常有效的方法。然而,不可否认的是,病理组织学检查仍然是目前发现呼吸道肿瘤,特别是早期肿瘤的最主要手段。在影像学检查领域,诊断肺恶性肿瘤的基础主要是发现肿瘤的浸润转移特征,而肺发生的早期肿瘤多比较小,恶性肿瘤浸润转移的影像学特征不明显,这就难以通过影像学检查获得早期诊断。一些肿瘤标志物的生化或免疫学检测,虽可提示发生某些恶性肿瘤的可能,但仅仅依据血液或分泌物中肿瘤标志物的阳性结果,在许多病例并不能确定诊断。内镜的出现是临床医学技术的一个重大突破,为临床诊断提供了非常便捷直观的检查手段。经过多年改进,内镜已经由最初的硬镜发展为软性的光导纤维内镜、电子内镜,从仅用于观察诊断,发展到可以用于钳取活检甚至进行多种治疗,柔软纤细的镜身减小了插入体内的困难,器械易于送入空腔脏器内,也大大减轻了患者的不适,患者易于接受。而且支气管镜检查具有目前各种影像学无法代替的优势,其重要原因之一是支气管镜检查不仅能直观地发现支气管、肺的早期病变,并且能借助活检对病变进行病理组织学评价。可以说支气管镜活检是目前诊断呼吸系统疾病,尤其是肺部肿瘤不可或缺的重要手段,支气管镜活检组织的病理学检查和所有外科病理学检查一样,是呼吸系统疾病诊断的金标准。随着支气管镜检查技术的不断发展,清晰直观的内镜观察结合准确活检获得标本的病理组织学检查,使得支气管、肺癌前病变、早期癌的检出率不断提高。特别是对那些微小病变,在大体形态学观察上难以鉴别其性质,而依靠病理组织学诊断则多数能够明确诊断,为临床确定治疗方案提供了依据。

2. 治疗监测和疗效评价的依据　支气管、肺病变的治疗包括对肿瘤的外科手术或腔镜手术,也包括对各种炎症病变的非手术治疗,这些治疗过程中的监测和疗效评价,可以通过不同时期进行的支气管镜活检来帮助完成。这种评价比单纯使用影像学检查或单纯使用内镜检查更有价值,能够确切地了解病变区域的真实组织学反应和变化,帮助临床医师评估患者的疗效和预后,为及时调整治疗方案提供最有价值的依据。

3. 促进相关学科的发展　在进行过各种影像学检查、临床实验室检查之后,获得的病理组织学观察资料可以成为对前期各种辅助检查的验证和对照。这对影像学等学科来讲,是一种难得的珍贵资料。在与病理观察、病理诊断的比较中,可以修正影像学的观察内容和诊断指标,不断完善影像学等学科的诊断技术。近年出现了大量影像与病理对照的论著就是这种相互促进的成果，这对整个临床医学的发展具有很大的意义。

4.疾病研究的宝贵资料 尽管近年来医学的发展已经有长足的进步，但必须承认，人类对疾病的认识依然还是非常浅薄的，各种疾病的本质和其发生、发展的客观规律仍然有待不断地深入研究，癌症就是一个典型的例子。在认识疾病的过程中，病理学研究具有特殊的价值。支气管镜活检可以获得供病理学检查的标本，同时也是大量、不同疾病的组织学标本的资料性积累，这些标本在一定条件下可以长期保存，能够被用于组织形态学、超微形态学、免疫组织学、分子遗传学等各种现代技术的观察研究，甚至可以为未来出现的更高级的研究技术所使用，这必然会对人类进一步认识呼吸系统疾病发挥难以估量的作用。

二、支气管镜活检病理诊断的特殊性

（一）标本取材造成的局限性

支气管镜活检与外科病理学诊断不同，与所有内镜活检病理诊断一样，其特殊性在于活检取材不易，获取的标本数量少、体积小，因此常给做出明确的病理诊断带来困难。与常规的外科病理诊断比较，由于标本获得途径的不同，标本大小、数量的不同，标本在取材过程中存在着不同程度的人为改变，临床病理诊断必然会受到一定程度的影响。病理医生和临床医生都应该对此有所了解和认识。除个别病例的较小肿瘤可能做到全瘤活检外，一般的黏膜活检取材只能钳取少许病变组织供诊断，有时不能反映病变的全貌。因此，对病变的评价有局限性，常常只是一个初步的定性诊断。而外科病理则可对所切除标本全层病变范围进行整体观察。另外，外科取材因常能看到病变与正常组织的移行区，一般判断病变组织起源不难。而活检组织主要靠内镜下钳夹，夹取的是碎裂组织，各

组织或病变之间往往无必然联系。由于黏膜活检观察受限，所以与外科病理观察的侧重点不同。对于恶性肿瘤，由于外科切除标本可方便地观察肿瘤浸润扩散情况，因此常将瘤细胞在间质中的浸润作为细胞恶性行为的金标准；但黏膜活检由于钳取组织较小，常常需对活检组织少量异型腺体、异型上皮组织，甚至个别细胞进行判断，而不能观察瘤组织黏膜和黏膜下浸润情况，需要侧重于对细胞异型性的观察，较难依据其浸润范围进行评价，因此与同样具有异型增生的良性病变难以区别。此外，在对肿瘤的分化程度判断上，外科病理常以病变的整体情况做综合判断，但在支气管镜取材时，特别是较大的肿瘤病变，只能观察病变的局部，不能反映病变的全部，故在恶性肿瘤的分化程度判断上可能存在一定误差，因此常不能作为预后评价的肯定指标。

由于取材部位不准确，标本可能没有主要病变，而出现假阴性报告。由于不同个体对炎症刺激的反应程度不同，可能出现假阳性报告。由于一些不同疾病的组织学改变存在相似性，相同疾病的组织学改变存在异质性，部分疾病的病理改变存在不典型性，都可能导致病理误诊。由于标本取材位置较浅，对简单的炎症的分析判断也可能发生偏差，对常见肿瘤组织形态的分类很可能与整体不一致。临床提供病史的不完整或临床医生的主观导向，也可能诱使病理医生做出错误的诊断。这些都是因为支气管镜活检病理的特殊性所造成的。基于以上情况，临床医生在接到病理诊断后，必须结合临床实际对病理报告做出正确的评估。当病理诊断与临床不符时，及时与病理医生联系沟通。特别是在临床没有发现恶性病变，而病理诊断为恶性肿瘤时，尤其需要临床医生慎重对待病理报告，避免因为误诊而过度治疗给患者造成损害。需要特别指出的是，由于人体组织结构的复杂性和现代医学对疾病认识的局限性，

当病理报告与临床诊断一致时,也并不意味着病理诊断就一定不存在问题。动态地观察疾病发展和转归,科学地对病变做具体的分析,不断地积累实践经验,才能使支气管镜病理诊断更符合客观实际。

(二)病理学观察需注意的问题

病理医生在支气管镜病理活检诊断工作中,应注意以下几个问题。

1. 全面观察组织切片　对组织切片进行细致而全面的观察,是做出正确诊断的基础。在观察内镜活检组织切片时应根据自己的习惯确定观察顺序和步骤,但必须遵循病理诊断阅片的基本要求。建议首先核对切片号,然后使用肉眼观察切片,了解切片中组织片的排列分布、每个组织片的组织块的数量及切片的一般质量,以保证在观察中不遗漏组织。观察中遗漏组织,甚至仅仅遗漏一小堆细胞,都可能丧失珍贵的诊断线索,任何一小块遗漏的组织,都可能恰恰是诊断疾病的关键。例如可疑为低分化的弥漫浸润性癌,支气管镜检查时往往看不到黏膜面有典型的病变,此时可多点活检取材,在数块活检组织中,有时仅一块可见癌成分。遇到这种情况,应注意组织包埋切片时要包括全部活检组织。

在使用显微镜观察时,要先用低倍镜观察,识别标本组织类型是否与申请单一致,并顺序扫描全面观察所有组织片的所有组织块,获得初步印象,然后依次使用中倍放大和高倍放大顺序观察病变细节。直接使用中、高倍镜进行观察,常常是遗漏组织的原因。当在一块组织上发现微小的不易识别的病变时,应在其他组织片进一步观察相应组织块的相应部位,寻找做出诊断的更多证据,这就是对内镜标本采用连续切片的目的。当切片中的组织片仍不能满足诊断要求时,首先应选择重新切片,通过对重切获得的更多组织片进行观察常常能够解决诊断证据不足的问题。在重切仍然无法确诊时,可以建议临床根据情况重取活检。由于支气管镜活检组织块较小,可能仅获得极少病变供观察,或者仅是病变边缘,这就要求病理医生具有较丰富的诊断经验和较强的综合分析能力。正因如此,在综合性大医院里往往要求高年资的主治医生或具有副主任医师资格以上的病理医生做出活检病理报告。在此应强调的是,不管是哪一级别的医生做出的活检报告,凡遇到较疑难的病例都应组织科室专家集体讨论、做免疫组化或到上一级医院会诊。能够避免的误诊报告就尽量去避免,因自己的诊断经验不足所造成的误诊完全可以通过采取集体讨论等措施避免,这样做既是对患者的高度负责,也是对自己的保护。

利用内镜小标本进行诊断的能力是需要训练的。一个细心的病理医生在平时观察手术切除的大标本时,就应该有针对性地仔细观察各种疾病和肿瘤的不同特点,特别注意各种病变的非典型表现,注意病变周围组织的各种反应性改变和过渡性改变,为支气管镜活检标本的病理诊断积累经验、打好基础。

2. 重视支气管镜高度提示恶性的病变

(1)恶性肿瘤的支气管镜特点:恶性肿瘤在支气管镜下常有特征性的表现,如糜烂、结节或狭窄性的病变,病变范围常较大,表面有坏死、结节状不平或被覆污苔;病变管壁明显僵硬;活检时,组织钳夹无弹性、脆硬,似挖土样,活检后组织不回缩等。出现这些典型的恶性表现时,支气管镜医师常因诊断明确而忽视多点取材,病理检查却常因未能见典型的恶性病变,而无法做出明确判断。因此,病理诊断时应了解支气管镜检查的结果,对于支气管镜见到的典型病变,病理诊断可相对宽松。发现明显可疑的组织学恶性特征,可结合支气管镜所见做出高度提示恶性肿瘤的诊断。

(2)恶性肿瘤的病理组织形态特点:支气管镜活检主要是根据组织结构和细胞的异型性来确定肿瘤的性质。

①组织结构的异型性:恶性肿瘤细胞排列紊乱,失去正常的排列结构和层次。例如鳞状细胞癌,正常的基底层细胞、棘细胞层次消失而代之以紊乱无细胞极性排列的恶性细胞。腺上皮发生的腺癌,腺体的大小和形状十分不规则,排列也较紊乱,腺上皮细胞排列紧密重叠或呈多层,并可有乳头样增生、共壁现象、腺体开口及筛状结构等。

②细胞的异型性:a.细胞形态的改变。即瘤细胞的形态及大小不一致。恶性肿瘤细胞一般比正常细胞大,各个瘤细胞的大小和形态又很不一致,有时出现瘤巨细胞。但少数分化很差的肿瘤,其瘤细胞可能较正常细胞小,呈圆形,大小也可能相对一致。b.核形态的改变。即瘤细胞核的大小、形态及染色不一致,主要表现如为核明显增大且大小不一致,通常核大小相差在2倍以上;核呈不规则或多形性,甚至出现怪形核,核染色深;核质比例失常,接近1:1(正常1:4~6);核仁变大,数目增多,一般3~5个,甚至5个以上;核分裂象增多,出现不对称性、多极性及钝挫性等病理性核分裂象;出现裸核,多在分化差的恶性肿瘤中看到,胞质极少。c.细胞质的改变。肿瘤细胞质多呈嗜碱性,腺上皮分泌异常,正常分泌缺失或出现黏液的过度分泌。

3.与临床医生保持密切联系 支气管镜活检病理诊断需内镜医生与病理医生配合,为患者提供尽可能全面、准确的病理报告。但由于支气管镜取材的局限性,有时很难达到病理诊断医生的要求。所以,加强病理医生、支气管镜检查医生和临床治疗医生之间的沟通,以及对彼此领域的了解,才有助于得出正确客观的临床病理诊断。

支气管镜医师不仅要具备熟练操作内镜的技巧,还需认识呼吸道各部位多发、易发疾病。发现病变,先对其进行评价,然后根据判断取活检。活检从来都不是单独存在的,它是在充分判断后才决定的一种辅助手段。支

气管镜医师申请病理活检时应提供尽可能多的诊断信息。送检时,应向病理医生提示支气管镜下是否有恶性病变征象。因为癌变组织常有异型增生病变混杂,取材过少时病理不易做出明确判断,如果支气管镜医生向病理医生提示为恶性病变,病理诊断时把握的标准可相对放松,避免再次取材,以减少患者不必要的痛苦和麻烦。需要注意的是,支气管镜活检取材比较局限,即使未发现典型的组织学病变,也不能轻易否认某病变的客观存在。如纤支镜下所见支气管内膜结核的病变分为四类,即浸润型、溃疡型、增殖型和瘢痕狭窄型。镜下表现复杂多样,有典型结核特征不易误诊,但以增殖型为主、呈肿瘤样结节易与肺癌混淆,确诊仍需要组织学证据或痰细菌学检查,肺结核经药物治疗后可无典型的组织学表现,肺淋巴瘤往往支气管镜活检也难以确诊。如出现支气管镜下高度怀疑恶性而病理诊断阴性,或因支气管镜提供信息不足无法做出病理诊断时,有必要再次进行支气管镜活检,或请支气管镜及病理科医生共同会诊。遇到病理诊断与临床不一致时,首先要主动检查自己技术及诊断上有无问题,不要轻易否定临床意见。例如临床高度怀疑为癌的阻塞性病变,活检时因钳取不到浸润在黏膜下层的癌组织而出现假阴性,这时应结合支气管镜诊断印象,提出重取材的必要性。对于临床可疑而无明确支气管镜检查证据的病例,病变的定性有赖于病理活检,对病变性质的判断要十分慎重,对十分可疑,但缺乏明确诊断依据而不能确诊者,应建议重复取材或短期内复查。一些黏膜下病变,内镜活检难以定论,可建议行超声支气管镜检查等。此外,临床上还有一些病变,单纯依靠活检不能做出诊断,如结节病等,均应结合临床资料进行综合分析。因此,在病理活检诊断中,要认识到其局限性,密切结合临床或其他检查方法对病变进行确诊。

4.严格把握恶性肿瘤的病理诊断标准

在病理检查中严格把握恶性肿瘤的诊断标准，避免因炎症刺激、组织物理损伤或制片过程中的人工假象等导致诊断过度。不典型增生病变时，黏膜固有层内常有不同程度的各种炎细胞浸润，并可能随不典型增生程度的增加而增多，这是机体对肿瘤组织的免疫反应，常能起到提示作用。诊断恶性肿瘤必须慎重，避免因为过度诊断给患者带来损害。活检组织诊断恶性病变标准的把握，应该是如果手术切除的大体标本上未能发现明显恶性病变，复查活检切片时原诊断仍然能够成立或外出会诊时能够被其他专家所认可。

5. 注意识别组织取材的"污染"　每次活检后若活检钳清洗不干净、固定瓶反复使用而未彻底清洗、取材环节夹取组织的镊子未注意及时清洗、病理组织包埋时的疏忽等，均可能使标本受到组织污染，而造成误诊。为避免这种情况，除对取材过程进行严格把关外，病理诊断时应特别注意复习临床和支气管镜检查情况。在临床无恶性征象的病例中发现癌时应进一步加以确认：一是观察背景组织，了解其是否为支气管镜取材部位的组织，这对病变的确认会有帮助；二是了解当天的所有送检标本，特别是与该例标本接收和取材时编号邻近的病例，是否有相同或相似的癌组织类型，以了解其可能污染的线索。加强送检和制片各个环节的病理质量控制，是防止此类问题的关键。防微杜渐，防患于未然，应该是每位病理诊断医生所熟知的基本理念。

6. 注意可能发生漏诊的环节　漏诊和过度诊断一样，是病理诊断医生所必须重视的另一个常见诊断问题。发生漏诊的可能原因很多，例如取材位置不当或钳取组织过小等。由于支气管镜在支气管内受各种因素的制约，准确取材受到一定的限制，而且镜头常常被黏液和血液污染，视野局限，对肿瘤定位困难，只能钳取黏膜表面的组织，无法观察病变有无侵袭，造成病理定性困难，只能诊断为上皮内瘤变或原位癌。肿瘤位置生长较深或多源性浸润癌，由于浸润性癌的癌灶生长点多始自黏膜深层，癌组织被类似正常的黏膜、纤维结缔组织和坏死组织所覆盖，同样造成取材和诊断困难。微小癌灶埋藏于慢性炎症黏膜中，活检时很难取准病灶。有些癌分化程度高，其组织结构和细胞分化程度都与正常组织非常接近，诊断依据主要是看是否有深部组织浸润或远处转移等生物学行为，因为活检深度有限，如果不能深达基底层或黏膜肌层，对诊断造成困难。在高分化腺癌，有时分化程度好的几乎与正常腺体或腺瘤难以鉴别，仅腺体排列出现异常，靠活检无法确定病变性质。包埋及切片方法欠妥等技术问题也会造成漏诊，由于取活检时不是所取的每一块组织都会有癌，所以包埋时应使所有组织都处在同一平面，以便在切片时能切到所有组织块，不然就有漏诊的可能。

7. 重视现代病理技术的应用　在对支气管镜活检组织进行鉴别诊断时，应高度重视现代病理学技术的应用价值。免疫组化、原位杂交、基因重排等技术，现已应用于临床病理工作，在许多情况下病理诊断需要借助免疫组化等技术寻找诊断依据。ACCP《肺癌诊断和治疗指南》（第 2 版）充分肯定免疫组化在诊断及鉴别诊断上的价值。由于纤支镜咬检组织取材部位及范围的局限性，咬取时对组织的挤压损伤，也由于肿瘤组织分化程度的不同及组织形态的不典型，组织学诊断中往往会遇到不典型的形态结构而难以判断其来源和性质，影响病理诊断的准确性。特别是组织成分太少，常规 HE 染色对确切病理分型有一定困难时，通过免疫组化染色可以协助确诊。

第五节 2015版WHO肺肿瘤分类

与2004年相比，经过10年的发展，肺癌的诊断和治疗已由过去的胸外科、内科及放疗科等科室分头进行，逐渐形成了由多学科联合组成肺癌单病种专科诊治的发展趋势。于2015年初出版的第4版WHO肺肿瘤分类中（表1-3），重点关注的还是肺腺癌，其中绝大部分内容采纳了2011年国际多学科肺腺癌分类（详见本章第三节）。以下重点关注2015年第4版WHO肺肿瘤分类（以下简称2015年新分类）中的一些新变化。

表1-3 WHO(2015)肺肿瘤组织学分类

1. 上皮性肿瘤	
1.1 腺癌	8140/3
1.1.1 附壁状腺癌	8250/3
1.1.2 腺泡状腺癌	8551/3
1.1.3 乳头状腺癌	8260/3
1.1.4 微乳头状腺癌	8265/3
1.1.5 实体状腺癌	8230/3
1.1.6 浸润性黏液腺癌	8253/3
1.1.6.1 浸润性黏液/非黏液混合型腺癌	8254/3
1.1.7 胶样型腺癌	8480/3
1.1.8 胎儿型腺癌	8333/3
1.1.9 肠型腺癌	8144/3
1.1.10 微浸润性腺癌	
1.1.10.1 非黏液型	8250/2
1.1.10.2 黏液型	8257/3
1.2 浸润前病变	
1.2.1 非典型腺瘤性增生	8250/0
1.2.2 原位腺癌	8140/2
1.2.2.1 非黏液型	8410/2
1.2.2.2 黏液型	8253/2
1.3 鳞状细胞癌	8070/3
1.3.1 角化性鳞状细胞癌	8071/3
1.3.2 非角化性鳞状细胞癌	8072/3
1.3.3 基底样鳞状细胞癌	8083/3

（续　表）

1.4 浸润前病变	
1.4.1 原位鳞状细胞癌	8070/2
1.5 神经内分泌肿瘤	
1.5.1 小细胞癌	8041/3
1.5.1.1 复合性小细胞癌	8045/3
1.5.2 大细胞神经内分泌癌	8013/3
1.5.2.1 复合性大细胞神经内分泌癌	8013/3
1.5.3 类癌	
1.5.3.1 典型类癌	8240/3
1.5.3.2 非典型类癌	8249/3
1.6 浸润前病变	
1.6.1 弥漫性特发性肺神经内分泌细胞增生	8040/0
1.6.2 大细胞癌	8012/3
1.6.3 腺鳞癌	8560/3
1.6.4 多形性癌	8022/3
1.6.5 梭形细胞癌	8032/3
1.6.6 巨细胞癌	8031/3
1.6.7 癌肉瘤	8980/3
1.6.8 肺母细胞瘤	8972/3
1.7 其他未分类癌	
1.7.1 淋巴上皮样癌	8082/3
1.7.2 NUT 癌	8023/3
1.8 唾液腺型肿瘤	
1.8.1 黏液表皮样癌	8430/3
1.8.2 腺样囊性癌	8200/3
1.8.3 上皮肌上皮癌	8562/3
1.8.4 多形性腺瘤	8940/0
1.9 乳头状瘤	
1.9.1 鳞状上皮乳头状瘤	8052/0
1.9.2 外生性	8052/0
1.9.3 内翻性	8053/0
1.9.4 腺样乳头状瘤	8260/0

17

（续　表）

1.9.5 混合性鳞状细胞和腺样乳头状瘤	8560/0
1.10 腺瘤	
1.10.1 硬化性肺细胞瘤	8832/0
1.10.2 肺泡性腺瘤	8251/0
1.10.3 乳头状腺瘤	8260/0
1.10.4 黏液性囊腺瘤	8470/0
1.10.5 黏液腺腺瘤	8480/0
2.　间叶性肿瘤	
2.1 肺错构瘤	8992/0
2.2 软骨瘤	9220/0
2.3 血管周上皮样细胞肿瘤	
2.3.1 淋巴管平滑肌瘤病	9174/1
2.3.2 血管周上皮样细胞肿瘤,良性	8714/0
2.3.2.1 透明细胞肿瘤	8005/1
2.3.3 血管周上皮样细胞肿瘤,恶性	8714/3
2.4 先天性支气管周肌纤维母细胞瘤	8827/1
2.5 弥漫性肺淋巴管瘤病	
2.5.1 炎性肌纤维母细胞瘤	8825/1
2.5.2 上皮样血管内皮细胞瘤	9133/3
2.6 胸膜肺母细胞瘤	8973/3
2.7 滑膜肉瘤	9040/3
2.8 肺动脉内膜肉瘤	9137/3
2.9 伴 EWSR1-CREB1 基因易位的肺黏液样肉瘤	8842/3
2.10 肌上皮肿瘤	
2.10.1 肌上皮瘤	8982/0
2.10.2 肌上皮癌	8982/3
2.11 淋巴组织细胞肿瘤	
2.11.1 黏膜相关淋巴组织结外边缘区淋巴瘤（MALT 淋巴瘤)	9699/3
2.11.2 弥漫性大 B 细胞淋巴瘤	9680/3
2.11.3 淋巴瘤样肉芽肿病	9766/1
2.11.4 血管内大 B 细胞淋巴瘤	9712/3
2.11.5 肺朗格罕细胞组织细胞增生症	9751/1

（续　表）

2.11.6 Erdheim-Chester 病	9750/1
3. 异位起源性肿瘤	
3.1 生殖细胞肿瘤	
3.1.1 畸胎瘤,成熟型	9080/0
3.1.2 畸胎瘤,未成熟型	9080/1
3.1.3 肺内胸腺瘤	8580/3
3.1.4 黑色素瘤	8720/3
3.1.5 脑膜瘤,非特指型	9530/0
4. 转移性肿瘤	

形态学代码采用肿瘤学疾病国际分类(ICD-O){463B}。生物行为学编码:良性肿瘤为/0,非特定、交界性或未确定生物学行为的为/1,原位癌及上皮内瘤变Ⅲ为/2,恶性为/3。

一、肺鳞状细胞癌及腺鳞癌

1. **肺鳞状细胞癌**　废除了 2004 年的乳头状、小细胞和透明细胞亚型,2015 年新分类分为以下 4 个亚型:①原位鳞状细胞癌(浸润前病变);②角化性鳞状细胞癌;③非角化性鳞状细胞癌;④基底细胞样鳞状细胞癌。

2. **腺鳞癌**　2015 年新分类强调了诊断腺鳞癌必须是手术切除的大标本,且每一种成分≥10%,也就是说活检组织不能使用腺鳞癌这一诊断术语。

二、肺神经内分泌肿瘤

肺神经内分泌肿瘤包括小细胞癌、复合性小细胞癌、大细胞神经内分泌癌(LCNEC)、复合性 LCNEC、不典型类癌、类癌和弥漫性特发性神经内分泌细胞增生(视为癌前病变)。在小细胞癌中,强调了以下几点:①一般不见巢状、梁状栅栏状和菊形团样结构;②在应用 CD56、突触素和 CgA 免疫组化标记时,需要注意前两个抗体往往弥漫强阳性,尤以 CD56 最敏感,而 CgA 则呈灶性或弱阳性表达;③CK 的表达特点是呈核旁点状阳性或胞质内弥漫表达;④2015 年新分类强调了 Ki-67 的重要性,其阳性指数>50%,平均>80%,同时还指出约有 60% 的病例阳性表达 CD117。

在诊断 LCNEC 时需要注意的是,要有神经内分泌肿瘤的形态学特点,同时>10% 的肿瘤细胞明确表达一种神经内分泌指标(CD56、突触素和 CgA),尽管 CD56 最敏感,但突触素和 CgA 的特异性强。再就是 LCNEC 可有 p63 的表达,但 p40 阴性,CD117 阳性率可达 70% 以上。

出现以下情况值得关注:①组织学特点很像不典型类癌,当核分裂象>10/2mm^2 时,要诊断为 LCNEC;②尽管少数鳞状细胞癌、腺癌及大细胞癌的形态学上不具有神经内分泌肿瘤形态学特点,但其免疫组化呈现神经内分泌表型和(或)电镜观察时神经内分泌颗粒,此时应诊断为非小细胞癌伴神经内分化;③对显微镜下伴有神经内分泌形态的大细胞癌,当其神经内分泌标记为阴性时,诊断为大细胞癌伴神经内分化,归到大细胞癌。

三、肺腺癌

肺腺癌的相关内容绝大部分采纳了

2011年国际多学科肺腺癌分类(详见本章第三节),以下为某些新观点。

1. **肺腺瘤样不典型性增生** 在实际工作中,由于肺腺瘤样不典型性增生(AAH)与原位腺癌的鉴别诊断很困难,所以AAH的诊断需要结合形态结构和细胞学特征等多个因素综合分析判断。一般来说,病变大小是一个主要因素,>0.5cm时,结合肿瘤细胞异型性大及与周围正常肺组织转换很突然,往往提示为原位腺癌,而病灶<0.5cm(偶尔可>1.2cm)镜下见病变与正常肺组织有逐渐过渡的形态学特点时,常提示为AAH。目前不主张将AAH再进一步分为低级别和高级别。

2. **原位腺癌** ①大小问题:2011年的定义为一类局限的、小的(≤3cm)腺癌,相当于原来≤3cm的细支气管肺泡癌,在TNM分期中,相当于Tis。2015年新分类对大小做了补充,一是强调病灶一般<2cm,对于>3cm者,如果组织学上完全符合原位腺癌的诊断标准,可以用"附壁生长为主的腺癌,倾向(或可疑)原位腺癌"的诊断名称;②有无肺泡内肿瘤问题:2011年分类指出,显微镜下癌细胞完全沿着原来的肺泡壁呈贴壁性生长,但没有浸润和破坏肺泡壁,肺泡壁可增厚或硬化,无间质、脉管或胸膜浸润,无乳头或微乳头结构,肺泡腔内无癌细胞聚集。2015年新分类进一步强调指出了无论是在肿瘤内,还是在肿瘤周围的正常肺组织中,都不能存在肺泡内肿瘤细胞,并指出原位腺癌的肺泡壁可因硬化或弹力纤维增生而增宽;③2011年的分类中将原位腺癌分为非黏液性、黏液性和黏液/非黏液混合性三类,由于发病率太低,2015年新分类取消了非黏液性和黏液混合性原位腺癌,并指出,全部切除后100%无病生存和无复发生存。

3. **微浸润性腺癌** ①2015年新分类取消了非黏液和黏液混合性微浸润性腺癌(minimally invasive adenocarcinoma,MIA),只分为非黏液性和黏液性MIA,在TNM分期中定义为T_{1a};②2011年分类中指出,任一视野下间质浸润的最大径≤5mm。如果存在多处间质浸润,只需测量最大浸润面积的最大直径,而不能将多处浸润灶相加计算。2015年新分类提出可采用浸润病灶的百分比之和乘以肿瘤的最大直径,如果所得数值≤0.5cm可诊断为MIA;③对于>3cm的MIA,镜下形态完全符合MIA时,可以诊断为倾向MIA。

4. **浸润性腺癌** ①对于附壁生长型腺癌,如果肿瘤中存在多灶性浸润性病灶可采用浸润病灶的百分比之和乘以肿瘤的最大直径,如果所得数值>0.5cm诊断为MIA;②腺泡型腺癌的腺腔及瘤细胞内可有黏液,需注意与黏液性浸润性腺癌鉴别。另外,有筛孔样结构提示预后较差;③对于实体型腺癌,黏液染色时细胞内含黏液的肿瘤细胞≥5/2HPF;④诊断浸润性黏液腺癌需要强调肿瘤细胞是由柱状细胞和胞质内含有大量黏液的杯状细胞组成,其特点是瘤细胞的核位于基底部,核几乎无非典型性,另一个显著特点是肿瘤周围的肺泡内常充满黏液。对于此型腺癌,注意鉴别诊断非常重要,不仅需与含黏液的其他类型肺癌鉴别,还需与转移性黏液腺癌(胰腺、卵巢及肠道等)鉴别;⑤关于肠型腺癌,2015年新分类提出肠型腺癌必须≥50%时才能诊断肠型腺癌,并特别注意结合临床和免疫组化标记除外转移性结肠癌。

四、肺大细胞癌

肺大细胞癌在2015年新分类中变化较大,首先是对其几个亚型做了较大调整,例如将基底样大细胞癌归为鳞状细胞癌的一个亚型,将大细胞神经内分泌癌归为神经内分泌肿瘤,将淋巴上皮瘤样癌归入其他和未分类癌范畴;再就是取消了透明细胞大细胞癌和横纹肌样大细胞癌亚型。在诊断方面强调了以下几点:①缺乏小细胞癌、腺癌和鳞状细胞癌的组织学和免疫表型特征;②不能根据活检小标本诊断大细胞癌;③免疫组化染色除了 CK 阳性外,黏液染色阴性。

五、其他变化

2015 年新分类的其他变化主要包括:①提出了 NUT 癌,其侵袭性强,目前尚无有效治疗措施,平均生存期约 7 个月,多见于年轻人和儿童,由于镜下观察可见突然角化现象,免疫标记 CK、p40 和 p63 阳性,故极易与鳞状细胞癌、腺鳞癌等混淆,诊断 NUT 癌需要免疫组化标记证明 NUT 蛋白阳性表达或 NUT 重排;②将多形性腺瘤归到涎腺型肿瘤中;③将硬化性血管瘤更名为硬化性肺细胞瘤,并归为肺腺瘤范畴;④将淋巴管肌瘤病、PEComa 和介入两者之间的有重叠的弥漫性增生统称为肺 PEComa 样肿瘤;⑤取消了肺静脉肉瘤和肺动脉肉瘤,新增加肺动脉内膜肉瘤及血管内大 B 细胞淋巴瘤等。

(王强修 尹迎春 刘晓红 姚志刚)

参 考 文 献

[1] Travis WD,Brambila E,Burke AP,et al. WHO classification of tumours of the lung, pleura,thymus and heart. 4th ed. Lyon:IARC Press,2015.

[2] Travis W D,Brambilla E,Muller-Hermelink H K,et al. World Health Organisation Classification of tumours. Pathology and genetics: tumours of the lung, pleura, thymus and heart. Lyon:IARC Press,2004.

[3] Travis WD1,Brambilla E,Noguchi M,et al. International association for the study of lung cancer/american thoracic society/european respiratory society international multidisciplinary classification of lung adenocarcinoma. J Thorac Oncol,2011,6(2):244-285.

[4] 王强修,李钧,朱良明. 肺癌诊断与治疗. 北京:人民军医出版社,2013.

[5] 黄受方. 国际肺癌研究协会/美国胸科学会/欧洲呼吸学会国际多学科肺腺癌分类(2011 年版)解读.中华病理学杂志,2011,40(12):793-796.

[6] Kadota K1,Villena-Vargas J,Yoshizawa A,et al. Prognostic significance of adenocarcinoma in situ, minimally invasive adenocarcinoma, and nonmucinous lepidic predominant invasive adenocarcinoma of the lung in patients with stage I disease.Am J Surg Pathol, 2014, 38(4):448-460.

[7] 牛春波,贾飞勇,辛华,等. 免疫组化在肺小细胞癌支气管镜活检标本鉴别诊断中的应用. 中国实验诊断学,2011,15(6):1602-1603.

[8] 李青,周晓军. 荧光原位杂交在细胞学诊断中的应用. 诊断病理学杂志,2009,16(3):226-229.

[9] 梁智勇,曾暄,张静,等. 非小细胞肺癌 290 例表皮生长因子受体基因突变和拷贝数的检测分析. 中华病理学杂志,2008,37(10):654-659.

[10] Li AR,Chitale D,Riely GJ,et al. EGFR mutations in lung adenocarcinomas:clinical testing experience and relationship to EGFR gene copy number and immunohistochemical expression. J Mol Diagn,2008,10(3):242-248.

[11] 林云恩,何萍,李时悦,等.纤维支气管镜非小细胞肺癌活检标本的表皮生长因子受体基因检测. 中华病理学杂志,2011,40(2):111-112.

[12] Punamiya V,Mehta A,Chhajed PN. Bronchoscopic needle aspiration in the diagnosis of mediastinal lymphadenopathy and staging of lung cancer. J Cancer Res Ther,2010,6(2):134-141.

[13] Yasufuku K. Early diagnosis of lung cancer. Clin Chest Med,2010,31(1):39-47.

[14] Salcido CD,Larochelle A,Taylor BJ,et al. Molecular characterisation of side populat ion

cells w ith cancer stem cell like characteristics in small cell lung cancer. Br J Cancer, 2010,102 (11):1636-1644.

[15] Maemondo M,Inoue A,Kobayashi K,et al.Ge-fitinib or chemotherapy for non-small-cell lung cancer with mutated EGFR. N Engl J Med,2010,362:2380 2388.

第**2**章

支气管及肺肿瘤

第一节 肺类癌及微瘤型类癌

一、临床特征

肺或支气管类癌占肺部肿瘤的 $1\%\sim 2\%$，其中典型类癌（typical carcinoid，TC）占 $80\%\sim 90\%$，$60\%\sim 70\%$ 的 TC 发生在主支气管或叶段支气管，属于中央型，由于其阻塞中央气道临床出现症状较早。非典型类癌（atypical carcinoid，AC）占 $10\%\sim 20\%$，多发于外周部，影像学检查可见肺内圆形或卵圆形肿块，轮廓光滑或分叶状，患者平均年龄较 TC 患者大，$83\%\sim 94\%$ 的患者与吸烟有关，常见于男性。微瘤型类癌又称肺小瘤（tumourlet），极少见，肺微瘤型类癌是由肺神经内分泌细胞（NEC）增生，突破气道黏膜上皮基膜和支气管壁而形成多灶小的神经内分泌细胞结节（直径 $2\sim 5mm$）。由弥漫性特发性肺神经内分泌细胞增生（DIPNECH）所致的微瘤型类癌患者无吸烟史，临床起病隐匿，病程长，表现为缓慢加重的无痰干咳及渐进性呼吸困难，有时会被误诊为轻度支气管哮喘。

手术治疗为 TC 的首选。肺功能不能耐受开胸手术者可以内镜或激光摘除肿瘤，但该方法有出血的危险，且不利于肿瘤的正确分期。TC 在诊断时多为早期，仅 3% 有淋巴结转移，故手术范围相对保守，对于无淋巴结转移或无远端阻塞性肺脓肿者，甚至可行支气管袖式切除、段切除或楔形切除。如术前诊断不明，则应做常规肺切除术。TC 的手术效果好，5 年生存率高于 90%，10 年生存率可高达 84%。由于 AC 患者就诊时半数已是Ⅲ期，48% 的患者有淋巴结转移，22% 有纵隔淋巴结转移，故对浸润型 AC 要扩大切除。对于 AC 的辅助治疗尚有争议。有学者认为术后放疗对 AC 患者生存率和复发无影响，且与肿瘤大小及淋巴结情况无关，仅与病理类型有关。AC 5 年生存率要明显低于 TC，分别是 56% 和 87%。肺微瘤型类癌预后较好，通常行单纯肺叶切除，一般不需要辅助化疗。但亦有个别文献报道肺微瘤型类癌发生于支气管旁淋巴结转移的病例。

二、病理特征

1. 肉眼观察 肺类癌肉眼上可分为以下二类。①中央型：最常见，占 $60\%\sim 80\%$，多见于成人。常发生在较大支气管，呈孤立的结节或呈息肉样，表面黏膜光滑，平均直径 3.1 cm。切面黄红色或灰红色。可向周围肺组织浸润性生长。肿瘤远侧的肺实质可见阻塞性肺炎的改变。②外周型：约占 1/3，通常在肺脏胸膜下的肺实质内，常多发结节状，平均直径 2.4 cm，无包膜，界线清楚，可浸润周围肺组织。

2. 显微镜检查

（1）中央型：细胞呈器官样、小梁状、岛状、带状、菊形团状排列（图 2-1）。细胞大小一致，细胞核卵圆形，居中，染色质颗粒状，核仁不明显，胞质较丰富，核分裂象罕见，<2个/10HPF，无坏死。间质血管丰富，为薄壁血管，可有透明样变，偶见钙化或骨化。组织学亚型有：①嗜酸细胞类癌（oncocytic carcinoid）：多见于男性，平均年龄 49 岁，以右肺多见，癌细胞较大，大小一致，胞质呈嗜酸性颗粒状，胞质丰富，无坏死及核分裂象。②梭形细胞类癌（spindle cell carcinoid）：大多为外周型类癌，瘤细胞以梭形细胞为主，大小一致。须与纤维性间皮瘤及平滑肌瘤鉴别。平滑肌瘤排列成束，纵横交织，而类癌排列无规律，且细胞有一定程度多形性，主间质分界清楚。当瘤内出现淀粉样物质及黑色素时，则需要与转移性黑色素瘤鉴别。免疫组化有助于把它们鉴别开来。③乳头状类癌（papillary carcinoid）：以乳头状结构为主。④透明细胞类癌（clear cell carcinoid）：细胞胞质透亮。⑤黏液细胞类癌（mucus cell carcinoid）：细胞分泌黏液。⑥腺性类癌（adenoid carcinoid）：有明显的腺管状结构，可有黏液分泌。⑦黑色素性类癌（melanin carcinoid）：肿瘤细胞胞质内可见黑色素。⑧微瘤型类癌（carcinoid tumourlet）：由神经内分泌细胞增生形成，不超过 5mm，如直径>5mm

则为类癌。常见于支气管扩张症、间质纤维化、慢性脓肿及结核病的外科标本。特征性的结构是：在相对正常或间质性纤维化的肺实质内，形成被纤维组织包绕的小巢，边界不清（图 2-2），或突入肺泡腔内，呈浸润性表现；少数可在细支气管腔内生长呈息肉样，或在肺实质内呈多灶性者。镜下表现为在支气管扩张、慢性炎细胞浸润、肺间质弥漫纤维化的基础上出现灶性神经内分泌细胞增生（直径<5mm），增生的细胞可局限于支气管和细支气管膜向间质生长。细胞相对一致，成短梭形或椭圆形；胞质嗜酸性，少到中等；核染色质细腻或呈细颗粒状，核仁不明显，核分裂象罕见（图 2-3）。

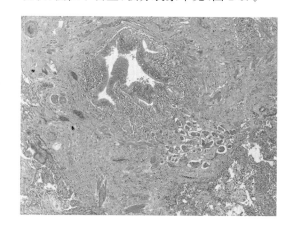

图 2-2　肺微瘤型类癌，肿瘤细胞位于间质纤维化的肺实质内，边界不清，可见扩张的支气管及支气管周围炎（HE×100）

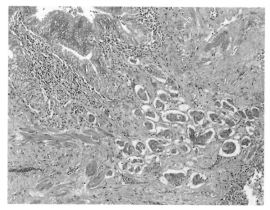

图 2-3　微瘤型类癌，肿瘤细胞由纤维组织包绕呈小巢状，细胞异型性小，无核分裂（HE×200）

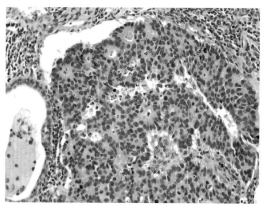

图 2-1　肺类癌，肿瘤细胞排列呈菊形团样（HE×400）

（2）外周型：细胞排列无明显规律性，细胞可呈梭形、多形性，核分裂偶见。间质丰富，可见淀粉样变，要仔细多处取材检查，与上呼吸道的淀粉样瘤鉴别。

3. 组织化学及免疫表型　嗜银染色可见多量阳性细胞，亲银染色可见少量或局灶阳性细胞。透明细胞类癌 PAS 染色和油红 O 染色阳性。Syn（图 2-4）、CK（图 2-5）、NSE、CgA、Leu-7 染色阳性。增殖指数 Ki-67 较低，p63、S-10、vim 等阴性。新近报道，有一种新的标记物 MAP-2（microtubule associated protein-2）对肺的类癌及小细胞癌

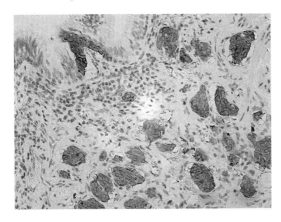

图 2-4　肺微瘤型类癌，肿瘤细胞免疫组化染色 Syn 阳性(SP 法×400)

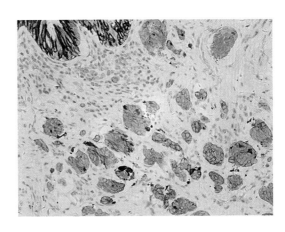

图 2-5　肺微瘤型类癌，肿瘤细胞免疫组化染色 CK 阳性(SP 法×400)

是敏感的、特异的，阳性率分别为 100% 和 98%。如果类癌 CEA 表达阳性，提示其具有较强的侵袭性，易发生淋巴结转移。

三、鉴别诊断

肺类癌要与不典型类癌（表 2-1）、嗜酸性腺瘤、颗粒细胞瘤、血管球瘤、小细胞癌、血管外皮细胞瘤、硬化性肺细胞瘤、腺瘤、透明细胞癌、黑色素瘤、副节瘤和转移性肾癌等鉴别。反应性的微瘤型类癌与 DIPNECH 微瘤型类癌具有很多相似点和不同点，详见表 2-2。

表 2-1　肺典型类癌与不典型类癌的鉴别

	典型类癌	不典型类癌
细胞排列器官样、小梁状、菊形团	典型结构，排列整齐	典型结构，富于细胞，结构紊乱
细胞核多形性、核/浆比例大	通常无	常有
核仁	不明显	明显
核分裂	<2/10HPF	2～10/10HPF
坏死	无	常有，局灶性
淋巴结转移	5%～15%	40%～48%
远处转移	罕见	20%
无病 5 年存活率	100%	69%
无病 10 年存活率	87%	35%～52%

表 2-2 不同微瘤型类癌的鉴别诊断

	反应性微瘤型类癌	DIPNECH 微瘤型类癌
年龄及性别	好发于女性,50—70 岁多见	好发于女性,50—70 岁多见
继发于肺部疾病	有	无
咳痰、咯血等支气管扩张症状	有	无
干咳、气短等气道阻塞症状	无	有
病灶的炎性反应及周围肺组织改变	周围肺组织为典型的支气管扩张症表现,炎性反应重	炎性反应轻,小气道可有轻微纤维化,周围肺组织相对正常
灶性 NEC 增生	有	有
呈多灶性	可有	可有
细胞大小及形态	较一致,呈短梭形或椭圆形	较一致,呈短梭形或椭圆形
染色质及核仁	呈颗粒状,核仁不明显	呈颗粒状,核仁不明显
核分裂象	罕见	罕见
坏死	无	无
神经内分泌标记	阳性	阳性
合并类癌	无	部分有
Ki-67 阳性指数	<2%	5%
p16 和 p53	阴性	阳性

四、诊断思路

1. 概述 肺类癌的诊断根据临床表现、影像学检查、病理组织学和免疫组化标记一般不难。但随着支气管镜活检的普及及影像学引导下肺穿刺活检技术的应用,对于如何在小的活检标本中将微瘤型类癌与 TC 或小细胞肺癌鉴别开来则是一件既重要又很难的事。笔者的体会是了解临床病史很重要,镜下瘤细胞的异型性及增殖指数的高低对鉴别诊断也很关键,详见表 2-1 及表 2-2。

2. 弥漫性特发性肺神经内分泌细胞增生 目前认为,弥漫性特发性肺神经内分泌细胞增生(diffuse idiopathicmonary neuro-endoefine cell hyperplasia,DIPNECH)、微瘤型类癌及 TC 是一组相关病变。DIPNECH 病变局限在细支气管黏膜上皮内,表现为增生的 NEC 数量增多,可为单个散在或呈线样,或在细支气管上皮基底部形成小巢,更甚者可将细支气管上皮完全取代,

致其管腔狭窄,但不穿透基膜。当增生的 NEC 突破基膜、局限性地侵袭并发展成有明显纤维化间质而形成小的 NEC 结节(直径 2～5mm)时,称为微瘤型类癌。应用免疫组化染色证实肺微瘤型类癌与增生的 NEC 高表达 VEGF 及其受体(VEGF-R1、VEGF-R2)有关,由此推测 NEC 分泌的 VEGF 可能参与了肺纤维化的过程。2011 年,Gosney 等对反应性肺 NEC 增生形成的微瘤型类癌和 DIPNECH 形成的微瘤型类癌及类癌进行了形态学和免疫组织化学的比较,反应性肺 NEC 增生形成的微瘤型类癌中 p53 全部阴性,p16 个别病例有表达,Ki-67 则无表达。而 DIPNECH 中 p53 在微瘤型类癌中 57% 阳性,类癌中 100% 阳性;p16 在 DIPNECH 增生的 NEC、微瘤型类癌及类癌中均 100% 表达;Ki-67 在 DIPNECH 形成的微瘤型类癌及类癌中阳性指数达 5%。据此认为反应性肺 NEC 增生形成的微瘤型类癌不会发展成为类癌,而在 DIPNECH 中增生的 NEC

部分可发展为类癌。此外,类癌可分为中央型和外周型,中央型类癌不表达 TTF-1,而反应性肺 NEC 增生、微瘤型类癌和外周型类癌表达 TTF-1,认为两者起源的干细胞不同。这与 2004 年 WHO 肺的肿瘤分类中所指出的是一致的,即支气管扩张症中伴发的肺 NEC 增生是一种因慢性炎性刺激而引起的反应性改变,与 DIPNECH 不同,前者不会发展为类癌,而后者可形成微瘤型类癌(直径<5mm),或发展成类癌(直径≥5mm)。为此,WHO 已将 DIPNECH 伴发的肺 NEC 增生及微瘤型类癌形成归为类癌的前驱病变,定义为一类局限于气管、支气管上皮的单个分散细胞、小结节(神经内分泌小体)或肺 NEC 的线性增生,不包括其他可引起 NEC 增生的病理状态。肺支气管扩张症伴 NEC 增生及微瘤型类癌形成是否能发展为肺类癌,还有待积累资料进一步探讨。

3. 临床诊断思路 肺神经内分泌肿瘤是由具有多向分化及分泌多种活性激素的肿瘤细胞所形成,2004 年 WHO 分类将肺神经内分泌肿瘤分为低度恶性的典型类癌 TC、中度恶性的不典型类癌和高度恶性的大细胞神经内分泌癌及小细胞癌。类癌的发病年龄较广,平均年龄为 46 岁。年轻人患类癌的比率较高,是儿童肺部最常见的原发性肿瘤,绝大多数见于青春期后。常见的临床症状包括咳嗽、哮喘、咯血,然而有 25% 的患者没有任何症状。有资料表明,类癌患病率女性要稍多于男性,但最近的研究表明男女具有同样的患病率,甚至有研究指出男女的患病率是 3.6:1。

反应性微瘤型类癌常见于支气管扩张症、肺间质纤维化、慢性肺脓肿及结核。临床多无症状,多为手术或尸解标本偶然发现。由弥漫性特发性肺神经内分泌细胞增生(DIPNECH)所致的微瘤型类癌可以发生在任何年龄,但典型病例则常见于 50－60 岁,文献报道的最小病例 22 岁,最大 76 岁,中位年龄 60.3 岁,男性少于女性,两者之比为 1:5.6。体格检查常无阳性体征,但肺功能检查显示出阻塞性或混合阻塞性/限制性通气障碍。影像学检查:肺部 X 线片往往是正常的,但是 CT 扫描表现为不规则的空泡状,有时伴有肺内结节和支气管、细支气管管壁增厚,可见多结节融合改变。此瘤的生物学行为一般为良性,偶有肺门淋巴结转移的报道。

4. 病理诊断思路 研究认为,支气管扩张症中伴发的肺 NEC 增生所致的微瘤型类癌常与能导致肺部严重纤维化的疾病相伴随,最常见于支气管扩张,也可见于叶内隔离肺,少数见于慢性间质性肺病和结核病等。对于临床手术切除的肺支气管扩张症等标本应仔细检查,镜下观察时需注意肺实质内的微小细胞团,免疫组化染色发现 CK 及神经内分泌肿瘤标记物阳性时需要补取病变组织,以防漏诊。

免疫组化结果提示肺微瘤型类癌起源于气道黏膜上皮的 NEC,即 Kultschitzky 细胞。肺 NEC 增生伴微瘤型类癌形成的发病机制目前尚不清楚,部分学者认为可能与肺内炎性损伤、结构慢性毁损和重度瘢痕形成导致的缺氧机制有关。研究显示,肺支气管扩张症伴肺 NEC 增生及微瘤型类癌形成占同期肺支气管扩张症的 4.4%。由于病变结节细小,影像学和肉眼检查容易忽略,加之有限的取材及病理医师对此类疾病的认识有限,使其容易漏诊。多数初次诊断时未发现微瘤型类癌,经仔细的再次阅片方发现病灶。当病变中炎性反应较重时,特别是淋巴细胞较多伴多量淋巴滤泡形成时,更不易发现微瘤型类癌灶。高分辨率 CT 及仔细的病理大体观察和镜下观察对确定诊断尤为重要。

(王强修　曹智新　王新美　吕蓓蓓)

参 考 文 献

[1] Johney EC，Pfannschmidt J，Rieker RJ，et al. Diffuse idiopathic pulmonary neuroendocrine cell hyperplasia and a typical carcinoid tumor.J Thorac Cardiovasc Surg，2006，131(5)：1207-1208.

[2] Reyes LJ，Majó J，Perich D，et al. Neuroendocrine cell hyperplasia as an unusual form of interstitial lung disease. Respir Med，2007，101(8)：1840-1843.

[3] 霍真，师晓华，崔全才，等.肺支气管扩张症伴发肺神经内分泌细胞增生及微小瘤形成临床病理学观察.中华病理学杂志，2012，41(8)：525-529.

[4] 何萍，姚广裕，林云恩，等.肺微瘤型类癌5例报道并文献复习.临床与实验病理学杂志，2012，28(1)：57-60.

[5] 林清华，郑智勇，姚丽青.弥漫性特发性肺神经内分泌细胞增生伴微小瘤形成1例并文献复习.临床与实验病理学杂志，2009，25(3)325-326.

[6] 崔涛，葛益民，孔庆兖.谈弥漫性特发性肺神经内分泌细胞增生症的诊断.诊断病理学杂志，2008，15(6)：497-499.

第二节　肺肉瘤样癌

一、临床特征

肺肉瘤样癌（pulmonary sarcomatoid carcinoma，PSC）是一组分化差的、含有肉瘤或肉瘤样［梭形和(或)巨细胞］成分的非小细胞癌。目前发现有多形性癌、梭形细胞癌、巨细胞癌、癌肉瘤和肺母细胞瘤5种亚型。原发的PSC十分少见，占肺部恶性肿瘤的0.1%～0.4%，高发年龄为60岁左右，男性多见，通常与吸烟相关。

PSC可发生于双肺任何肺叶、肺段，分为中心型和周围型，以周围型居多.其临床及影像学表现均与普通肺癌无明显差别。临床症状常与肿瘤的生长部位有关,咳嗽、咳痰、痰中带血是最常见的症状,胸痛、胸闷、气短、发热等症状也较多见,少部分患者可无临床症状,故定期体检有助于早期发现本病。CT平扫可见圆形或类圆形软组织影、密度不均、边界模糊、分叶、毛刺、空洞等常见肺癌征象,并可侵犯胸膜,可引起肺内阻塞性炎症和部分肺不张。增强CT对PSC与普通肺癌的鉴别有一定价值,PSC的CT增强扫描多呈瘤周不规则厚片状或环形强化、中央区域强化不明显,而普通肺癌常表现为瘤体均匀强化,或瘤体内点线状、斑片状强化。也有报道认为PET可以更有效地识别PSC,但最终仍需依靠病理诊断。

PSC恶性程度较高,比普通肺癌更具有侵袭性,影响其预后的主要因素包括临床分期、手术范围、肿瘤大小、淋巴结是否受累等,文献报道5年生存率为11%～20%,平均约为15个月。手术是PSC的首选治疗方式,术后再辅以适当的化疗、放疗,常因放、化疗效果均不理想而预后较差。靶向治疗药物如EGFR-TKI等对PSC是否有效尚有待于进一步研究。

二、病理特征

1. 肉眼观察　周围型肿瘤通常＞5cm,界线清楚,灰黄色或褐色奶油状,切面呈沙砾样、黏液样、出血并可伴有明显坏死,无蒂或有蒂的支气管内肿瘤较小,通常浸润肺实质,周围型肺母细胞瘤体积明显大于多数NSCLC,平均直径为10cm。

2. 显微镜检查

（1）多形性癌：分化差的含有梭形细胞和（或）巨细胞或只由梭形或巨细胞成分组成的非小细胞癌，可以是鳞状细胞癌、腺癌或大细胞癌，梭形细胞和（或）巨细胞成分至少应占肿瘤的 10%。梭形细胞成分核分裂活跃，可排列呈束状或席纹状，从上皮样到偶见平滑肌特点的间充质样细胞，间质呈纤维样或黏液样。恶性巨细胞成分黏附性差、多角形、单核或多核、多形性核，有致密的嗜酸性胞质。

（2）梭形细胞癌：只有梭形细胞（图 2-6）成分的非小细胞癌，核深染、核仁明显的细胞巢或不规则的束状，见不到腺癌、鳞状细胞癌、巨细胞癌或大细胞癌成分，可见散在分布和局部密集的淋巴浆细胞浸润。

（3）巨细胞癌：以高度多形的多核和（或）单核性巨细胞（图 2-7）成分为主的非小细胞癌，由大的、多核、多形性核或奇异的细胞组成，细胞黏附性差，常有丰富的炎细胞浸润，可见侵入肿瘤细胞内的中性粒细胞。

（4）癌肉瘤：有癌和分化的肉瘤成分（如恶性软骨/骨或横纹肌）的混合性恶性肿瘤。最常见癌的成分为鳞状细胞癌（45% ～73%），其次为腺癌（20%～31%）和大细胞癌（10%）。肉瘤通常是分化差的梭形细胞肉瘤，可伴特殊的肉瘤样分化，最常见的是横纹肌肉瘤，其次是骨肉瘤或软骨肉瘤或混合性骨和软骨肉瘤。

（5）肺母细胞瘤：是含有类似于分化好的胎儿性腺癌的原始上皮成分和原始间叶成分，偶有灶状骨肉瘤、软骨肉瘤或横纹肌肉瘤分化的双向性肿瘤。恶性腺体呈小管状生长，可分化较好，衬附假覆层、不含纤毛、胞质透明或轻度嗜酸性的柱状细胞，具有核上或核下空泡（糖原丰富，PAS 染色阳性），形成子宫内膜样腺体，也可见由鳞状细胞巢构成的桑葚样结构，核卵圆形或圆形，较一致，细胞学异型性可以大的多核细胞形式存在。间

质细胞一般为母细胞样密集排列的小卵圆形或梭形细胞，围绕在肿瘤性腺体周围的黏液样间质中，可出现小灶状的成人型梭形细胞肉瘤或分化的肉瘤灶，如横纹肌肉瘤、骨肉瘤、软骨肉瘤等。

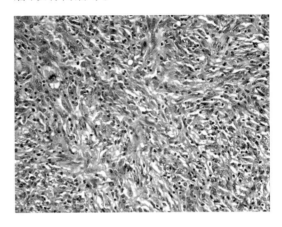

图 2-6　肿瘤以梭形细胞为主伴散在炎细胞浸润（HE×200）

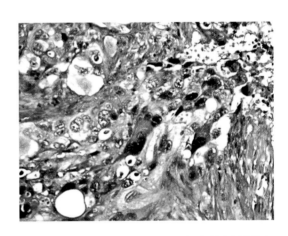

图 2-7　由巨细胞组成肿瘤由大的/多核/奇异的细胞组成，细胞核具有多形性，通常为分叶状（HE×200）

3. 免疫表型

（1）多形性、梭形和（或）巨细胞癌：瘤细胞常联合表达 vimentin（图 2-8）、CK（图 2-9）、CEA 和平滑肌标记，TTF-1 在巨细胞癌中可阳性。

（2）癌肉瘤：上皮成分 CK（图 2-10）及 vi-

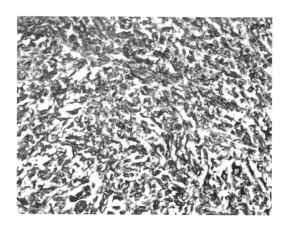

图 2-8　梭形肿瘤细胞 vimentin 弥漫阳性（SP 法×200）

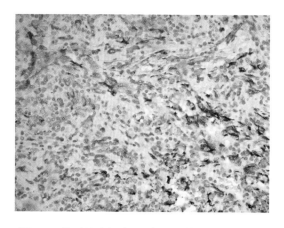

图 2-9　梭形肿瘤细胞 CK 部分阳性（SP 法×200）

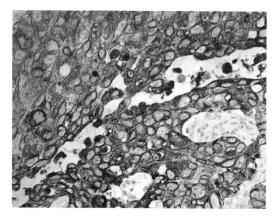

图 2-10　上皮样肿瘤细胞 CK 弥漫阳性（SP 法×200）

mentin 阳性表达（图 2-11），软骨肉瘤 S-100 可阳性，横纹肌肉瘤肌的标记可阳性。

（3）肺母细胞瘤：胎儿性腺癌成分 CK、EMA、CEA 阳性，神经内分泌标记如 CgA 也可阳性，瘤细胞还可表达降钙素、胃泌素释放肽、蛙皮素、亮氨酸、甲硫氨酸脑啡肽、生长抑素和血清素等特异性激素，AFP 很少阳性。间质细胞表达 vimentin 和 actin。

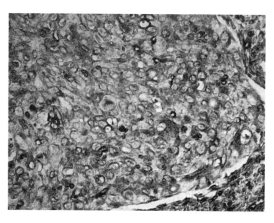

图 2-11　上皮样肿瘤细胞 vimentin 弥漫阳性（SP 法×100）

三、鉴别诊断

肺肉瘤样癌除了各亚型之间的鉴别以外，均需与原发性及转移性肉瘤鉴别，形态学、免疫组化和分子生物学特征有助于鉴别这些肿瘤（表 2-3）。

表 2-3　肺淋巴管肌瘤病的鉴别诊断

	临床特点	病理特点	免疫表型
肺肉瘤样癌	高发年龄 60 岁左右,男性多见,通常与吸烟相关	含有上皮和肉瘤样两种成分,上皮成分常以鳞癌多见,腺癌次之,偶可见未分化癌或小细胞癌,间质纤维或黏液样,由恶性梭形细胞和(或)巨细胞构成	癌成分的 CK、EMA 等阳性,梭形细胞 CK、EMA、vimentin 阳性
滑膜肉瘤	好发于青壮年,男性略多于女性,可发生于任何软组织,常见于关节或腱鞘附近	典型的瘤细胞具有上皮及梭形细胞两型细胞的双相分化,前者似癌,后者似纤维肉瘤,两者之间有移行	梭形细胞及上皮样细胞 CK、EMA、Bcl-2 阳性,伴有染色体易位 t(X:18)(p11:q11)
炎症性肌纤维母细胞瘤	发病年龄 1－77 岁,男女无差异,影像学检查见肺部孤立性肿块,可伴局灶性钙化及空洞形成	成纤维细胞或肌成纤维细胞分化的混合性梭形细胞组成,排列成束状或席纹状结构,核卵圆形、染色质细、核仁不明显,丰富的双折光嗜酸性胞质。核分裂象不常见,细胞异型性不明显,伴淋巴细胞、浆细胞、组织细胞(touton 巨细胞)等炎细胞浸润	梭形细胞表达 vimentin、SMA,少数表达 desmin,不表达 myogenin,myo-globin、CD117 和 S-100
横纹肌肉瘤	婴幼儿及成人均可发生,不同组织学类型好发年龄有所不同	不同组织学类型具有不同的形态学特点,但均可见不同发育阶段的横纹肌母细胞	myoglobin、desmin、MSA 阳性
胎儿性腺癌	发病年龄 12－73 岁,男女均可发病,多见于肺外周部和中部,上叶为多	腺体似子宫内膜样,有胞核透亮的桑椹样细胞团形成,瘤细胞核规则,间质成分为良性	恶性胚胎性上皮可表达 CK、CEA 及 EMA,常显示神经内分泌分化,表达 NSE 及 CgA

四、诊断思路

1. 临床诊断思路　60 岁以上的男性患者,有长期大量吸烟史,CT 表现为肺内较大肿块可伴坏死,并有侵犯邻近胸膜或肋骨,增强扫描后肿块呈环形强化或"地图样"强化时,应考虑本病。

2. 病理诊断思路　含有上皮和肉瘤样 2 种成分,上皮成分以鳞状细胞癌多见,腺癌次之,偶可见未分化癌或小细胞癌,间质纤维样或黏液样,由恶性梭形细胞和(或)巨细胞构成。免疫组织化学特点主要是上皮

癌成分的 CK、EMA 等表达阳性,而梭形细胞除 CK、EMA 表达阳性外,vimentin 表达阳性,其中 CK 阳性是最有力的诊断依据,证明了梭形细胞成分中的上皮分化,分子研究已确定多形性癌的上皮和肉瘤样成分具有相同的分子谱系,包括相同形式的获得性的等位基因缺失、TP53 突变谱系和 X 染色体失活,提示肉瘤样成分可能是由上皮成分转化而来。

总之,PSC 临床罕见,具有较强的侵袭性,恶性程度较高,预后较差,各亚型的临床及影像学表现无特异性,最终诊断还依赖病

理及免疫组化检查。由于组织学异质性,所有肉瘤样癌的诊断实际上都需要手术标本、

大量取材加上辅助检查来最终确定。

(许发美　王新美　郑　瑶　张德贤)

参 考 文 献

[1] Si-Yuan Huang, Shu-Jing Shen, Xing-Ya Li. Pulmonary sarcomatoid carcinoma: a clinico-pathologic study and prognostic analysis of 51 cases [J]. World Journal of Surgical Oncology, 2013, 11:252-256.

[2] 杨际,艾克拜,许如刚,等.肺肉瘤样癌 4 例并文献复习[J].中国中西医结合影像学杂志,2014,12(1):95-96.

[3] 武红英,蔡少华,李仕福. 2001—2010 年我院肺肉瘤样癌的临床及病理特征分析[J].中国全科医学杂志,2012,15(12):1359-1361.

[4] 韩安家,熊敏,王连唐.高分化胎儿性肺腺癌一例[J].中华病理学杂志,2000,29(6)471.

[5] 郑旭,孙保存,赵秀兰,等.肺肉瘤样癌中血管生成拟态的形成及其与上皮间充质转化的关系[J].中国肿瘤临床杂志,2013,40(8):431-435.

第三节　肺母细胞瘤

一、临床特征

肺母细胞瘤(pulmonary blastoma, PB)占肺恶性肿瘤的 0.25%～0.5%,目前文献报道不足 250 例,男女发病比例为 1.5:1。发病年龄 80% 为成年人,发病高峰年龄为 30—50 岁,平均年龄 35—43 岁。根据镜下所含成分不同,分为双相型 PB 和单相型 PB。

1. 双相型 PB　多见于男性,常有吸烟史及胸痛、咯血等症状,好发于 35—78 岁。双相型 PB 预后较单相型 PB 差,另外,肿瘤直径>5cm、有淋巴结转移及间叶成分多者预后差。

2. 单相型 PB　此瘤罕见,男女发病相等,好发年龄为 41—50 岁。文献报道 80% 的患者为吸烟者。多见于肺外周部和中部,以上叶多发。肿瘤常位于胸膜下(也可位于大的支气管腔内),单发,无包膜,但边界清楚,体积较大,文献报道 1～10cm,平均约 4.5cm。切面可见囊腔及出血,呈灰红色;位于支气管内者常呈息肉状并侵犯邻近肺组织并形成包块,但与周围肺组织分界清楚。单相型 PB 预后较好。

二、病理特征

1. 双相型 PB　大体观察,多数位于肺上叶,单个结节,直径为 2～27cm,平均 10cm,位于肺的周边部,与支气管无密切关系。切面呈灰白色,可见灶性出血及坏死。

镜下观察,肿瘤由恶性上皮性和间叶性两种成分构成。上皮成分为假覆层柱状上皮,具有胚胎性组织特征,胞质透亮,呈大小不等的子宫内膜样腺体(图 2-12),并可见上皮性细胞巢,43% 的病例在腺体的基底部或腔面可见桑椹体(一种由鳞状上皮样细胞所形成的实性细胞团,图 2-13)。间叶成分多数为原始的胚胎性小卵圆形或梭形细胞(图 2-12),缺乏分化特征,少数病例可见软骨(图 2-14)、骨及平滑肌分化。肿瘤的异型性较单相型 PB 大。

免疫组化染色,恶性上皮成分 CK、CEA 阳性表达,也可表达 CgA、HCG(图 2-15)及 NSE;恶性间叶成分不仅可表达 vimentin(图 2-16)及 actin,有的可表达 desmin、myoglo-bin 及 S-100 蛋白。

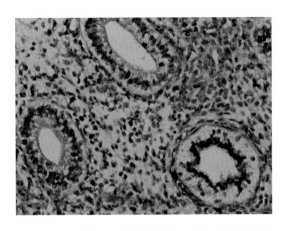

图 2-12 双相型 PB,假覆层柱状上皮胞质透亮似子宫内膜样腺体,间质成分为原始的胚胎性小卵圆形或梭形细胞(HE×400)

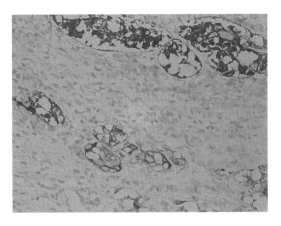

图 2-15 双相型 PB,上皮成分 HCG 染色阳性(SP 法×400)

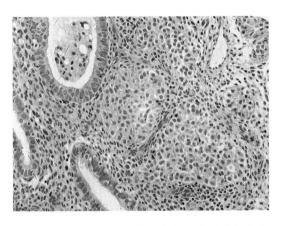

图 2-13 双相型 PB,鳞状上皮样细胞形成桑椹体(HE×400)

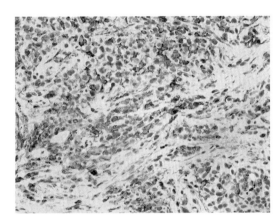

图 2-16 双相型 PB,恶性间叶成分 vimentin 染色阳性(SP 法×400)

2. 单相型 PB 显微镜下观察,由原始上皮成分构成,缺乏肉瘤成分。其中上皮成分瘤细胞排列成密集的分支状腺管(图 2-17),腺上皮为假覆层柱状上皮,部分胞质透亮,可见核分裂,形态类似子宫内膜样腺体。86%～100%病例可见桑椹体(图 2-18),也可见菊形团样小腺管。肿瘤间质为少量分化成熟的良性肌成纤维细胞(图 2-19)。

免疫组化染色,恶性胚胎性上皮细胞可表达 CK(图 2-20)、EMA、CEA、TTF-1(图 2-21)及 CK7。同时瘤细胞常表达神经内分泌标记物,如 CgA(图 2-22)及 NSE,且多数病

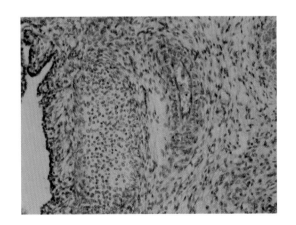

图 2-14 双相型 PB,间叶成分可见软骨分化

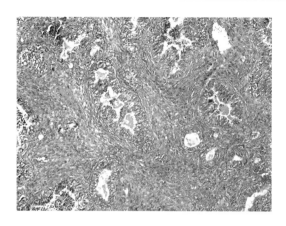

图 2-17　单相型 PB,上皮成分呈大小不等的子宫内膜样腺体(HE×200)

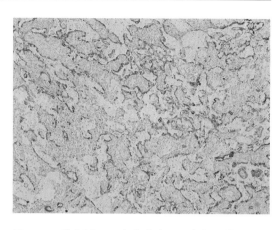

图 2-20　单相型 PB,上皮成分 CK 染色阳性(SP 法×100)

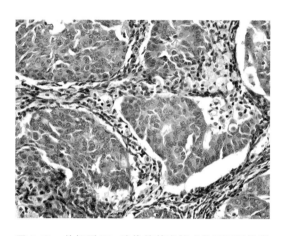

图 2-18　单相型 PB,腺体的基底部或腔面可见桑椹体(HE×400)

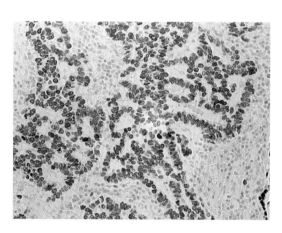

图 2-21　单相型 PB,上皮成分 TTF-1 染色阳性(SP 法×400)

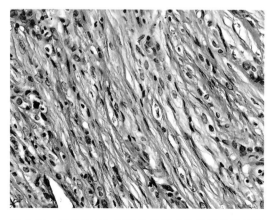

图 2-19　单相型 PB,间质为分化成熟的良性肌纤维母细胞(HE×400)

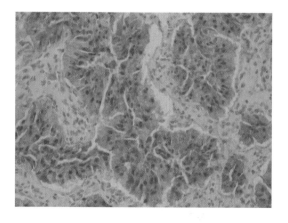

图 2-22　单相型 PB,上皮成分 CgA 染色阳性(SP 法×400)

例的桑椹体也呈阳性表达。散在分布于的间质细胞表达 vimentin 及 MSA。

三、鉴别诊断

肺母细胞瘤的诊断主要依据临床特点、影像学资料及病理学特点，主要与肺腺癌、肺类癌及胸膜肺母细胞瘤鉴别。肺母细胞瘤含有原始上皮成分，有或无原始间叶成分，均为恶性的特点。肺腺癌的癌细胞形成分化成熟的腺样结构，肺类癌具有神经内分泌特点，而胸膜肺母细胞瘤，上皮成分为良性的囊壁衬附上皮。具体鉴别要点见表 2-4。

表 2-4　肺母细胞瘤的鉴别诊断

	临床特点	影像学特点	病理组织学表现	免疫组化
肺母细胞瘤	成人和儿童均可发生，成人多有吸烟史，男性多见，胸痛、咯血为主要症状	多位于肺叶周边孤立性实性肿块，边界清晰，少见分叶和毛刺，可有空洞	①双相型：由原始上皮和间叶成分共同构成，上皮成分排列成腺管样（类似子宫内膜样腺体，桑椹体，菊形团样腺管）②单相型：含有原始上皮成分而无原始间叶成分	上皮成分瘤细胞 CK、EMA、CEA、TTF-1 和 CK7 呈阳性；间叶组织 vim、desmin、SMA、S-100 和 myoglobin 呈阳性
肺腺癌	成人多见，多有吸烟史，女性多见，胸痛、咳嗽、咯血为主要症状	多位于肺外周部，圆形、类圆形肿块，边缘毛刺征，空泡征，胸膜凹陷征	癌组织有腺样分化特征，癌细胞形成分化成熟的管状、腺泡状或有柱状细胞内衬的乳头状结构或有黏液分泌	TTF-1、napsin-A、CK7 和 β-catenin 呈强阳性，Syn、CgA 和 CD56 呈局灶阳性
肺类癌	多无吸烟史，多无症状，无性别差异，平均年龄 55 岁	肺内单发边界清楚的类圆形肿块；空洞等继发征象较罕见	具有神经内分泌的组织学特征，超微结构显示神经内分泌分化（神经内分泌颗粒）依据	Syn、CgA 和 CD56 呈弥漫强阳性，少数 TTF-1 阳性
胸膜肺母细胞瘤	好发儿童，反复咳嗽、发热、胸痛等为主要症状	肺内或肺外胸腔内孤立性、界线较清、体积较大的实性、囊性或囊实性肿块	上皮成分为良性，间质为恶性，原始母细胞瘤成分和肉瘤性成分混合。肿瘤可分为多囊性、多囊伴实性结节型及实体型	良性上皮成分 CK 及 EMA 呈阳性；恶性间叶成分 vimentin、desmin、SMA、S-100 和 myoglobin 呈阳性

胸膜 PB

1. 临床特征　将胸膜 PB 在此叙述，以便查阅及鉴别。胸膜 PB 是儿童的一种罕见恶性肿瘤，发病率为 $(0.35\sim0.65)/10$ 万新生儿，占儿童原发性肺肿瘤的 15%，多见于 6-10 岁以下儿童并有家族发病倾向，形态学上与 PB 不同，与 PB 无关。肿瘤发生多与胸膜有关，以右侧肺叶多见。由恶性胚胎性间充质构成或伴有可能是陷入的非肿瘤性上皮构成。本质上是一种胚胎性肉瘤，而非双相性肿瘤。胸膜 PB 多以手术治疗为主，辅以放化疗，术后极易复发。胸膜 PB 为高度侵袭性肿瘤，特别是含有实性成分较多者更是如此。其临床表现及预后与年龄和病理类型有关，Ⅰ型胸膜 PB 的平均发病年龄为 9 个月，预后较好，5 年生存率达 83%。Ⅱ型和Ⅲ型胸膜 PB 多见于 2.6-3.4 岁，预后较差，长期生存率为 42%。

2.病理特征　大体检查时病变可累及胸膜、纵隔及肺，一般将其分为多囊型（Ⅰ型）、实体型（Ⅲ型）和多囊伴实性结节型（Ⅱ型）3型。Ⅰ型胸膜PB可向Ⅱ型和Ⅲ型转变，平均转化时间为2～6年。镜下观察，囊性肿瘤的囊壁可以衬附呼吸道上皮，恶性间叶成分位于上皮下，实性结节区域可见各种胚胎性肉瘤成分。即本病的组织学特征是原始母细胞瘤成分和肉瘤性成分混合。免疫组化标记可见良性上皮成分表达CK及EMA；恶性间叶成分表达vimentin、desmin、SMA、S-100及myoglobin等。

3.鉴别诊断　胸膜PB为婴儿的高度侵袭性肿瘤，Ⅰ型胸膜PB需与先天性肺气道畸形相鉴别；Ⅱ型及Ⅲ型需与以下疾病相鉴别（表2-5）。

表2-5　胸膜肺母细胞瘤的鉴别诊断

	临床特点	影像学特点	组织学表现	免疫组化
胸膜肺母细胞瘤	好发婴幼儿，反复咳嗽、发热、胸痛等为主要症状	肺内或肺外胸腔内孤立性、界线较清，体积较大的实性、囊性或囊实性肿块	上皮成分为良性，间质为恶性，原始母细胞瘤成分和肉瘤性成分混合。肿瘤可分为多囊性、多囊伴实性结节型及实体型三型	良性上皮成分CK及EMA呈阳性；恶性间叶成分vimentin、desmin、SMA、S-100和myoglobin呈阳性
肺母细胞瘤	成人和儿童均可发生，成人多见并常有吸烟史，男性多见，胸痛、咯血为主要症状	多位于肺叶周边孤立性实性肿块，边界清晰，少见分叶和毛刺，可有空洞	①双相型：由原始上皮和间叶成分共同构成，上皮成分排列成腺管样（类似子宫内膜样腺体，桑椹体，菊形团样腺管）②单相型：含有原始上皮成分而无原始间叶成分	上皮成分瘤细胞CK、EMA、CEA、TTF-1和CK7呈阳性；间叶组织vim、desmin、SMA、S-100和myoglobin呈阳性
胸膜-肺滑膜肉瘤	占肺恶性肿瘤的0.5%，可有咳嗽、呼吸困难及胸痛	以胸膜为基底的实性肿块；常伴胸腔积液，肺内者多为周围型	具有双向分化特征，94%为单相型，表现为梭形细胞成分有互相交错的伸长细胞组成，缺乏胚芽及其他肉瘤成分	多数表达vimentin、EMA、bcl-2及CD99。CK、CK19及CK7也可阳性

四、诊断思路

肺母细胞瘤主要由幼稚的始基组织、梭形细胞及上皮成分构成，因其镜下形态类似于2～3个月胚胎肺组织，也称为肺胚瘤/胚胎性癌肉瘤。以往将PB分为以下3类：①双相型PB（即经典型，最为常见）；②单相型PB（胎儿型腺癌）；③胸膜PB（又称儿童型PB）。WHO（2004）呼吸系统肿瘤分类将双相型PB列入肺肉瘤样癌，认为其属于分化差、内含肉瘤或肉瘤样成分的非小细胞肺癌；将单相型PB归为伴有黏液产生的实性腺癌亚型（即胎儿型腺癌，2011年IASLC/ATS/ERS肺腺癌国际多学科新分类又将其归类为浸润性肺腺癌的独立亚型，并分为低级别和高级别两种，其中低级别的胎儿型腺癌曾被认为是单相型PB）；将胸膜型PB归到间叶性肿瘤范畴，其发生与胸膜有关。也有根据形态学表现和发病年龄进行分类的，即将PB分为成人型和儿童型两型。成人型PB

再根据所含成分不同进一步分为双相型和单相型 PB；儿童型即为胸膜 PB。

在此需要指出的是，尽管 2011 年 IASLC/ATS/ERS 肺腺癌国际多学科新分类将胎儿型腺癌归类为浸润性肺腺癌的独立亚型，并分为低级别和高级别两种，但这仅仅是大致分类。2013 年国外有学者报道了 17 例高级别胎儿型腺癌，认为高级别和低级别胎儿型腺癌在临床病理和遗传学方面存在明显的差异，并命名为伴有胎肺形态的高级别肺腺癌，具体特点有：①与好发于女性的低级别胎儿型腺癌不同的是，本病好发于男性，且多数有严重的吸烟史；②低级别胎儿型腺癌的异型性小、缺乏异质性和不伴有其他肺癌类型和桑椹体样结构，而高级别胎儿型腺癌出现胎肺样肿瘤性腺体，腺体类似早期增殖期子宫内膜，异型性大，结构复杂，不伴有其他肺癌类型和桑葚体样结构；③出现明显的异质性（可见透明细胞癌、肝样腺癌及神经内分泌癌）；④免疫组化标记 TTF-1、CDX2、CD56、Hepatocyte、GPC-3 及 AFP 阳性；⑤不出现低级别胎儿型腺癌的 β-catenin 基因突变。

其实，对肺母细胞瘤的病理诊断并不难，只要分清上述有关本病的分类并结合免疫组化标记，并与表中所列的几种肿瘤加以鉴别诊断，绝大多数不会误诊。胸膜 PB 的镜下主要由数量不等的原始胚基型和肉瘤性成分混合构成，鉴别诊断中需注意不要将 Ⅰ 型胸膜 PB 与肺囊性腺瘤样畸形等良性病变相混淆，因为两者均可见被覆良性上皮的多囊性病变，关键点在于 Ⅰ 型胸膜 PB 的纤维性间隔内可见原始未分化的胚基细胞，缺乏经验者可借助免疫组化标记 Ki-67 等加以鉴别；其次也应注意与胚胎性横纹肌肉瘤鉴别，尤其是在活检标本中，若只见到横纹肌肉瘤样的间叶成分时，在婴幼儿患者，还应想到胸膜 PB 的可能，因为活检组织有限，可能未取到上皮成分。

最后特别强调一点，发生在肺的双相型恶性肿瘤（如肺母细胞瘤、癌肉瘤及滑膜肉瘤等）较罕见，基层单位的医生可能几年都遇不到一例，这些呈双向分化的肿瘤形态复杂多样，治疗及预后各异，极易误诊，需加以鉴别。

（王强修　王新美　韩红梅　尹迎春）

参 考 文 献

[1] Travis W D,Brambilla E,Noguchi M,et al.International association for the study of lung cancer/american thoracic society/European respiratory society international multidisciplinary classification of lung adenocarcinoma.J Thorac Oncol,2011,6(2):244-285.

[2] Travis W D,Brambilla E,Muller-Hermelink H K,et al.World Health Organisation Classification of tumours. Pathology and genetics：tumours of the lung,pleura,thymus and heart. Lyon：IARC Press,2004.

[3] 叶长华,王名法,王炳淑.肺母细胞性肿瘤 2 例.临床与实验病理学杂志,2014,30(6):703-704.

[4] 林金荣,张为民.肺母细胞瘤研究现状.广东医药,2010,31(17):2317-2319.

[5] 王雪莉,奚政君,史青,等.小儿胸膜肺母细胞瘤 4 例临床病理分析.临床与实验病理学杂志,2011,27(4):372-375.

[6] 张楠,伏利兵,周春菊,等.小儿胸膜肺母细胞瘤临床病理学观察.中华病理学杂志,2014,43(11):747-752.

第四节　支气管黏液表皮样癌

一、临床特征

支气管黏液表皮样癌(mucoepidermoid carcinoma,MEC)是一种非常罕见的支气管肺部恶性肿瘤,患病率占原发性支气管肺部恶性肿瘤的 0.1%～0.2%。发病年龄相对较轻,多在 30—50 岁。有文献指出,16 岁以下的患者,96% 为低度恶性,30 岁以下的患者,51% 为低度恶性。男女患病率相似,但也有报道男性患病率略高于女性。该病临床表现不典型,多与肿瘤的大小、位置及对支气管管腔的阻塞程度有关。初期肿瘤较小时,患者可无任何症状。随着肿瘤体积的增大,可出现咳嗽、咳痰、憋气、呼吸困难等。并发感染时可出现发热、咳脓痰,炎症波及胸膜可出现胸痛等。易被误诊为肺炎、支气管内膜结核、肺脓肿等,因此对于具有如下特征的患者应高度重视,必要时行纤维支气管镜检查和(或)CT 引导下经皮穿刺肺活检术:①多次发作且不易控制的肺炎;②刺激性咳嗽持续存在伴局限性胸痛;③胸部 X 线片及胸部 CT 发现的阻塞性肺炎、肺不张等征象。研究认为,发生于儿童肺及支气管的低级别 MEC,主要为局部浸润,手术彻底切除预后良好,多数不复发;但高级别 MEC 侵袭性大,并可发生远距离转移,预后不佳。对于不能手术的高级别 MEC 病例,可依据具体情况展开辅助化疗、放疗等方式进行治疗,以改善患者预后,延长生存时间。

二、病理特征

1. 肉眼观察　肿瘤常发生于主支气管、肺叶或肺段支气管内息肉样结节,大小范围数毫米至 6cm,平均大小约为 2.2cm。肿瘤为柔软的、息肉样的和粉色到棕色,切面囊实性,可有出血坏死。高级别病变可侵犯周围肺组织。

2. 显微镜检查　MEC 以表皮样细胞、黏液细胞和中间细胞三种细胞构成。黏液细胞大,为柱状、杯状或伴有丰富黏液的多角形细胞,胞质毛玻璃样表现(图 2-23),通过黏液卡红或淀粉-PAS 染色易发现细胞内黏液,黏液细胞可以形成密集排列的细胞巢,内衬囊肿结构,或散在分布于表皮样细胞中。表皮样细胞出现在细胞巢中或内衬囊性间隙,但细胞间桥常并不明显。尤其是从来不出现角化或角化珠,通常与黏液样上皮细胞密切混合呈片状的生长方式(图 2-24)。第三种细胞成分是中间型细胞,为小到中等大小的多角形细胞,圆形核,弱嗜酸性胞质,具有不能归类的表现,推测它是黏液细胞和表皮样细胞共同的前体细胞,中间型细胞形成细胞巢和成片分布,而且常混合在其他类型的细胞中(图 2-25)。

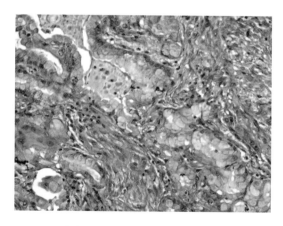

图 2-23　含有丰富黏液的杯状或柱状细胞,形成腺样结构,腺腔内黏液潴留(HE×200)

依靠形态学和细胞学特点,肿瘤分为低级别和高级别两种类型。在低级别肿瘤中,充满黏液的囊性结构占主要成分,且有丰富的黏液细胞,实性区的典型组成为分泌黏液

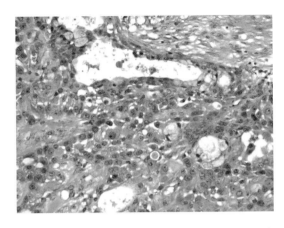

图 2-24　多角形表皮样细胞核圆形、核仁不明显、胞质丰富、缺乏细胞间桥和角化(HE×200)

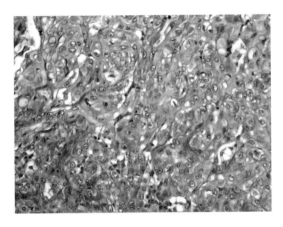

图 2-25　中间型细胞介于鳞样细胞和黏液细胞之间(HE×200)

的柱状上皮形成小腺体、小管和囊肿,坏死不显著,核分裂少见。囊肿内含有浓缩的黏液,使肿瘤呈胶样外观而且常常钙化。伴随的间质通常呈水肿样,并伴有灶状致密间质透明变性,特别是在腺样成分的周围,形态上可能类似淀粉样变。伴有肉芽肿反应的间质钙化和骨化在黏液外渗区域可以见到。高级别黏液表皮样癌,癌组织在大支气管壁内侵袭性生长,不呈息肉状,可侵及邻近肺组织。肿瘤含有较多的实性区域,可见充满黏液的囊腔,或由单个黏液细胞散在。其组成细胞大部分为中间型细胞和表皮样细胞。细胞多形性明

显,细胞核深染及核分裂象显著,可以出现凝固性坏死。伴有少量的黏液分泌成分,可能需要进行黏液染色辨认。

3. 免疫表型　肿瘤细胞 CK 及 vimentin 阳性,黏液细胞表达 CEA、低分子量 CK7(图 2-26)、CK8/18。表皮样细胞及中间型细胞不表达 CEA,但表达高分子量 CK14、CK5/6(图 2-27)、CK34βE12(图 2-28)、线粒体抗原、AACT、AAT,还表达 p63,但肌上皮标记物阴性,如肌动蛋白和钙调节蛋白。MEC 还常用黏液 PSA、黏液卡红进行黏液染色(图 2-29),染色阳性有助于鉴别诊断,因

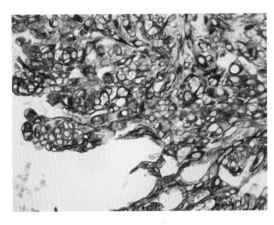

图 2-26　肿瘤细胞 CK7 免疫组化染色阳性(SP 法×200)

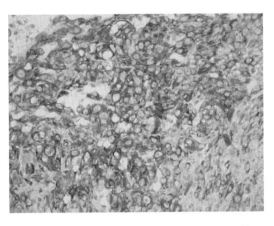

图 2-27　肿瘤细胞 CK5/6 免疫组化染色弥漫性阳性(SP 法×200)

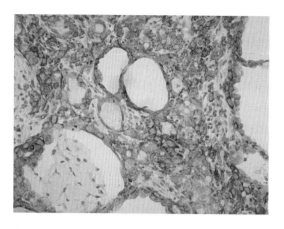

图 2-28　肿瘤细胞 CK34βE12 免疫组化染色弥漫性
　　　　　阳性(SP 法×200)

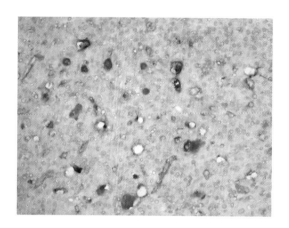

图 2-29　黏液 PAS 染色显示肿瘤中的少数黏液细
　　　　　胞内的黏液呈蓝色(特染×400)

此,分化差的 MEC 可以借助黏液组织化学染色进行证实。

4. 超微结构　MEC 的超微结构与发生在唾液腺者完全相同,有中间型细胞、黏液细胞及有显著桥粒和胞质内张力微丝的表皮样细胞,中间型细胞仅有散在的桥粒,胞质内偶见小的张力微丝。

三、鉴别诊断

MEC 常缺乏典型的临床特征,多与肿瘤的大小、位置及对支气管管腔的阻塞程度有关。胸部 X 线片及胸部 CT 提示为阻塞性肺炎、肺不张等征象。术前诊断存在挑战。病理诊断也极易与黏液腺癌、多形性腺瘤、腺样囊性癌等相混淆,应注意鉴别(表2-6)。

表 2-6　黏液表皮样癌的鉴别诊断

	大体检查	病理特点	免疫组化(阳性)
MEC	息肉样,界清,囊性,表面黏液样	囊性或腺样结构,有表皮样细胞、中间型细胞及黏液细胞	CK、P63、CK7、CEA、CK34βE12、CK5/6
腺鳞癌	可含有中央瘢痕	肿瘤由普通鳞状细胞癌区域和含有黏液的腺癌灶组成,鳞状细胞癌伴有角化或细胞间桥,腺癌成分一般见于肿瘤深部,常呈中分化或低分化	EMA、CK7、TTF-1、CK
黏液腺癌	息肉样、圆形、界清,非浸润性	黏液细胞可形成大小、形状不等的腺样结构,腺腔内充满大量黏液,形成黏液湖,可见分化好的癌细胞漂浮在黏液湖中	CK、CEA、EMA
多形性腺瘤	息肉样或闭塞管腔,界清或不清	双相,条索状,偶见小管状、实片状,具有星状细胞的黏液样间质	CK、actin、S-100、GFAP

四、诊断思路

1. 临床诊断思路　黏液表皮样癌在胸部X线片上可表现为气管内或支气管内肿块,或肺内孤立结节或肿块,伴或不伴阻塞性肺炎和(或)肺不张。研究表明,该病75%发生于段、叶支气管,15%发生于肺野周围,右侧略多于左侧,以段支气管发生率最高。胸部CT多表现为气管、支气管内的肿块,多呈卵圆形或分叶状,沿管腔生长肿块长径与所在支气管分支相平行,肿块内常可见到点状或片状的钙化影。少数肿块位于肺野周围,边缘光滑或分叶,一般无液化、坏死及空洞。鉴于支气管黏液表皮样癌多为中心型,纤维支气管镜检查在发现肿瘤、确定肿瘤的位置、明确病变范围并行组织活检提供病理学诊断依据方面有着重要的意义。对于少数外周型的病例,纤维支气管镜观察不到肿块,可以应用经皮穿刺肺活检术取组织进行病理学检查。低级别MEC局部侵袭及转移罕见,手术彻底切除,预后良好,几乎所有的儿童及年轻成人的MEC都是低度恶性的。而高级别MEC侵袭性大,并可发生远处转移,预后不佳。

2. 病理诊断思路　支气管黏液表皮样癌来源于气管、支气管黏膜下腺体Kulchistky细胞,瘤体主要由三种细胞构成,即黏液细胞、鳞状上皮细胞和中间型细胞。低度恶性黏液表皮样癌因含有明确的黏液细胞及表皮样细胞,不易与其他癌相混淆。而分化差的高度恶性黏液表皮样癌,则需要与腺鳞癌相鉴别,前者通常位于支气管内呈息肉样,表皮样成分无角化现象,而后者多位于肺外周部,镜下鳞癌成分显示角化现象。MEC用PSA、黏液卡红进行黏液染色,染色阳性有助于鉴别诊断。

(相新新　尹迎春　王新美　韩红梅)

参 考 文 献

[1] 张骅,徐鹏.支气管黏液表皮样癌1例报告[J].临床肺科杂志,2011,16(3):483-484.

[2] 彭辽河,丁久荣,胡晓燕,等.气管、支气管黏液表皮样癌的^{18}F-FIGPET/CT表现[J].中国医学影像学杂志,2013,21(1):27-30.

[3] Takafumi Nakano,Hidetaka Yamamoto,Kazuki Hashimoto,et al. HER2 and EGFR gene copy number alterations are predominant in high-grade salivary mucoepidermoid carcinamo [J].Otolaryngology-Head and Neck Surgery,2013,149(2):174-177.

[4] Kanemoto A,Oshiro Y,Sugaharo S,et al.Proton beam therapy for inoperable recurrence of bronchial hign-grade mucoepidermoid carnoma [J].Jpn J Clin Oncol,2012,42(6):552-555.

[5] 汪海燕,杨宏宇,杨辉俊,等.涎腺黏液表皮样癌诊断与治疗[J].临床口腔医学杂志,2010,16(8):154-156.

第五节　气管腺样囊性癌

一、临床特征

气管腺样囊性癌(trachea adenoid cystic carcinoma,TACC)起源于气管黏膜下浆黏液腺体,是气管最常见的涎腺源性肿瘤。因TACC生长缓慢,从出现症状到引起患者注意而就诊的时间通常较长。TACC是一种低度恶性的肿瘤,是肺罕见肿瘤之一。好发年龄为40—50岁,文献报道男女比例大致相同或女性略高。TACC多位于气管主干或主支气管,最常见于主支气管上1/3段。由于疾病进程相对缓慢,不易早期发现,患者从出现症状到就诊可经历较长时间,文献报道多大于1年,平均2年左右,就诊时肿瘤已经广泛生长及浸润。

TACC一般起病隐匿,早期症状无特征性,可以不引起任何呼吸道阻塞症状,常规胸部X线片不易发现,极易误诊。当肿瘤占气管管腔30%以下可无症状,超过50%时可有自觉症状,超过75%时则出现阻塞性症状,可出现呼吸困难、咳嗽、喘息、咳痰、咯血或痰中带血,声音嘶哑、咽部异物感、发热等。但这些症状为多数呼吸道疾病所共有,如支气管哮喘、慢性支气管炎、肺炎、肺结核等。临床医师对其认识不足,缺乏诊断经验,容易漏诊或误诊。故对于长期顽固性刺激性干咳和(或)伴有血痰,进行性呼吸困难的患者,咽部检查无异常,经抗炎、扩张支气管治疗无效,而胸部X线片未见异常、难于解释的呼吸道梗阻者,要警惕气管肿瘤的可能,应做肺部CT等有关影像学检查,必要时行支气管镜检查以明确诊断,以免漏诊。

影像学检查是发现TACC的重要手段。TACC的CT分型:由于病灶生长方式和范围不同,史玉振等把支气管ACC分为腔外型、腔内肿块型、单纯管壁浸润型。TACC的密度:平扫病灶呈软组织密度,但低于同层面肌肉密度,内部密度尚均匀,囊变及坏死少见。TACC与周围结构关系:由于TACC为起源于黏膜下低度恶性肿瘤,边缘较光整,分叶较少,内部密度均匀,这不同于起源于支气管上皮组织的癌肿表现。TACC腔外肿块对周围结构以受压、推移为主,对心包、大血管及椎体无明显直接侵犯征象。

气管镜下所见管腔内大多数病灶呈丘陵样凸出管腔,表面黏膜完整,无破溃,但血管丰富,活检易出血。管壁浸润型可见黏膜弥漫性增厚。腔内孤立性结节大多基底较宽,有粗大的蒂与管壁相连,或肿块基底与管壁纵轴成钝角。

气管TACC是罕见的原发于气管的低度恶性肿瘤,肿瘤生长缓慢,症状出现到确诊时间较长,容易后期发生局部复发和远处转移。就诊时多数已侵及甲状腺组织,需要与原发于甲状腺的恶性肿瘤相鉴别,特别是在甲状腺穿刺和术中冷冻检查时。结合电子喉气管镜下表现、典型的形态学及免疫组织化学和组织化学染色有助于准确诊断。治疗以手术切除及术后放疗为主。手术难以将肿瘤完全切除干净,术后放疗对延缓术后复发起到很大作用。

二、病理特征

1. 肉眼观察 肿瘤大小1~4cm,平均大小2cm。管壁浸润型肿瘤在黏膜下浸润性生长,形成弥漫浸润的斑块,可见黏膜弥漫性增厚。腔内孤立性结节,肿瘤形成灰白或棕色息肉样肿块,大多基底较宽,有粗大的蒂与管壁相连。肿瘤均周界不清。

2. 显微镜检查 肿瘤由导管细胞和肌上皮两种细胞组成筛状/管状结构,两种细胞形态相似,细胞小而一致,呈基底细胞样,细胞胞质较少,核浆比增高,核深染,部分细胞可见核仁,坏死及核分裂象罕见(图2-30)。筛孔及管腔内可见均匀粉染的嗜酸性基底膜

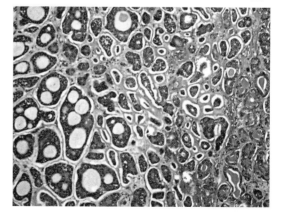

图2-30 肿瘤组织镜下表现主要为筛状/管状结构,两种细胞形态相似,细胞小而一致,呈基底细胞样,细胞胞质较少,核浆比增高,核深染(HE×100)

样物质和(或)嗜碱性黏液样物质(图 2-31),周围间质中可伴有广泛性玻璃样变性,上皮成分稀少。神经周或神经内侵犯常见(图 2-32)。TACC 病理类型可分 3 型:①筛状型(约占50%),特点为瘤细胞排成不规则的上皮团块,其内有很多囊样腔隙呈筛孔状,周围环绕肌上皮细胞,囊内充满透明或碱性黏液样物质(图2-33)。②管状型(约占 30%),特点为基底样细胞构成上皮条索,其间有覆层立方细胞形成的腺管,周围有玻璃样变性的纤维组织环绕(图 2-34)。③实性型(约占 10%),此型分化程度低,瘤细胞排成实性团块,有不等量的小的真性导管出现,其内常有广泛坏死。

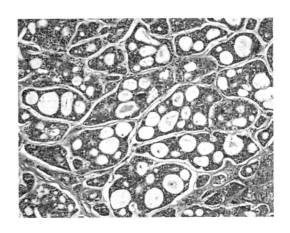

图 2-33　筛状型,以筛状结构为主,囊内充满透明或碱性黏液样物质(HE×100)

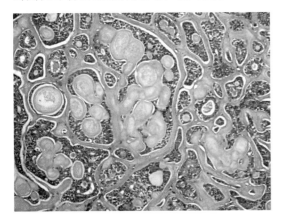

图 2-31　囊腔内及周围间质内可见均匀粉染的嗜酸性基底膜样物质和(或)嗜碱性黏液样物质(HE×200)

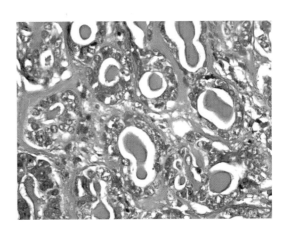

图 2-34　管状型,由内层的导管细胞及外层的肌上皮细胞形成的管腔样结构(HE×200)

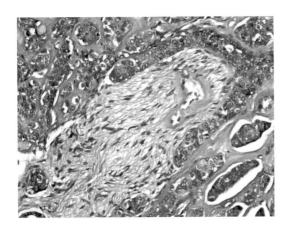

图 2-32　肿瘤组织包绕神经组织生长(HE×200)

3. 免疫表型　TACC 具有特征性的免疫组化表达方式:癌巢中肌上皮细胞可表达p63(图 2-35)、S-100、Calponin(图 2-36)、ac-tin、CD117 等;导管细胞表达 CK7(图 2-37)、CK8/18 等;肌上皮及导管细胞均部分表达CK(AE1/AE3)(图 2-38),筛孔状管腔内粉染物及周围粉染基质可表达 CollagenⅤ、Laminin 等。AB/PAS 显示囊腔内呈紫蓝色颗粒。TACC 可特征性发生 t(6;9)(q22-23;p23-24)移位,产生 MYB-NFIB 融合基因,这个融合基因可导致 MYB 蛋白过表达。因此,在腺样囊性癌中,可以通过荧光原位杂

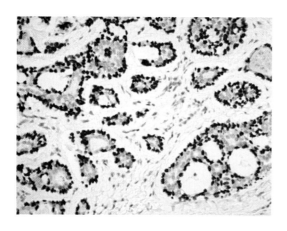

图 2-35 肿瘤细胞 p63 免疫组化染色肌上皮弥漫性
阳性(SP 法×200)

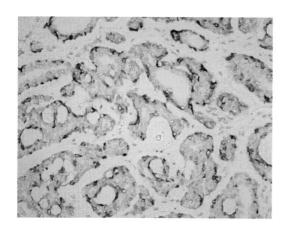

图 2-36 Calponin 在 TACC 管腔外周肌上皮中阳性
表达(SP 法×200)

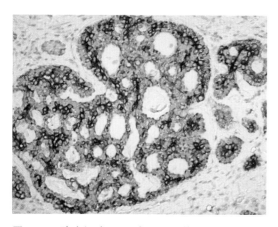

图 2-37 肿瘤细胞 CK7 在 TACC 管腔腔缘导管细
胞中阳性表达(SP 法×200)

交及免疫组化方法检测 C-MYB 蛋白的表
达。

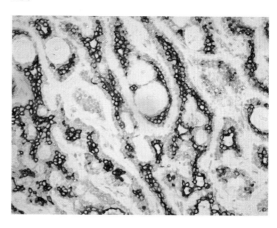

图 2-38 CK(AE1/AE3)在 TACC 肌上皮及导管细胞
中均部分阳性表达(SP 法×200)

三、鉴别诊断

TACC 常缺乏典型的临床特征,多与肿瘤的大小、位置及对支气管管腔的阻塞程度有关。胸部 X 线片及胸部 CT 提示为阻塞性肺炎、肺不张等征象。术前诊断存在挑战。病理诊断也极易与基底细胞腺癌、上皮-肌上皮癌、黏液表皮样癌等相混淆,应注意鉴别(表 2-7)。

表 2-7　腺样囊性癌的鉴别诊断

	大体检查	病理特点	免疫组化(阳性)
TACC	管壁浸润型可见黏膜弥漫性增厚。腔内孤立性结节型,肿瘤形成灰白或棕色息肉样肿块	呈特征性的筛状/管状型结构,肿瘤细胞小而一致,细胞质少,核浆比增高,核深染,核分裂象罕见,部分腔内可见粉染基底膜样物质,部分腔内可见蓝染黏液样物质,部分腔内可见两种物质同时存在	导管细胞表达 CK8/18、CK7;肌上皮表达 p63、CK34βE12、CK5/6
基底细胞腺癌	结节状肿瘤,无包膜,可见局部囊性变、切面灰白或灰褐色	呈实性、膜性、梁状和(或)管状结构,肿瘤细胞沿结缔组织排列呈栅栏状结构	S-100、SMA、vimentin 阳性、EMA 和 CEA 灶性阳性
上皮-肌上皮癌	肿物多呈结节状、基底宽、无包膜、可见囊性腔隙	双层管状结节:内层为单列立方细胞,有致密的细颗粒胞质,细胞核圆形,位于中心或基底部;外层细胞可为单层或多层的多角形细胞,胞质呈透明状,细胞核空泡状,常见神经周侵犯	内层细胞表达 CK8/18、CK7;外层细胞表达 P63、HHF35、调节蛋白、CK5/6
黏液表皮样癌	息肉样、界清、囊性、表面黏液样	囊性或腺样结构,有表皮样细胞、中间型细胞及黏液细胞	CK、p63、CK7、CEA、CK34βE12、CK5/6

四、诊断思路

1. 临床诊断思路　TACC 多见于腮腺,约占头颈部涎腺源性肿瘤的 10%。肺原发性 TACC 非常罕见。肿瘤呈浸润性生长且易早期侵犯神经,长期预后不佳。TACC 的临床表现与病灶发生部位、生长方式、肿块大小密切相关。TACC 绝大部分发生于叶以上支气管,尤以气管多见。临床症状以咳嗽、喘鸣、血痰及呼吸困难为主,症状出现到确诊持续时间超过 12～24 个月。CT 可清楚地显示病灶的部位、大小及形态、生长方式、病变长度,管壁侵犯及管腔外侵犯情况,是早期诊断的有效检查方法。

2. 病理诊断思路　根据肿瘤是否突入气管管腔或突出气管外侧,病理大体上将 TACC 分为隆起结节型、弥漫浸润型和管外生长型 3 型。隆起结节型因出现气管狭窄或阻塞的临床症状比后两型相对较早,更易引起患者关注而就诊。肿瘤切面灰白或灰粉色,实性,质地比较细腻。腺样囊性癌诊断并不困难,镜下见肿瘤呈实性、管状或筛状结构。侵犯神经是该肿瘤特征之一。免疫组化标记显示肿瘤细胞呈导管和肌上皮表型,表达 CK、actin 和 p63,有助于诊断。周围基质出现Ⅳ型胶原、Laminin 和硫酸肝素抗体染色阳性的基膜样物质。

(崔海燕　尹迎春　王新美　余小蒙)

参 考 文 献

[1] Sato K, Takeyama Y, Kato T, et a1. Tracheal adenoid cystic carcinom treated by repeated bronchoscopic argo plasma coagulation as a palliative therap [J]. Ann Thorac Cardiovasc Surg, 2014, 20(10): 602-605.

[2] Choudhury BK, Barman G, Singh S, et al. Ade-

noid cystic carcinoma of the upper trachea：a rare neoplasm[J].J Clin Imaging Sci,2013,3：39-42.

[3] Bonner Millar LP,Stripp D,Cooper JD,et al. Definitive radiotherapy for unresected adenoid cystic carcinoma of the trachea [J]. Chest,2012,141(5):1323-1326.

[4] Zhao Y,Zhao H,Fan L,et al. Adenoid cystic carcinoma in the bronchus behaves more aggressively than its tracheal counterpart [J].

Ann Thorac Surg,2013,96(6):1998-2004.

[5] 史玉振,周长圣,田迎,等.多层螺旋 CT 及后处理技术诊断气管土文气管腺样囊性癌 5 例[J].中国医学影像学杂志,2012,11(20):835-837.

[6] Brill LB 2nd,Kanner WA,Fehr A,et al.Analysis of MYB expression and MYB-NFIB gene fusions in adenoid cystic carcinoma and other salivary neoplasms [J].Mod Pathol,2011,24(9):1169-1176.

第六节 肺上皮-肌上皮癌

一、临床特征

上皮-肌上皮癌(epithelial-myoepithelial carcinoma,EMC)是罕见的恶性肿瘤,1991 年 WHO 将此疾病分为涎腺肿瘤的一个单独病理类型,EMC 最常见于大汗腺,主要为腮腺,但也发生在小涎腺和上呼吸道及下呼吸道,其患病率占涎腺恶性肿瘤的 2% 以下,年龄在 13—89 岁,以 50—70 岁多见,男性稍多。肺上皮-肌上皮癌(pulmonary epithelial-myoepithelial carcinoma,P-EMC)更为罕见。P-EMC 被认为是低度恶性肿瘤,起源于支气管黏膜下腺体,易形成支气管内肿块,并阻塞支气管。肺原发肌上皮癌是肺部罕见的恶性肿瘤,起源于支气管的固有腺体,具有浸润性生长及转移潜能,较涎腺的肌上皮癌更为罕见,迄今仅有肺原发肌上皮癌的个案报道。因其复发率高,普遍认为肌上皮癌对放、化疗均不敏感,血行性转移率高,预后较差。

二、病理特征

1. 肉眼观察 呈分叶状肿块,边缘较光滑,未见毛刺,切面质硬灰白色,肿瘤内可见出血坏死及钙化灶。

2. 显微镜检查 肌上皮细胞具有上皮、肌源性分化的双重分化潜能,以致形态复杂多样。低倍镜下可见肺肌上皮癌特征性多叶状分布,呈实性、片状、梁状或网状结构排列,肿瘤结节常见中心坏死,可发生假囊肿或真性囊性变(图 2-39 至图 2-41)。高倍镜下见瘤细胞形态复杂多样,常分为梭形样细胞、多形性上皮样、浆细胞样及透明样细胞(图 2-42),细胞中度异型,核仁不明显,核分裂象可不明显,周围可见残存的细支气管及支气管软骨组织(图 2-43)。由于肿瘤细胞形态变异大,确诊常需结合免疫表型。

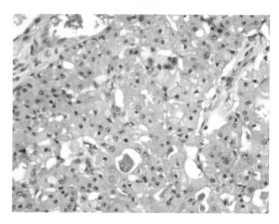

图 2-39 肿瘤细胞呈实性、片状排列可见假囊肿(HE×100)

3. 免疫表型 免疫组化标记肿瘤性肌上皮细胞 CK7(图 2-44)、vimentin、p63(图 2-45)、Calponin、SMA、S-100(图 2-46)等阳性,CK、p63、SMA 的复合表达对肌上皮来源的

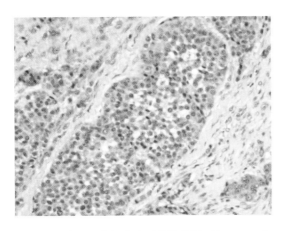

图 2-40　肿瘤细胞梁状或网状结构排列(HE×100)

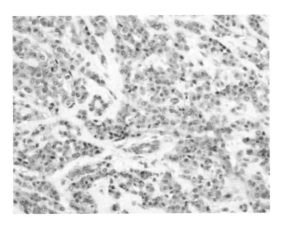

图 2-41　肿瘤细胞梁状或网状结构排列(HE×100)

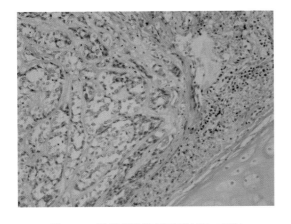

图 2-42　肿瘤细胞胞质透明(HE×100)

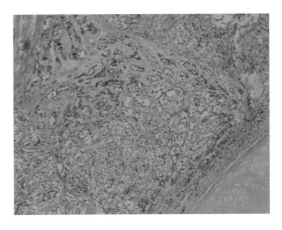

图 2-43　肿瘤细胞呈条索或实行排列,图右下方可见残存的支气管软骨瘤(HE×100)

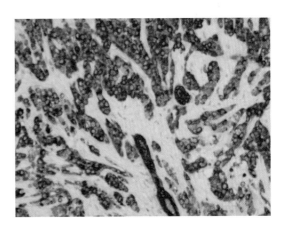

图 2-44　肿瘤细胞 CK7 免疫组化染色弥漫性阳性(SP 法×100)

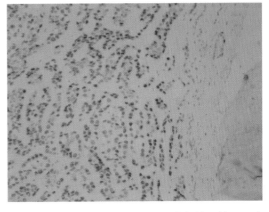

图 2-45　肿瘤细胞 p63 免疫组化染色核阳性(SP 法×100)

肿瘤有重要判定价值,vimentin 作为间叶肿瘤的共同标志物,被视为反映肌上皮细胞分化的敏感指标。肿瘤细胞增殖活性较高(图2-47)。

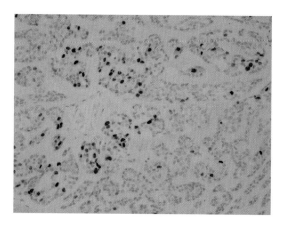

图 2-47　肿瘤细胞 Ki-67 免疫组化染色示增殖活性较高(SP 法×100)

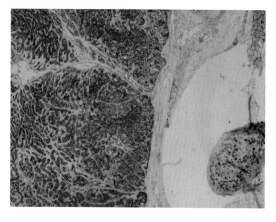

图 2-46　部分肿瘤细胞 S-100 免疫组化染色性阳性(SP 法×100)

三、鉴别诊断

P-EMC 需与肌上皮瘤、多形性腺瘤、腺样囊性癌、腺泡细胞癌等肿瘤鉴别(表 2-8)。

表 2-8　P-EMC 的鉴别诊断

	临床特点	病理特点	免疫表型
P-EMC	P-EMC 是肺部罕见的恶性肿瘤,起源于支气管黏膜下腺体,易形成支气管内肿块,并阻塞支气管,P-EMC 被认为是低度恶性肿瘤	肌上皮细胞具有上皮、肌源性分化的双重分化潜能,以致形态复杂多样	免疫组化标记肿瘤性肌上皮细胞 CK、vimentin、p63、Calponin、SMA、S-100 等阳性,CK、p63、SMA 的复合表达对肌上皮来源的肿瘤有重要判定价值
肌上皮瘤	由肌上皮及其衍生细胞组成的腺瘤,40% 的患者发生于腮腺,小涎腺以腭腺最多见,在口腔其他软组织,如舌背黏膜也有发生的报道	肿瘤界线清楚,呈实性、黏液样、网状、束状和梁状生长,瘤组织内可见浆细胞样透明细胞、梭形细胞、上皮样细胞和透明细胞,瘤细胞常呈交错束状排列,形态类似,但无浸润性生长、坏死、核异质等恶性肿瘤的形态学特点	免疫组化染色,S-100、actin、myosin 和 GFAP 均显示阳性,电镜下瘤细胞胞质内有多量微丝,借此可与其他肿瘤鉴别
多形性腺瘤	又称混合瘤,是涎腺最多见的肿瘤,约占涎腺良性肿瘤的 60%,大小涎腺均可发生,其中又以腮腺发生最多	结构多形性的良性肿瘤。肿瘤界线清楚,主要由上皮和肌上皮细胞构成。于黏液样间质呈"融合"形式的肌上皮,镜下见透明细胞罕见,以黏液软骨样基质和"融合"的肌上皮为特征,也无浸润性生长、坏死、核异质等恶性肿瘤的形态学特征	p63、CK34βE12、S-100、CK8/18 均可阳性

（续　表）

	临床特点	病理特点	免疫表型
腺样囊性癌	为涎腺常见恶性肿瘤多发生于腮腺及腭腺,肿瘤早期常侵犯神经,出现疼痛,临床过程不佳	由上皮细胞和肌上皮细胞两种细胞构成,肿瘤结构复杂多样,具有囊性、筛状、实性片状等多种生长方式,肿瘤细胞异型较明显,免疫组化标记肌上皮及上皮细胞可以帮助确诊	GFAP、CK、SMA 可阳性、Ki-67 染色可能对区分多形性低度恶性腺癌和腺样囊性癌有帮助,ER 和 PR 也可表达
腺泡细胞癌	一种涎腺上皮恶性肿瘤,特征是胞质内酶原分泌颗粒,绝大多数腺泡细胞癌位于腮腺,也可发生在小涎腺及颌下腺	浆液性腺泡细胞的分化是腺泡细胞癌的主要特点,但也有几种细胞类型及组织形态学生长类型,腺泡细胞是大的、多角形细胞,有微嗜碱性	α_1 抗胰蛋白酶、CEA、IgA、环氧合酶 2 和淀粉酶呈阳性

四、诊断思路

1. 临床诊断思路　P-EMC 起源于支气管黏膜下腺体,易形成支气管内肿块,并阻塞支气管。P-EMC 是肺部罕见的恶性肿瘤,起源于支气管的固有腺体,具有浸润性生长及转移潜能,较涎腺的肌上皮癌更为罕见,其临床特征与普通型肺癌相比无明显特异性,患者常表现为咳嗽、咳痰、胸闷、声音嘶哑等,也可伴发热、全身乏力等症状。

2. 病理诊断思路　在临床工作中,对于沿支气管生长的肿块,要考虑到 P-EMC 的可能,因其为低度恶性肿瘤,与肺癌的治疗方案及预后有所不同。原发肌上皮癌的治疗以手术为主,因其复发率高,在考虑局部解剖和功能的情况下尽可能扩大切除范围,保证切缘为良性。普遍认为肌上皮癌对放、化疗均不敏感,血行性转移率高,预后较差。

（王新美　李红伟　宋　琳　余小蒙）

参 考 文 献

[1]　闫凤彩,周全,沈兵,等.临床与实验病理学杂志.J Clin Exp Pathol,2014,30(3).

[2]　Nguyen CV,Suster S,Moran CA.Pulmonary epithelialmyoepithelial carcinoma:a clinico-pathologic and immunohistochemical study of 5 cage.Hum Pathol,2009,40:366-373.

[3]　Sarkaria I S,DeLair D,Travis W D,Flores R M. Primary myoepithelial carcinoma of the lung:a rare entity treated with parenchymal sparing resection[J]. J Cardiothorac Surg,2011,6:27.

[4]　Masuya D,Haba R,Huang C L,Yokomise H. Myoepitllelial carcinoma of the lung[J].Eur J Cardiothorac Surg,2005,28(5):775-776.

[5]　卢红阳,马胜林,郭勇,等.肺肌上皮癌一例报道[J].中国肺癌杂志,2007,8(10):295.

第七节　硬化性肺细胞瘤

一、临床特征

Liebow 等于 1956 年描述了 7 例肺硬化性血管瘤（pulmonary sclerosing hemangio-ma）的临床病理表现,并因病变富含血管结构,推测其可能起源于血管内皮而命名。目前认为,肺硬化性血管瘤是一种起源于原始未分化呼吸道上皮的真性肿瘤,WHO/IASLC肺肿瘤病理分类自1999年起将其归入杂类肺肿瘤。2015年WHO新分类将肺硬化性血管瘤归到肺腺瘤中,并更名为硬化性肺细胞瘤。

硬化性肺细胞瘤是一种少见的良性肺肿瘤,占所有肺良性肿瘤的11%。硬化性肺细胞瘤主要发生在亚洲国家,欧美国家鲜有报道;硬化性肺细胞瘤患病率低,发病年龄为11−83岁,平均55岁。男女比例为1:6;常见于女性患者(>80%),可呈单侧或双侧,肺内广泛多发病灶的病例也有报道。大多数硬化性肺细胞瘤患者无任何症状,部分患者可以出现咳嗽、痰中带血、胸痛、胸闷等非特异性症状。硬化性肺细胞瘤多为单发,常见于肺右肺下叶,大多数病变发生于周边肺实质,也可发生于胸膜下或邻近中心支气管,少数病变可以呈多灶分布(<5%),双侧分布者罕见。

影像学检查是发现硬化性肺细胞瘤的重要手段。典型硬化性肺细胞瘤具良性肿瘤特征,表现为边缘光整、瘤肺界面清楚。其相对特殊征象包括贴边血管征、穿通血管征、晕征、囊变、瘤周肺气带和空气新月征。不典型征象包括毛玻璃结节和胸膜凹陷征。CT平扫密度均匀,增强扫描出现高、低两种强化程度不等区域且高强化区易出现于周边,且存在延迟强化现象,对硬化性肺细胞瘤具有一定的诊断价值。无胸膜粘连及胸腔积液,无肺门及纵隔淋巴结肿大。文献报道硬化性肺细胞瘤的DSA表现为边缘光滑的类圆形结节影,动脉早期肿瘤周边染色,随时间延长,染色不均匀加深,呈"渐进性"染色特点,认为较具特征性。

外科手术是硬化性肺细胞瘤有效的治疗方法。术前未能明确诊断的病例,术中应争取快速冷冻病理检查。因为硬化性肺细胞瘤治疗只需手术完全切除,可保留正常的肺组织,故手中快速病理检查很关键,可以避免手术过度治疗。目前认为,常规行肺叶切除或局限性切除而不行系统性淋巴结清扫是适当的。由于硬化性肺细胞瘤大多与周围组织分界清楚,部分中心型病变也可以通过剥除肿瘤达到完全性切除;若术中冷冻切片检查不能除外恶性可能或肿瘤与支气管等肺门结构关系密切时,可以考虑肺叶切除甚至全肺切除。硬化性肺细胞瘤伴大咯血者可行介入栓塞治疗,以控制出血及减少术中出血。

尽管硬化性肺细胞瘤通常被认为是一种良性肺肿瘤,极少数病例可以表现为多发、双侧多发、肺门纵隔淋巴结转移、胸膜播散,甚至切除后局部复发,提示其低恶潜能或低度恶性,复发后再次肺楔形切除术后长期随访未发现再次复发,但有少数转移到胃的病例报道,值得注意。另外,对于少数硬化性肺细胞瘤中伴有异型细胞增生的病例,建议随访观察。

二、病理特征

1. 肉眼观察 硬化性肺细胞瘤呈实性结节状肿块,边界清楚,有膨胀感,可有包膜,大小为0.4～5.5cm。切面呈灰白色或灰棕色,质地中等,部分病例可见暗红色出血区。值得一提的是,部分硬化性肺细胞瘤的边界十分清楚,以至于用镊子一挑,肿瘤即可剥离出来,这一点在肺癌一般见不到,尤其是快速冷冻镜下诊断遇到肺泡上皮明显增生时,观察大体标本会对诊断很有帮助。

2. 显微镜检查 硬化性肺细胞瘤的基本细胞构成为两种截然不同的细胞成分,即表面细胞和圆形间质细胞,这两种细胞异型性不明显,增殖指数低。硬化性肺细胞瘤的组织形态具有多样性,由血管瘤样区(图2-48)、乳头区(图2-49)、实性区(图2-50)、硬化区(图2-51)四种基本的组织结构混合而成,并有不同程度的相互移行,在某一具体病例中四种基本组织结构的排列方式及所占的比重有所不同。大多数(>95%)硬化性肺细胞瘤含有至少三种上述基本组织结构,少数

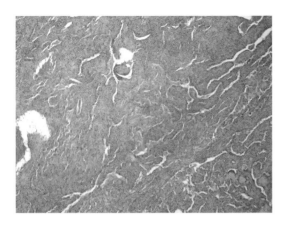

图 2-48　硬化性肺细胞瘤,血管瘤样区(HE×200)

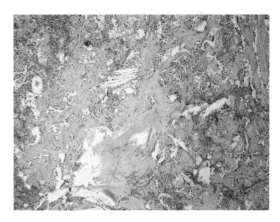

图 2-51　硬化性肺细胞瘤,硬化区(HE×200)

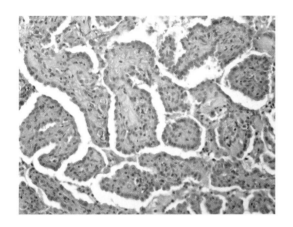

图 2-49　硬化性肺细胞瘤,乳头区(HE×200)

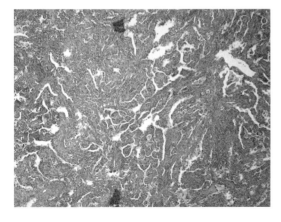

图 2-50　硬化性肺细胞瘤,实性区及与乳头区的移行带(HE×200)

只有两种,没有只有一种者。近几年,虽然通过 CT 检查可以得到较明确的诊断,但术前确诊仍然困难。由于硬化性肺细胞瘤是一种发生在肺实质的少见的肿瘤,术前多诊断为肺部良性肿瘤,且易误诊为恶性肿瘤,最后确诊依靠病理学检查。因此,部分病例仍依赖术中冷冻检查。在冷冻诊断中,多数病例具有乳头状结构、出血区、硬化性结构、实性结构等 4 种结构,表面细胞及圆细胞等两种细胞的多样性特点,大部分可以得到明确诊断,但也有部分病例缺乏其中某些结构(如乳头状或硬化区)。同时,如果被覆表面上皮细胞核大、深染,有一定异型性时,可能会误诊为腺癌。尽量最大面取材,尤其在肿瘤边界,并结合 CT 及临床综合分析,可能会减少误诊。同时,有些周围型肺癌病例,尤其是 40－50 岁女性患者,当肿瘤伴有出血、细胞异型性不明显、间质大量淋巴细胞浸润时,冷冻检查也可能会误诊为硬化性肺细胞瘤。这时,多处取材,仔细观察肿瘤边界是否有贴壁生长,结合 CT 及临床表现,可能会有一定帮助。

3. 免疫表型　①圆形间质细胞可表达 EMA(图 2-52)、TTF-1(图 2-53)和 vimentin,CgA,Syn 和 NSE 等神经内分泌标记可阳性;②表面立方细胞则可表达 SP-A、NapsinA(图 2-54)和 CK(AE1/AE3)(图 2-

51

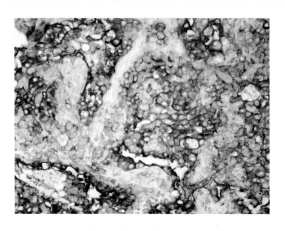

图 2-52　硬化性肺细胞瘤,肿瘤细胞免疫组化染色
　　　　　EMA 阳性(SP 法×400)

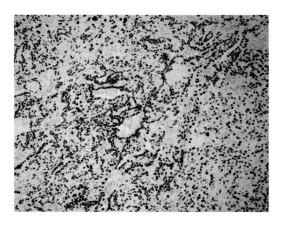

图 2-53　硬化性肺细胞瘤,两种肿瘤细胞免疫组化
　　　　　染色 TTF-1 阳性(SP 法×400)

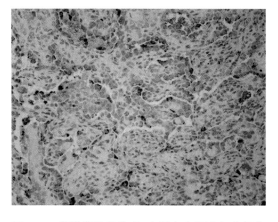

图 2-54　硬化性肺细胞瘤,表面立方细胞免疫组化
　　　　　染色 NapsinA 阳性(SP 法×400)

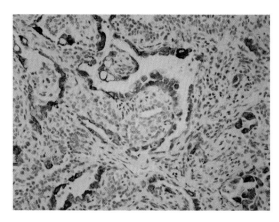

图 2-55　硬化性肺细胞瘤,表面立方细胞免疫组化
　　　　　染色 CK 阳性(SP 法×400)

55);③两种细胞细胞核均表达 TTF-1,不表达 CD34;④肿瘤间质内可有 MCT 阳性的肥大细胞存在。

三、鉴别诊断

　　硬化性肺细胞瘤常缺乏典型的临床特征,病灶以下肺为主,影像学上多表现为孤立性结节,边缘光整,内部可以有钙化斑,偶可见囊性变,多发结节的少见,术前诊断存在挑战。病理诊断也极易与周围型肺癌、肺类癌等相混淆,应注意鉴别(表 2-9)。

表 2-9 硬化性肺细胞瘤的鉴别诊断

	临床特点	病理特点	免疫组化
硬化性肺细胞瘤	发病年龄平均 55 岁,多数硬化性肺细胞瘤患者无任何症状,多为单发,常见于肺右肺下叶。CT 为孤立性、边界清楚结节或肿物	呈实性结节状肿块,边界清楚。硬化性肺细胞瘤的基本细胞构成为表面立方细胞和圆形间质细胞,组织形态由血管瘤样区、乳头区、实性区、硬化区四种基本的组织结构混合而成	①圆形间质细胞可表达 EMA、TTF-1 和 vimentin;②表面立方细胞则可表达 SP-A NapsinA 和 AE1/AE3;③两种细胞细胞核均表达 TTF-1
肺周围型腺癌	肿物发生在段以下支气管,往往在近脏胸膜的肺组织内形成直径 2～8cm 球形或结节状无包膜的肿块,与周围肺组织的界线较清晰,而与支气管的关系不明显	肿物边界不清,常呈原位腺癌改变,无推挤式生长方式,结构比较单一,尤其缺乏 4 种结构,上皮细胞异型性较大,核分裂象多见,无圆细胞成分,周围型肺癌中近 60% 为腺癌	免疫组化 Ki-67 高表达,TTF-1、NapsinA 和 AE1/AE3 均表达
类癌	占肺部肿瘤的 1%～2% 发病年龄较广。常见的临床症状包括咳嗽、哮喘、咯血,然而有 25% 的患者没有任何症状	呈孤立的、息肉样包块,亦可侵犯管壁,甚至肺实质。瘤细胞较小,大小形状一致,多排列成实性巢,或实性条索小梁状,间质富于血管,常无坏死	免疫组化表达神经内分泌肿瘤标记物,NSE 对鉴别亚型无帮助,角蛋白、Syn、CgA 等在鉴别诊断中有帮助

四、诊断思路

1. 临床诊断思路 硬化性肺细胞瘤多见于成年女性,多数缺乏临床症状,常在健康查体时发现病变,部分可出现咳嗽、背痛等非特异性症状。CT 影像学检查常为界线清楚的结节性占位。但硬化性肺细胞瘤的临床和影像学表现均缺乏特异性,术前诊断困难,误诊率较高,极易误诊为周围型肺癌、类癌、结核球、炎性假瘤和错构瘤等,且术前不易获得明确的病理组织学诊断证据,大多数病例需经快速冷冻检查或手术切除后方能确诊。

2. 病理诊断思路 本病基本组织学特点可以用"两种细胞,四种结构"来概括。在常规诊断中,通过四种结构、两种细胞的组织形态特点,并结合表面细胞 AE1/AE3、TTF-1、EMA 和 NapsinA 阳性;圆形间质细胞 TTF-1、EMA 和 vimentin 阳性,AE1/AE3 和 NapsinA 阴性,部分 PR 阳性,以及两型细胞 Ki-67 均低表达等特点,常可明确诊断。在此值得一提的是,肿瘤内存在较多的肥大细胞也是本病的特征之一,在以往诊断中常被忽视。

硬化性肺细胞瘤的冷冻误诊率多超过 20%,常导致不必要的肺叶切除和淋巴结清扫。而延迟诊断率则高达 30%,增加了患者的痛苦和经济负担。快速冷冻诊断时注意避免表面细胞出现轻度异型性导致的误诊。根据肿瘤的界线和混杂组织学成分,术中冷冻切片病理学检查在大多数情况下可以做出硬化性肺细胞瘤的诊断,诊断困难的原因为冷冻切片可能导致组织结构的变化和两种细胞成分难以区分,再就是冷冻取材较少,时间有限,观察不到 4 种结构和 2 种细胞的全貌。如果只有一种组织学成分或有显著的细胞异型性时,应注意与其他肿瘤尤其是分化好的乳头状腺癌和典型类癌相鉴别,此时最好延迟诊断。

由于硬化性肺细胞瘤的上述临床病理特点,术前通过支气管镜检查和针吸活检获取明确的病理诊断较困难,但对于排除肺恶性肿瘤有帮助。中心型硬化性肺细胞瘤的支气管镜检查大多表现为外压性改变,少数可表现为支气管内息肉样肿物,但细胞学和活检病理学大多不能明确诊断。硬化性肺细胞瘤针吸活检的显微镜下表现随着采样区域的不同而异,需要确定含有两种细胞成分,易受到取材量的限制。

（徐嘉雯　张廷国　王强修　姚志刚　欧海玲）

参 考 文 献

[1] 王海英,姚婵,贾中正,等.病理确诊的肺硬化性血管瘤26例临床分析并文献复习.南通大学学报(医学版),2014,34(5):397-399.

[2] 刘加夫,侯立坤,武春燕,等.肺硬化性血管瘤120例临床病理分析.临床与实验病理学杂志,2015,31(2):174-177.

[3] 普文静,周子淮,孙振柱.肺硬化性血管瘤临床病理特点及免疫表型分析.新疆医科大学学报,2011,34(8):872-875.

[4] 崔丹,齐凤杰,杨静,等.肺硬化性血管瘤临床病理特点及免疫表型分析.临床与实验病理学杂志,2010,26(2):200-202.

[5] 冯飞跃,程贵余,高树庚,等.肺硬化性血管瘤的诊断和手术治疗.中华医学杂志,2012,92(17):1190-1193.

[6] 马晓梅,姬文莉,王翠翠,等.肺硬化性血管瘤21例冷冻与常规病理特征分析.诊断病理学杂志,2014,21(10):605-613.

[7] 卢善明,薛玲.硬化性肺细胞瘤11例病理特点及冷冻误诊分析.诊断病理学杂志,2015,22(12):749-752.

第八节　肺未成熟性畸胎瘤

一、临床特征

畸胎瘤好发于性腺及身体的中轴、中轴旁部位,最常发生于卵巢、睾丸,亦可发生于纵隔、腹膜后、肠系膜、骶尾部、颈、松果体等,发生于肺部者较罕见,肺未成熟性畸胎瘤国内仅有散在个案报道。关于其来源,多认为其发生与胸腺始基的第3对咽囊有关,其迷走的胚胎性组织沿着正在发育中的支气管下行并为胚基所包绕,即形成肺内畸胎瘤。该肿瘤无典型发病年龄,大多数患者在20—40岁被检出,该病患病率女性多于男性,18例中有12例为女性,且以右肺叶多见。该肿瘤多发生在肺上叶,其余肺叶常发生支气管扩张。临床上常无特征性的症状和体征,国外文献报道有胸痛(52%)、咯血(42%)、咳嗽(39%),因此易与肺炎、肺脓肿、结核及其他类型的肺部感染性疾病混淆,术前常难以确诊。该病治疗以手术切除为主,较大的未成熟性畸胎瘤很少能完整切除,术后容易复发和转移,预后较差,术后化疗或放疗可减少肿瘤复发。

二、病理特征

1. 肉眼观察　肿瘤一般体积较大,直径可为10～30cm,多为圆形或卵圆形,常与肺及纵隔胸膜广泛粘连,多为实性,包膜常破裂,切面呈多彩结构,其内可见豆渣样皮脂物及软骨样结构,夹杂有纤维毛发,易出血。

2. 显微镜检查　未成熟性畸胎瘤大多为成熟和未成熟成分混合存在,在与成熟性畸胎瘤相似的组织结构背景上,实性区域(图2-56)可见未成熟神经组织组成的原始神经管和菊形团及未成熟的骨或软骨组织等。原

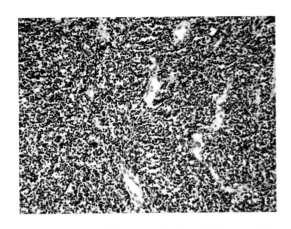

图 2-56　肺未成熟性畸胎瘤肿瘤实性区(HE×200)

始神经管中神经上皮细胞核圆形、椭圆形,核深染,核分裂象可见,胞质少,细胞排列成大小不一的管腔样结构,管腔内界膜清楚,神经管的外界膜部分清晰,部分不清;神经管细胞层次可多少不一,一般在 3～7 层,细胞排列紧密。未成熟的菊形团样结构主要是假菊形团(图 2-57),由椭圆形或小圆形细胞组成、核深染,排列呈单层或多层围绕中央嗜伊红物质呈放射状排列。在未成熟性畸胎瘤中还可观察到未分化的神经母细胞瘤样结构:细胞小、核深染,核仁不明显,胞质少或嗜伊红,呈单一的小灶状排列或多结节样排列,并可见菊形团结构,细胞之间可见纤细的神经纤维。同时还可见原始神经外胚层瘤样结构,

短梭形细胞呈片状分布,细胞核深染,可见核分裂象或可见菊形团样结构;在肿瘤组织中尚可看到分化中的神经胶质细胞、分化的神经母细胞、成熟的神经节细胞。在未成熟畸性胎瘤中还可观察到镜下小灶状卵黄囊瘤成分,呈乳头样、微囊样、网状等原始神经小管样结构(图 2-58),具有疏松的黏液样背景,这些结构可散在未成熟的间叶组织中或在未成熟的神经上皮组织附近。另外还可见一些胚胎性的肾样结构、胚胎性的肠上皮及分化的肝组织结构,以及各种成熟的组织,如胰腺(图 2-59)、甲状腺及皮肤组织等。

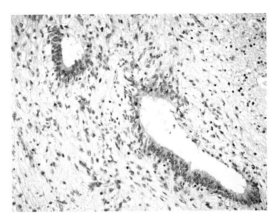

图 2-58　肺未成熟性畸胎瘤的原始神经小管样结构(HE×200)

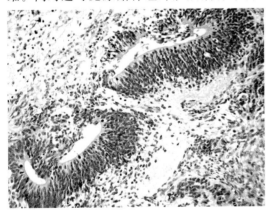

图 2-57　肺未成熟性畸胎瘤的菊形团样结构(HE×200)

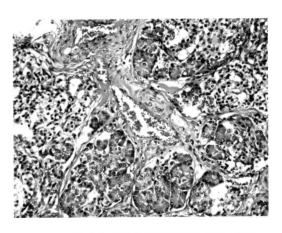

图 2-59　肿瘤中成熟性的胰腺组织 (HE×200)

3. 免疫表型　可表达各种上皮及间叶组织标记物,其中未成熟的神经组织可表达S-100(图 2-60)和 GFAP(图 2-61)。

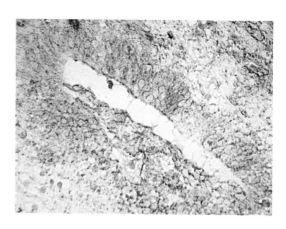

图 2-61　未成熟的神经成分 GFAP 免疫组化染色弥漫阳性(SP 法×200)

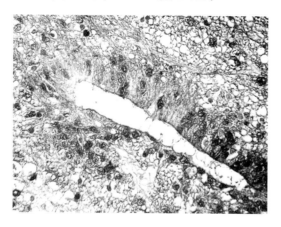

图 2-60　未成熟的神经成分 S-100 免疫组化染色弥漫阳性(SP 法×200)

三、鉴别诊断

依据 2003 年 WHO 乳腺及女性生殖系统肿瘤病理学和遗传学中的定义及相关标准:畸胎瘤由具有外胚层、中胚层、内胚层分化中的 2 种或 3 种胚层组织构成,也可仅由外胚层或内胚层组织构成的肿瘤。肺未成熟性畸胎瘤需与其他胚胎源性肿瘤相鉴别(表 2-10)。

表 2-10　肺未成熟性畸胎瘤的鉴别诊断

	临床特点	病理特点	免疫组化
肺未成熟性畸胎瘤	无典型发病年龄,大多数患者在 20—40 岁被检出,患病率女性多于男性,好发于右肺上叶	一般体积较大,多为实性,包膜常破裂,一般是在成熟性畸胎瘤中出现未成熟组织,如上皮、间叶、神经等成分的未成熟,但没有胚胎性癌的成分	原始神经上皮成分阳性:Syn、CgA、S-100、GFAP
肺成熟性畸胎瘤	发病年龄多在青壮年,男女无差异,早期无症状,瘤体巨大或合并感染者可引起相应症状	体积大小不一,大多数为囊性,包膜完整,组织结构均为成熟组织,囊内壁有复层鳞状上皮,含有皮脂腺、毛发,还可见神经组织、胃肠道组织、软骨、呼吸道组织、胰腺组织,还可见到胰岛	上皮成分阳性:CK 神经组织阳性:S-100、GFAP 软骨组织阳性:S-100

（续 表）

	临床特点	病理特点	免疫组化
畸胎瘤	罕见,偶发生于年轻女性或小儿	肿瘤生长快,浸润广泛,大体上易见出血和坏死,显微镜下观察为成熟性畸胎瘤与胚胎性癌共存,常含有未成熟性畸胎瘤成分,除胚胎性癌外还有分化好的区域,还可出现肉瘤成分,如血管肉瘤、横纹肌肉瘤	胚胎性癌成分 阳性:PLAP、Leu-7 横纹肌肉瘤成分 阳性:desmin、myogenin 阴性:S-100 原始神经上皮成分 阳性:Syn、CgA、S-100、GFAP 阴性:PCK 卵黄囊瘤成分 阳性:PCK、CEA、AFP(部分+) 阴性:EMA 精原细胞瘤成分 阳性:PLAP、CD117、OCT3/4(灶性+) 阴性:CD30、HCG
成熟性畸胎瘤恶性变	罕见,无特殊症状	体积较大,包膜常破裂,肿瘤常浸润周围组织或器官,巨检除毛发、油脂样物外,尚有实质性部分或坏死组织;镜检除见成熟性畸胎瘤的成分外,可看到自良性成分至增生、原位癌及恶性成分的过渡变化,恶变成分常为一种组织,并以鳞状上皮恶变为癌多见	恶变上皮成分 阳性:CK 神经组织 阳性:S-100、GFAP 软骨组织 阳性:S-100

四、诊断思路

1. 临床诊断思路 肺未成熟性畸胎瘤是膨胀性生长,主要表现胸痛、干咳等刺激症状,上腔静脉压迫综合征、咯血、咯出毛发、皮脂样物等。在多数纵隔畸胎瘤中可见多种不同形态、密度的不同组织成分同时存在,具有一定特异性,尤其瘤灶内显示树枝形骨或牙齿具有重要鉴别诊断意义。X线表现多为近圆形实质性或囊性肿块影,大小不等,密度可不均匀,偶有分叶可合并有肺部感染、肺不张;胸部 CT 及 MRI 多可显示不规则钙化影,增强扫描实质部分轻度不均匀强化。支气管造影及支气管镜检查无特殊性。

2. 病理诊断思路 肺未成熟性畸胎瘤影像学检查具有一定的特异性,显微镜下观察,依据 WHO 诊断标准,成熟组织最常见外胚层成分如鳞状上皮、皮肤附件、神经组织(包括节细胞、神经胶质细胞、小脑组织等),中胚层组织如平滑肌、骨、软骨、脂肪,以及内胚层组织如呼吸道上皮、消化道、甲状腺等;未成熟组织以神经组织多见,有的似原始神经上皮细胞排列成腺泡、小管、乳头状或实体状,有的进一步分化成室管膜结构。此外,可见胚胎性软骨、扁平上皮及间充质等。未成熟性畸胎瘤的恶性程度和预后主要取决于胚胎性成分的性质和数量,常根据未成熟性神经上皮的面积分Ⅰ～Ⅲ级:少于 1 个 40 倍视野为Ⅰ级,良性,但具有恶性潜能;占1～3个40倍视野为Ⅱ级,低度恶性;占3个以上40倍视野为Ⅲ级,恶性。用于病理诊断分级的未成熟的神经上皮主要包括两种形态结构:原始神经管、未成熟的菊形团样结构。

研究显示,Ⅰ～Ⅱ级未成熟性畸胎瘤90%为双倍体,Ⅲ级未成熟性畸胎瘤66%为非整倍体,同样,Ⅲ级未成熟性畸胎瘤的核型异常也更常见。比较基因组杂交实验显示,

未成熟性畸胎瘤的DNA拷贝数的变化比其他生殖细胞源性肿瘤少见。所以,为保证分级准确,对肿瘤标本必须充分取材,每间隔1～2cm取一块组织。鉴于肺未成熟性畸胎瘤的临床病理特征,结合免疫组化结果可最终确诊。

(徐慧蓉 王新美 李红伟 王新云
侯震波)

参 考 文 献

[1] Faria RA,Bizon JA,Junior RS,et al.Intrapulmonary teratoma[J].J Bras Pneumol,2007,33(5):612-615.

[2] Saini ML,Krishnamurthy S,Kumar RV.Intrapulmonary Mature Teratoma[J].Diagn Pathol,2006,1:38.

[3] 杨文萍,邹音,黄传生,等.儿童未成熟畸胎瘤的临床病理与生物学行为分析[J].中华病理

学杂志,2007,36(10):668-669.

[4] 刘彤华.诊断病理学[M](2版).北京:人民卫生出版社,2009.

[5] 袁建青,马登云,马桂珍,等.纵隔未成熟畸胎瘤1例报告[J].吉林医学,2009,30(24):3320.

[6] 陈玲,梁文,全显跃,等.未成熟畸胎瘤的影像学表现[J].实用放射学杂志,2014,30(5):733-735.

第九节　肺原发性恶性黑色素瘤

一、临床特征

恶性黑色素瘤是一种能产生黑色素的高度恶性肿瘤。临床相关资料结果显示,恶性黑色素瘤好发年龄为35-60岁,可发生在人体的任何部位,如四肢、头面部、淋巴结、会阴等色素沉着较多的部位,其中最常见于皮肤,约占全身恶性肿瘤的3%。皮肤外恶性黑色素瘤罕见,最多部位为眼球,此外可见于口腔、鼻腔、消化系统、呼吸系统、生殖系统的黏膜等,肺原发性恶性黑色素瘤(primary malignant melanoma of the lung,PMML)在临床上极为罕见,约占肺部肿瘤的0.01%,以中年为主,男性略多于女性,其恶性程度高,PMML较发生的部位和大体观,与其他类型肺癌相同,影像学检查易误诊为癌。

研究表明,某些黑色素瘤的发生与位于

9P的抑癌基因P16(又称CDKN2A)的缺失相关。部分由恶性雀斑样痣、先天性痣、细胞痣等演变而来。此外,外伤、病毒感染、机体免疫功能低下等也可能与本病的发生和发展相关。但PMML的病因还不明确,关于PMML的组织发生,目前有3种学说:①来源于胚胎发育过程中迁移而来的良性黑色素细胞。已经证实喉和食管存在黑色素细胞增生,而喉和食管与下呼吸道一样均来源于第6鳃弓。②黏膜下支气管腺的黑色素细胞化生。这一观点基于有口腔黏膜下腺体黑色素化生的报道,推测其发生可能是对慢性刺激和鳞化的反应。③起源于下呼吸道中多潜能干细胞向黑色素细胞分化。通常情况下,在胚胎形成期,黑色素细胞可向皮肤表皮或真皮层迁移,但仍可向机体内脏迁移,导致食管、咽喉、脑、肺等处同样存在黑色素细胞。

位于气管支气管、咽喉和食管残存的原始成黑色素细胞则均可分化成为肺原发性恶性黑色素瘤。

PMML 的影像学表现无特异性,有文献报道,X 线片示该瘤多无"毛刺征",肺门区多无肿大淋巴结。肿块密度较高,质地均匀,边缘较光滑,可略呈分叶状,可有阻塞性炎症或弥漫性肺泡浸润影。

恶性黑色素瘤对化疗及放疗均不敏感,治疗以手术切除为主,同时辅以生物治疗,放、化疗效果差。本瘤预后差,多在确诊后 1 年内死亡,其死亡原因多为局部复发、肿瘤向周围浸润和远处广泛转移。本病易局部复发,向周围侵犯和全身转移。

二、病理特征

1. 肉眼观察　肿瘤常发生在支气管及气管内,大多数呈孤立性、息肉状并显示有不等量的色素。

2. 显微镜检查　PMML 的镜下特点为:①肿瘤排列呈巢状、结节状(图 2-62)及血管外皮瘤样;②肿瘤常由多种不同类型细胞,如上皮样、梭形(图 2-63)、未分化细胞等组成,瘤细胞具有明显多形性、异型性(图 2-64);③仔细寻找支持恶性黑色素瘤的辅助线索,如组织黑色素沉着(图 2-65),一定要注意与肺色素沉着相鉴别。

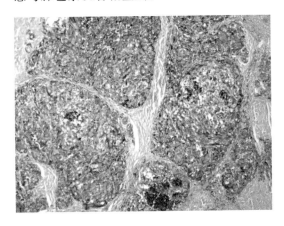

图 2-62　肿瘤排列呈结节状(HE×40)

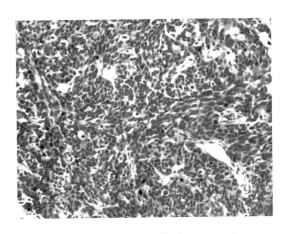

图 2-63　肿瘤细胞呈梭形(HE×100)

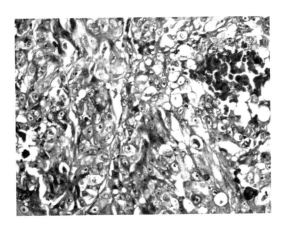

图 2-64　肿瘤细胞异型性大(HE×200)

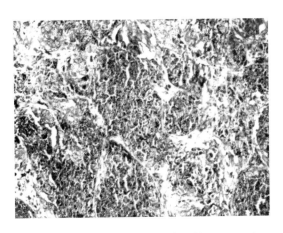

图 2-65　肿瘤细胞中的黑色素沉着(HE×200)

59

3. 免疫表型　cytokeratin（－），vimentin（＋），S-100（＋），HMB45（＋）（图 2-66），

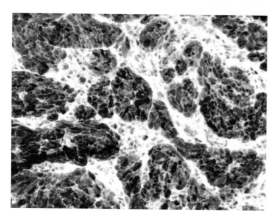

图 2-66　免疫组化染色 HMB45 弥漫性强阳性（SP 法×200）

MelanA（＋）。据统计，HMB45 在恶性黑色素瘤仅 80％有阳性表达，但 vimentin、S-100 均为阳性表达，cytokeratin 呈阴性表达亦支持恶性黑色素瘤的诊断。尤其是 HMB45 可认为是黑色素的特异性抗原，有助于本病的确诊。

三、鉴别诊断

PMML 应注意与小细胞肺癌（SCLC）、低分化鳞癌、低分化腺癌、大细胞癌（LCC）、肺滑膜肉瘤（SS）、间变性大细胞淋巴瘤（ALCL）、恶性间皮瘤（MM）及转移性恶性黑色素瘤等相鉴别，主要鉴别点见表 2-11。

表 2-11　肺原发性恶性黑色素瘤的鉴别诊断

	临床特点	病理特点	免疫表型
PMML	约占肺部肿瘤的 0.01％，以中年为主，男性略多于女性，多有吸烟史	肿瘤常由多种不同类型细胞，如上皮样、梭形、未分化细胞等组成，瘤细胞具有明显多形性、异形性	cytokeratin（－），vimentin（＋），S-100（＋），HMB45（＋），MelanA（＋）
SCLC	占全部肺癌的 10％～20％，以中老年男性为主，80％以上为男性，与吸烟关系密切	肿瘤细胞形态较一致、较小、核深染，约为淋巴细胞的 2 倍，呈圆形、卵圆形、梭形、雀麦形，胞质少或呈裸核状。核仁不明显或无，核分裂象多见；肿瘤细胞常呈弥漫分布或呈实性片块，条索状或小梁状，坏死常见	CD56（＋），Syn（＋），CgA（＋），NSE（＋），TTF-1（＋）
低分化鳞癌	与吸烟关系密切，大多数位于中心主干、叶或段支气管	肿瘤细胞孤立，胞质丰富，有局灶性角化和细胞间桥	CKAE1/AE3（＋），CEA（＋），CK5/6（＋），34βE12（＋）
低分化腺癌	常见的周围型肿瘤，与吸烟关系不密切	有腺样分化或黏液产生，胞质透明，有的呈印戒样	CKAE1/AE3（＋），EMA（＋），CEA（＋），CK7（＋），TTF-1（＋）
LCC	占所有肺癌的 9％，平均年龄 60 岁，男性多于女性，吸烟者占优势	缺乏小细胞癌、鳞癌及腺癌的细胞分化和结构特点，细胞核大、核仁明显、胞质中等大	CKAE1/AE3（＋），vimentin（＋）

（续　表）

	临床特点	病理特点	免疫表型
SS	青年到中年人,无性别优势	单相型:完全由梭形成分组成 双相型:上皮和梭形成分两者组成	CKAE1/AE3（＋）,CK19（＋）,CK7（＋）,vimentin（＋）,CD99（＋）,Bcl 2（＋）,CD34（－）
ALCL	ALK 阳性的多发生于 20－30 岁,男性多见;ALK 阴性的多见于老年人	怪异核、马蹄铁或肾形核伴有核旁嗜酸性区域的细胞	CD30（＋）,ALK（＋）,EMA（＋）,粒酶 B 或穿孔素（＋）
MM	多有石棉接触史	常见肿瘤形态为管状乳头状、腺瘤样和片状;不常见形态有小细胞、透明细胞和蜕膜样	calretinin（＋）,WT-1（＋）,CK5/6（＋）,vimentin（＋）,CK（＋）,CK7 部分（＋）
肺转移性黑色素瘤	近期有皮肤肿物切除史或其他器官存在黑色素瘤	肿瘤常由多种不同类型细胞,如上皮样、梭形、未分化细胞等组成,瘤细胞具有明显多形性、异形性	cytokeratin（－）,vimentin（＋）,S-100（＋）,HMB45（＋）,MelanA（＋）

另外,还要与不典型恶性神经鞘瘤、软骨瘤相鉴别,因为有些 PMML 病例具有极少见的组织构象,生长方式类似于神经鞘瘤或伴有骨软骨分化。

四、诊断思路

1. 临床诊断思路　PMML 确诊需具备以下 6 个条件:①无近期皮肤色素性肿物切除病史,最好是没有皮肤肿物的病史;②眼部没有肿物存在;③肺大体见孤立性肿物;④形态学上符合原发性肿瘤的特点;⑤外科手术同时没有其他器官存在黑色素瘤;⑥未发现其他部位的原发性黑色素瘤,特别是皮肤及眼部。这 6 条依据虽然合理而似乎有些苛刻,Wilson 等提出 PMML 的诊断标准为:①孤立的肺肿瘤;②免疫组化和(或)电镜证实为恶性黑色素瘤;③无皮肤、黏膜或眼部手术或电灼史;④中央型肺损害;⑤诊断时未显示其他任何部位的肿瘤。

2. 病理诊断思路　大多数肿瘤发生在支气管内,肿瘤呈孤立性、息肉状并显示有不等量的色素。镜下表现:肿瘤排列呈巢状、结节状及血管外皮瘤样;肿瘤常由多种不同类型细胞,如上皮样、梭形、未分化细胞等组成,瘤细胞具有明显多形性、异形性;仔细寻找支持恶性黑色素瘤的辅助线索,如组织黑色素沉着。免疫组化:vimentin、S-100、HMB45 及 MelanA 阳性。再除外转移性恶性黑色素瘤,即可明确诊断。

（王新美　郑　瑶　许发美　王新云　覃宇周）

参 考 文 献

[1] 唐玫,艳薛青,焦维克,等.肺原发恶性黑色素瘤 1 例并文献复习[J].中华肺部疾病杂志,2014,7(1):102-104.

[2] 聿方,冯晓莉,刘向阳,等.肺原发性恶性黑色素瘤诊治分析[J].中国医刊,2012,47(1):62-65.

[3] 孙苏安,刘海燕,采丽,等.肺原发性恶性黑色素瘤5例临床病理分析[J].徐州医学院学报,2009,29(3):186-187.

[4] Wilson RW,Moran CA.Primary melanoma of the lung:clinicopath-ologic and immunohisto-chemical study of eight cases[J].Am J Surg Pathol,1997,21(10):1196-1202.

[5] 黄婵桃,陈卫国,贾铭,等.右肺原发性恶性黑色素瘤1例[J].中国医学影像技术,2007,23(1):158.

第十节　肺原发性脑膜瘤

一、临床特征

肺原发性脑膜瘤(primary pulmonary meningioma,PPM)又称肺异位性脑膜瘤,是一种罕见的肿瘤。自1982年Kemnitz等首次报道PPM以来,国内外陆续有病例报道。脑膜瘤为起源于蛛网膜细胞的中枢神经系统常见的原发性肿瘤,约占颅内肿瘤的20%;原发于中枢神经系统以外者称为原发性异位脑膜瘤,仅占其1%左右,且多数异位脑膜瘤发生在头颈部,包括额窦、眉间、眶内、口咽、腮腺、头皮和下颌区等,原于肺内者极罕见,以中老年多见,无性别差异。PPM大多无临床症状,常为在胸部X线检查时无意中发现,肺内病灶为界线清楚的孤立性结节。

PPM的病因还不十分清楚,其组织起源尚存在许多争议。有学者认为,①PPM可能起源于中枢神经系统局部病变或损伤致使螺旋状蛛网膜细胞异位;②PPM可能起源于蛛网膜细胞增殖引发的肺化感瘤;③PPM可能起源于有别于脑膜细胞的施万细胞;④PPM可能起源于有别于脑膜细胞的成纤维细胞。也有报道认为,其起源于肺内的胚胎残余蛛网膜细胞或多潜能间叶细胞。近年来,有学者指出PPM可能起源于肺内的微小脑膜上皮结节,并经组织病理学、免疫组化和超微结构研究证实。绝大部分PPM患者无临床症状和体征,仅常规X线胸片检查时发现肺内结节灶,且病灶往往<4cm,肿瘤最大直径可达10cm;肿瘤直径≥7cm者称巨大脑膜瘤;个别患者有数十天咳嗽病史。肺原发性脑膜瘤生长缓慢,界线清楚,其形态学特点与中枢神经系统脑膜瘤相似,大多数为单发、良性,手术易切除,切除后预后良好,几乎无复发或转移。近年来出现肺恶性脑膜瘤的报道,肿瘤细胞出现异型性和核分裂象且术后数月发生转移,因而对PPM的诊断很重要。

二、病理特征

1. **肉眼观察**　PPM的病理学特点是界线清楚,多靠近胸膜,质软,无明显包膜的圆形结节或肿块,直径大部分为1.5~4.0cm,也可以巨大,质较软;切面呈灰白色或灰褐色,质地均匀,呈编织状,类似于平滑肌瘤,无出血和坏死。

2. **显微镜检查**　组织学检查呈典型中枢神经系统脑膜瘤样结构,由梭形及卵圆形细胞杂乱排列,有的梭形细胞成束,细胞排列呈大小不一巢状结构(图2-67,图2-68),有许多旋涡状结构有时伴有砂粒体,其间有少量胶原纤维及网状纤维(图2-69),电镜观察可见瘤细胞有指状突起和桥粒连接,无基底层、神经分泌颗粒或微绒毛。PPM组织学类型与发生于中枢神经系统者一致,分为上皮型、过渡型和纤维型,以过渡细胞型多见,纤维型少见,上皮型最少。

3. **免疫表型**　肿瘤细胞CK、vimentin(图2-70)、EMA(图2-71)呈阳性,个别病例显示CD34灶性阳性,PR 58.3%阳性(图2-72)、CEA、S-100、NSE、ER、CD68和Desmin可为阳性,其余阴性。

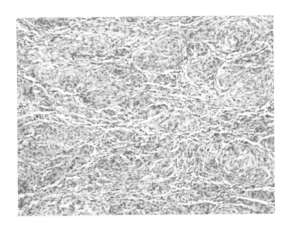

图 2-67　梭形及卵圆形细胞杂乱排列,有的梭形细胞成束(HE×40)

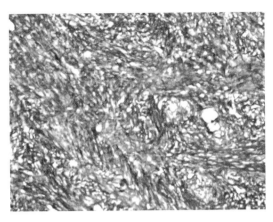

图 2-70　肿瘤细胞 vimentin 免疫组化染色弥漫性阳性(SP 法×100)

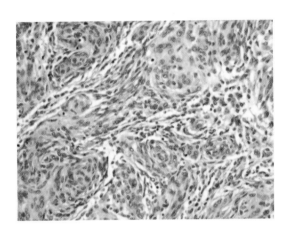

图 2-68　梭形细胞排列呈大小不一巢状旋涡状结构(HE×100)

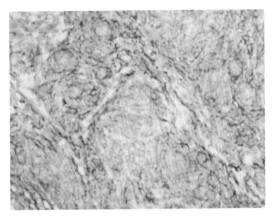

图 2-71　肿瘤细胞 EMA 免疫组化染色弥漫性阳性(SP 法×100)

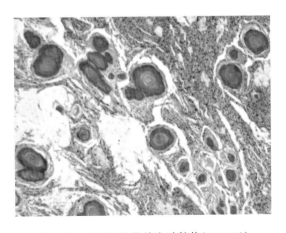

图 2-69　旋涡状结构伴有砂粒体(HE×40)

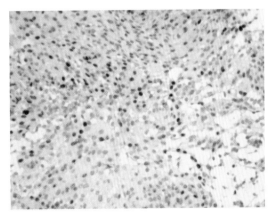

图 2-72　部分肿瘤细胞 PR 免疫组化染色性阳性(SP 法×100)

三、鉴别诊断

PPM 常需与肺内的 A 型胸腺瘤、肺孤立性纤维性肿瘤、肺炎性假瘤、肺内转移性脑膜瘤等相鉴别（表 2-12），但术前难以明确诊断，需手术病理明确诊断。

表 2-12　肺原发性脑膜瘤的鉴别诊断

	临床特点	病理特点	免疫表型
PPM	患者为年龄较大的成年人或老年人，肿瘤位于肺外周部实质内，为界线清楚的结节，与支气管血管及胸膜均无明显联系	瘤组织呈移行型脑膜瘤结构，由梭形及卵圆形细胞混杂排列，且可见富于细胞的上皮样细胞巢及旋涡状结构，有的伴有砂粒体，其间有少量胶原纤维	肿瘤成分 CK、EMA、vimentin 阳性，ER（－）PR58.3%（＋）阳性
肺内转移性脑膜瘤	为中枢神经系统脑膜瘤的肺脑膜瘤病灶，然而 PPM 不存在中枢神经系统原发性脑膜瘤病灶可以通过 CT 或其他影像学检查予以鉴别	与 PPM 相同	与 PPM 相同
孤立性纤维性肿瘤	多发生于胸腔，可以附于脏胸膜，肿瘤大体呈界线清楚的分叶状	肿瘤细胞呈梭形、旋涡状和编织状排列，伴有大量粗大紊乱的胶原纤维，胶原成分常有玻璃样变	vimentin、CD34、CD99、Bcl-2 阳性，EMA 阴性
A 型胸腺瘤	常发生于前上纵隔，可发生于肺内	肿瘤细胞呈梭形，排列成不规则束状，有时呈席纹样或血管外皮样结构，可见淋巴细胞浸润，脑膜瘤则存在有特征性的旋涡状结构和沙砾体，以此可以鉴别	不同分子量的 CK 可呈不同程度阳性，CK7、CD20、vimentin 均阳性，CD5 阴性
肺炎性假瘤	一种位于肺实质/界线清楚的炎性增生性肿块，发病年龄1－77 岁，无性别差异，胸部影像常为孤立性肿块，界线多清楚	由增生的成纤维细胞构成。肿瘤细胞排列成束状，伴有大量浆细胞和淋巴细胞浸润，有时可有较多的黄色瘤细胞。病变区血管增生，可见残存肺泡上皮，但缺少脑膜瘤的特征性结构	SMA、ALK 和 CD68 阳性

四、诊断思路

1. 临床诊断思路　PPM 多发生于中老年人，发病年龄为 19－74 岁，平均年龄 55 岁。患者一般无临床症状，多在体检时偶然发现，偶见咳嗽、咳痰等表现。PPM 的肿瘤直径为 0.4～12cm，平均 2.4cm，在肺内呈边界清楚的圆形或类圆形的结节，多为单发，偶见多发。

2. 病理诊断思路　PPM 是一种罕见的原发性异位脑膜瘤，单纯依靠影像学或其他检查无法确诊。诊断该病必须具备以下几点：①肿瘤发生于肺组织内；②通过 CT 或 MRI 等影像学检查确定不伴有中枢神经系统脑膜瘤，排除肺转移灶可能；③组织病理学检查肿瘤具有典型的脑膜瘤的形态及免疫组化特征。

综上所述，PPM 多为良性肿瘤，肿瘤界

线清楚,病灶无浸润性生长表现,易于手术切除,预后良好,无复发或转移。但近年来有4例恶性脑膜瘤的报道,肿瘤细胞出现异型性和核分裂象,且术后数月发生转移、复发,出现淋巴结转移及肝转移,因而对PPM的诊断显得更为重要。因此在诊断过程中,临床医师及病理医师应重视判断脑膜瘤的良、恶性。

（李红伟　王新美　张保华　王新云　韩红梅）

参 考 文 献

[1] Kemnitz P,Sporman H,Heinrich.Meningiom a of lung:first report with light and electronmicroscopic finds [J].Ultrastruct Pathol,1982,3(4):359-365.

[2] 武忠弼,杨光华.中华外科病理学[M].北京:人民卫生出版社,2002:2544-2545.

[3] 王文娟,闫庆娜,战忠利.肺原发性巨大脑膜瘤1例[J].临床与实验病理学杂志,2015,(4).DOI:10.13315/j.cnki.cjcep.2015.04.036.

[4] Moran CA,Hochholzer L,Rush W,et al.Primary intrapulmonary meningiomas. A clinicopathologic and immunohistochemical study of ten cases.Cancer,1996,78:2328-2333.

[5] 李新功.肺原发性脑膜瘤[J].临床与实验病理学杂志,2002,18(3):321-323.

[6] Lepanto D,Maffini F,Petrella F,et al.Atypical primary pulmonary meningioma:a report of a case suspected of being a lung metastasis[J].Ecance rmedical science,2014,8:41.

[7] WeberC,PautexS,Zulian GB,et al.Primary pulmonary malignant meningioma with lymphnode and liver metastasis in a centenary woman,anautopsy case[J].Virchows Arch,2013,462(4):481-485.

[8] Vander Meij JJ,Boomars KA,Vanden Bosch JM,et al.Primary pulmonary malignant meningioma[J].Ann Thorac Surg,2005,80(4):1523-1525.

第十一节　肺的炎性肌成纤维细胞瘤

一、临床特征

炎性肌成纤维细胞瘤（inflammatory myofibroblastic tumor,IMT）是一种少见而独特的间叶性肿瘤。特点是随着时间的积累从首发的炎症过程易转变为肿瘤且有一定的恶性潜能,细胞遗传学方面的研究成果也认同这一观点。IMT最常见的发生部位是肺,但在所有肺和呼吸道肿瘤中所占比例不到1%。儿童和青壮年患者多见,肺内患者可为中年人,肺外患者多较年轻,平均年龄10岁,男女比为1:1.4。肺外的好发部位是大网膜和肠系膜,占43%,其他部位如胃肠道、胰腺、泌尿生殖系统、口腔、外周软组织、皮肤、纵隔、盆腔及腹膜后、乳腺、神经、骨及中枢神经系亦可发生。外科手术完整切除肿瘤及其卫星结节是对于IMT的最主要治疗手段,术后需密切随访,而放、化疗疗效不确切。有少数IMT病例在应用非甾体消炎药和皮质类固醇药物后肿瘤产生消退现象。

WHO（第4版）已将IMT归入中间性（偶有转移性）的成纤维细胞/肌成纤维细胞肿瘤中,该肿瘤的病理组织形态比较复杂,具有局部复发和转移的倾向。目前,多数学者倾向于IMT属于中间性或低度恶性肿瘤,即手术切除后部分病例可复发,复发率为23%~27%,偶有转移报道。预后不良的肯定因素为患者年龄大及肿瘤难以完全手术切除病例,可能因素为局部浸润性生长或肿瘤细胞侵犯血管、细胞成分增多,核分裂象增多和出现坏死。有国外文献报道,如果 IMT 出现以下表现则更具侵袭性潜能:显著的细胞异型性、神经节细胞样肿瘤细胞、免疫组织化学 P53 呈阳性及 DNA 呈非整倍体核型。但亦有报道显示,发生局部或远处转移的病例的原发肿瘤与无转移病例肿瘤相比组织学表现无任何差异,亦无明显恶性组织学表现,因此难以根据病理组织学表现对 IMT 的生物学行为进行预测。

二、病理特征

1. 肉眼观察 孤立的圆形肿块,似橡胶,呈不同程度的黄色到灰色,肿瘤大小为 1～36cm,平均大小为 3.0cm,病变无包膜,可见局部侵袭性生长。偶见沙砾体样钙化,罕见空洞。

2. 显微镜检查 背景为水肿、黏液样,其间可见疏松排列的星形及梭形细胞,可见炎性细胞及不规则的血管网,形似结节性筋膜炎;可见梭形细胞增生,呈致密或交错的束状或车辐状排列,且细胞密度不均匀(图 2-73)。炎性细胞以浆细胞、淋巴细胞和组织细胞为主,并形成反应性淋巴小结(图 2-74),还可见到少量中性粒细胞和嗜酸性粒细胞。部分肌成纤维细胞呈梭形,核卵圆形,有嗜酸性的胞质(图 2-75)。

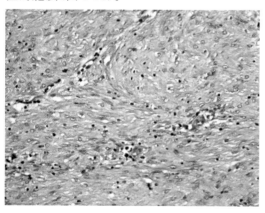

图 2-73 梭形细胞呈致密、交错的束状排列,可见弥漫性炎细胞浸润(HE×100)

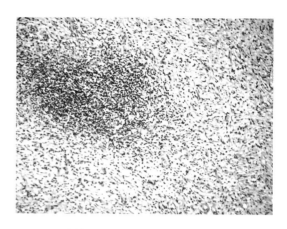

图 2-74 炎性细胞以浆细胞、淋巴细胞和组织细胞为主,并形成反应性淋巴小结(HE×200)

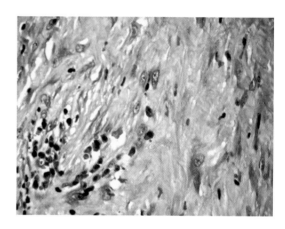

图 2-75 肌成纤维细胞呈梭形,核卵圆形,核仁明显,有嗜酸性的胞质(HE×200)

基本的组织学形态:①黏液/血管型:黏液样水肿的背景中可见疏松排列的多角形、星芒状或梭形的肌成纤维细胞及大量炎细胞,浸润的炎细胞以淋巴细胞、浆细胞、中性粒细胞及嗜酸性粒细胞为主,伴有大量毛细血管,有或无核分裂象,无病理性核分裂象。此型似结节性筋膜炎(图 2-76)。②致密梭形细胞型:梭形细胞增生密集,呈束状或席纹状排列,伴有大量嗜酸性粒细胞、浆细胞等慢性炎细胞浸润(图 2-77),淋巴细胞可形成反应性滤泡结节。此型由貌似平滑肌瘤或胃肠间质瘤的梭形细胞及炎症细胞组成。③少细

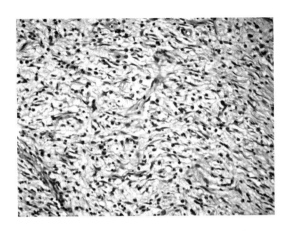

图 2-76　黏液/血管型:黏液水肿样的背景中可见疏松排列的肌成纤维细胞,间质嗜酸性粒细胞浸润,伴有大量毛细血管(HE×200)

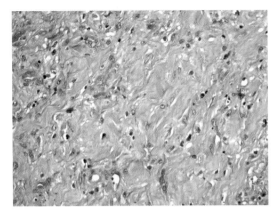

图 2-78　少细胞纤维型:梭形细胞增生不活跃,呈密集的板状胶原区,形似瘢痕疙瘩,伴有慢性炎细胞浸润(HE×200)

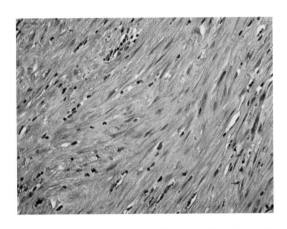

图 2-77　致密梭形细胞型:梭形细胞增生密集,呈束状或席纹状排列,伴有炎细胞浸润(HE×200)

胞纤维型:梭形细胞增生极不活跃,呈密集的板状胶原区,形似韧带样瘤或瘢痕疙瘩(图2-78),可伴有慢性炎细胞浸润,灶性钙化或骨化。以上3种形态可单独或同时出现,有时可呈分带现象。个别病例中细胞表现出不典型性,如核增大、泡状核、明显的核仁、核分裂活跃且出现非典型核分裂、可见大的神经节细胞样组织细胞等。所有病变中,炎症性背景是最具有特征性的。

任何一型与临床恶变都没有特殊的联系。如果组织学上一致的梭形细胞变成不典型性的多角形细胞,核卵圆形、泡状核,核仁明显,核分裂象多,且可见不典型核分裂象;P53过度表达,肿瘤为多灶性肿块,就应高度怀疑IMT恶变。

3. 免疫表型　梭形细胞 vimentin 弥漫强阳性(图 2-79),不同程度地表达 CK、desmin、EMA、CD68、CD30 和 SMA(图 2-80),不表达 CD34、myogenin、myoglobin、CD117 和 S-100 蛋白,约 40％的 IMT 病例可见 P80 和 ALK 阳性(图 2-81)。P53 免疫反应罕见,但与复发和恶变有关。

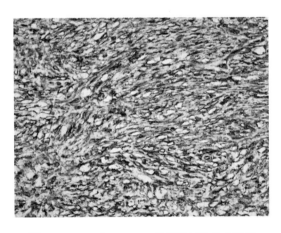

图 2-79　IMT 中 vimentin 呈阳性(SP 法×200)

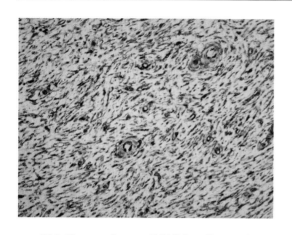

图 2-80　IMT 中 SMA 呈阳性（SP 法×200）

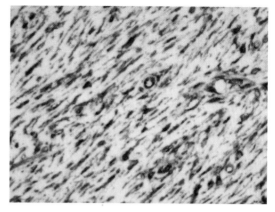

图 2-81　IMT 中 ALK 阳性（SP 法×400）

三、鉴别诊断

IMT 的临床表现和影像学改变常常和某些恶性肿瘤相混淆。在病理形态上应与一些良/恶性的梭形细胞肿瘤/病变进行鉴别（表 2-13）。

表 2-13　肺的炎性肌成纤维细胞肿瘤的鉴别诊断

	大体检查	病理特点	免疫组化（阳性）
IMT	孤立的圆形肿块，边界清楚	细胞密度低，炎细胞、组织细胞和梭形的肌成纤维细胞混合而成，缺乏细胞核的异型性及不典型核分裂	vimentin 弥漫强阳性，部分表达 CK、SMA、EMA、CD68、CD30、desmin、ALK1 和 P80
结节性筋膜炎	孤立性肿块，边界清楚	疏松的黏液基质中有丰富的梭形纤维细胞，其间可形成裂隙和小囊，并有红细胞外渗现象	vimentin 阳性
炎症性恶性纤维组织细胞瘤	肿瘤较大，常因含有黄瘤细胞而呈黄色	以显著异型的大细胞为主，混杂以黄色瘤样组织细胞，可见大量核分裂象和怪形核巨细胞，肿瘤边界不清，有坏死，伴有炎细胞浸润	vimentin 阳性，偶尔表达 CD68，Ki-67 指数高
低度恶性肌成纤维细胞肉瘤	肿瘤边界不清，呈浸润性生长	由肌成纤维细胞构成，具有轻至中度甚至高度异型，易见不典型核分裂象	desmin、SMA 阳性，而 CD34、CD99 呈局灶阳性
纤维瘤病	肿块没有包膜，呈浸润性生长	可见较多成纤维细胞、肌成纤维细胞，呈束状排列，胶原纤维穿插于细胞之间，可见少量炎细胞浸润	vimentin 阳性
平滑肌瘤	孤立的或圆形的肿块，无包膜，周界清	平滑肌细胞呈梭形，两端细长，中间较宽，核椭圆或杆状，两端钝圆如香肠状，有丰富的嗜酸性胞质，瘤细胞聚集成束，作交织排列或呈旋涡状排列，有时可见核呈栅栏状排列，间质不见明显炎细胞	SMA、desmin 和 vimentin 弥漫阳性

（续　表）

	大体检查	病理特点	免疫组化（阳性）
硬化性血管瘤	孤立性实性结节,边界清楚	由表面立方细胞和圆形间质细胞组成,组织形态由血管瘤样区、乳头区、实性区、硬化区四种基本的组织结构混合而成	①圆形间质细胞 EMA、TTF-1 和 vimentin 阳性；②表面立方细胞则 SP-A、NapsinA 和 AE1/AE3 阳性；③ 两种细胞细胞核均 TTF-1 阳性

四、诊断思路

1. 临床诊断思路　IMT 好发于儿童和青少年,男女发病相当。临床上大部分起病隐匿,或仅表现为局部压迫症状,如咳嗽、咯血、胸痛和呼吸困难,15％～30％的病例有系统性症状出现,如发热、体重减轻、贫血、疼痛和红细胞沉降率加快,在肿瘤切除后这些症状可以消失。影像学检查:CT 显示病灶呈软组织实质性肿块,密度均匀或不均匀,轻中度强化,甚至显著强化。肺 IMT 的 CT 表现多样,可分为浸润型、肿块型及结节型,但多表现为圆形或类圆形肿块影,纵隔窗和肺窗肿块大小无明显差别,病灶多单发,部分病例可见粗长毛刺及棘状突起,少数病灶内可见斑片状钙化,增强扫描呈轻度强化。肉眼观肿瘤平均直径 3.0cm,通常是局限性的,边界清楚,很少累及胸壁、纵隔或胸膜,少数肿瘤与周围组织分界不清,呈浸润性生长,这些大体表现往往提示其具有倾袭性的生物学行为。

2. 病理诊断思路　IMT 为孤立的圆形肿块,切面呈灰白色,部分肿瘤呈编织状的外观,质地较硬；另有部分肿瘤表现为黏液样的外观,质地较软。部分呈分叶状或多结节状,各结节可分开或彼此相连。组织学上以一种显示成纤维细胞或肌成纤维细胞分化的混合性梭形细胞,排列成束状或席纹状结构,梭形细胞具有卵圆形核、不明显的核仁和丰富的双折光嗜酸性胞质。核分裂象不常见。细胞异型性不明显。肿瘤间质内淋巴细胞、浆细胞和组织细胞等炎细胞浸润,以浆细胞浸润为主,并常伴有滤泡形成。

（王新美　尹迎春　刘晓红　张恒明　宋　琳）

参考文献

［1］　林锋,肖家荣,冉鹏,等.壁层胸膜炎症性肌纤维母细胞瘤 1 例［J］.中华胸心血管外科杂志,2012,28(9):568.

［2］　刘志艺,姜格宁,陈岗,等.肺炎性肌纤维母细胞瘤 3 例及文献复习［J］.中华胸心血管外科杂志,2010,26(4):273-274.

［3］　蒙国照.肌纤维母细胞分化肿瘤［J］.临床与实验病理学杂志,2011,27(4):410-414.

［4］　罗雪芬,俞优,傅丽晖.炎性肌纤维母细胞瘤 17 例影像分析［J］.现代实用医学,2014,26(5):531-532.

［5］　薛鹏,刘志,皇甫幼田,等.肺炎性肌纤维母细胞瘤的 CT 表现［J］.现代医用影像学,2012,21(1):16-19.

第十二节　肺上皮样血管肉瘤

一、临床特征

血管肉瘤是一种少见的起源于血管内皮的恶性肿瘤,广义的血管肉瘤包括起源于淋巴管内皮的恶性肿瘤,发生在不同部位的血管肉瘤或瘤组织的不同区域,其分化程度和瘤组织表现差异很大。上皮样血管肉瘤(epithelioid angiosarcoma)是一种罕见的血管源性恶性肿瘤,1982 年 Weiss 和 Enzinger 首先报道了 1 例上皮样血管内皮细胞瘤,从此,血管源性肿瘤的上皮样亚型逐渐被认识,近年来陆续又报道了发生在深部软组织、皮肤、甲状腺、肾上腺、乳腺、子宫、骨、肺等部位的上皮样血管肉瘤。肺上皮样血管肉瘤(pulmonary epithelioid angiosarcoma,PEA)非常罕见,而原发于肺的上皮样血管肉瘤更为罕见,其病因及发病机制至今不明,有学者认为与肺-胸膜慢性炎相关。PEA 好发于成人,无明显性别差异。临床表现与其他肺部疾病相似,以咳嗽、痰中带血最为常见,可伴有胸痛、贫血或呼吸困难,亦可无临床症状而因其他肺部疾病体检发现;少数患者表现为肺出血症状,出现咯血,甚至血胸,后者可能是由于肿瘤新生血管脆性增加导致血栓形成或血管破裂,因此当出现顽固性或难治性肺出血时,应该考虑该肿瘤。

PLCH 的影像学特征主要表现为肺内单发或多发混合密度结节影,病灶中央密度高,边缘呈毛玻璃样,常有卫星病灶,胸膜受累常见,部分病例可有胸腔积液。

目前,PLCH 尚无统一有效的治疗方案,多以手术切除为主,辅以放、化疗和支持疗法。单纯的放射治疗效果很差,而化疗的疗效有待进一步评价,有报道指出,吉西他滨和泰索帝联合应用,对延长患者生存率有一定的作用。该肿瘤预后很差,5 年生存率很低。

多数学者认为,肿瘤大小、恶性程度、治疗模式和手术方式是其独立的预后因素。

二、病理特征

1. 肉眼观察　肿瘤无包膜,与周围组织界线欠清,切面实性,鱼肉状,可见不同程度的出血和坏死,灰红色至黑褐色。若肿瘤发生广泛的出血和坏死,肉眼检查并不能明确肿物,仅能见到边界不清的出血梗死灶。

2. 显微镜检查　肿瘤组织具有特征性的结构,具体表现为:①肿瘤细胞可排列成片状、巢状或形状不规则的不成熟血管腔(图2-82);②可见到单细胞血管腔或 3～4 个细胞围成的幼稚血管腔,内见红细胞(图2-83);③肿瘤细胞呈梭形或上皮样,多形性明显,具有丰富的嗜酸性或嗜双色胞质,可见胞质内空泡,细胞核大而深染,明显的核仁及多量的核分裂,异型性明显(图2-84,图2-85);④肿瘤常有出血和坏死,间质常见灶性淋巴细胞浸润和含铁血黄素沉着。

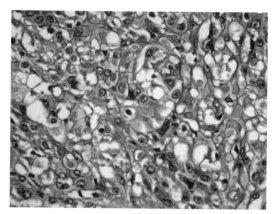

图 2-82　肿瘤细胞排列成片状不成熟血管腔(HE×200)

3. 免疫表型　CD31(图2-86)、CD34(图2-87)、Ⅷ因子(图2-88)及 vimentin(＋),CK(＋/－)。

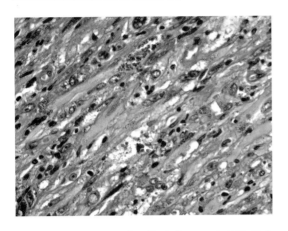

图 2-83　可见到单细胞血管腔或 3～4 个细胞围成的幼稚血管腔,内见红细胞,间质含铁血黄素沉着(HE×200)

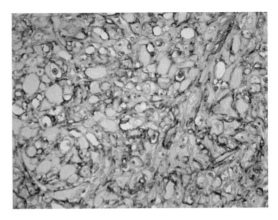

图 2-86　不成熟的血管 CD31 阳性表达(SP×200)

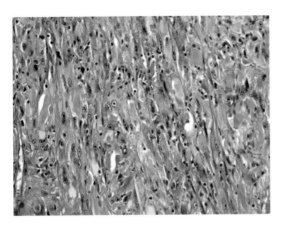

图 2-84　肿瘤细胞呈梭形,可见胞质内空泡,细胞核大而深染,明显的核仁,异型性明显(HE×200)

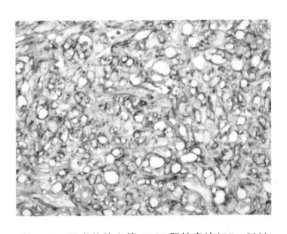

图 2-87　不成熟的血管 CD34 阳性表达(SP×200)

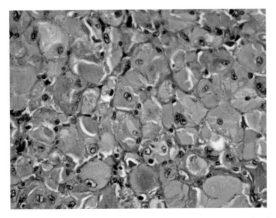

图 2-85　肿瘤细胞呈上皮样,具有丰富的嗜酸性胞质

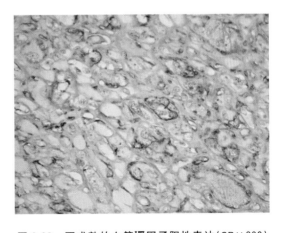

图 2-88　不成熟的血管Ⅷ因子阳性表达(SP×200)

三、鉴别诊断

肺上皮样血管肉瘤的诊断较困难,易与

硬化性肺细胞瘤、腺癌及间皮肿瘤相混淆(表2-14),应注意鉴别。

表 2-14　肺上皮样血管肉瘤的鉴别诊断

	临床特点	病理特点	免疫表型
PEA	临床罕见,好发于中老年人,主要表现为咳嗽、咯血、胸痛、贫血或呼吸困难等,预后差	肿瘤细胞呈梭形或上皮样,多形性明显,具有丰富的嗜酸性或嗜双色胞质,可见胞质内空泡,细胞核大而深染,明显的核仁及多量的核分裂,异型性明显可排列成片状、巢状或形状不规则的不成熟血管腔,常有出血和坏死	CD31、CD34、FⅧ及vimen-tin(＋),CK(＋/－)
肺上皮样血管内皮瘤	女性多见,男女比例约为1:4,临床症状较少且轻微,包括气短、轻度胸痛、干咳、乏力、低热、关节痛,咯血少见,半数患者无任何临床症状	瘤细胞在丰富透明黏液基质中成巢或角状排列,肿瘤细胞形成的血管腔样结构更为多见,细胞异形性轻微,核分裂1～2个/10 HPF,出血坏死少	CD31、CD34、FⅧ及vim-entin(＋),CK(＋/－)
硬化性肺细胞瘤	临床少见,女性多见,平均年龄46岁,通常无症状,偶可伴咳嗽、胸痛及咯血	可有实性片状、乳头状等生长方式,并常有硬化、出血、坏死区域;大体及镜下结构与PEA相似,但细胞多温和、异型性不大,也没有单细胞管腔形成	EMA,CK及TTF-1(＋),vimentin(－)
肺恶性间皮瘤	男性多于女性,临床表现包括胸痛、呼吸困难、咳嗽、体重减轻、疲乏,偶伴发热和夜间盗汗	上皮型呈巢状或腺样,侵及肺实质形成瘤块,多在胸膜形成弥漫性多结节,镜下很少有幼稚血管腔和单细胞管腔形成,出血、坏死不多	CK5/6、calretinin(＋),CD34及CD34(－)
肺腺癌	发生于女性及不抽烟者,早期无特殊症状,晚期可出现出血、疼痛、恶病质等	由于肺内原发EA部分区域呈大小不等的血管样腔隙,内衬异型性明显的上皮样细胞,所以可与腺癌混淆,但无血管腔形成	CD31、CD34(－)、CK、TTF-1(＋)
肺恶性黑色素瘤	性别分布相等,中位年龄51岁,临床主要表现为阻塞性症状,恶性程度高,早期即可向肝、脑、淋巴结等转移,预后差	可表现为多种形态特征,有的形态与血管源性肿瘤相似,但常有巢状结构而无血管形成区,含有黑色素	S-100、HMB45(＋),CD31、CD34、FⅧ(－)

四、诊断思路

1. 临床诊断思路 上皮样血管肉瘤是来源于血管内皮细胞的恶性软组织肿瘤,发病原因和机制不明确,常发生于皮肤及皮下组织、乳腺、骨、肝、脾等,最常转移至颈部淋巴结和肺。肺上皮样血管肉瘤患病率低,恶性程度高,预后差,继发比原发多见,而且两者临床表现和影像学结果很相似,鉴别起来非常困难,因此首先需除外是否为其他部位病灶转移的可能性。原发性肿瘤可以是孤立性单结节,也可是多结节性病变,转移性肿瘤的影像学表现不定,最常见的 CT 表现为多结节性实性病变,病灶中央密度高,边缘呈毛玻璃样,病变大小不定,可以呈较小的结节,也可以见到较大的结节累及纵隔或胸壁。

2. 病理诊断思路 肺上皮样血管肉瘤的最终确诊还需依赖病理检查,镜下主要表现为异型程度不同的上皮样细胞围成形状不规则的不成熟管腔或单细胞血管腔,部分区域血管不明显,但可见细胞间裂隙或近似管腔结构,裂隙内见红细胞,核分裂象易见,出血坏死明显。肿瘤组织间纤维组织增生,淋巴细胞浸润。免疫组化对肺上皮样血管肉瘤的诊断有重要意义。CD31、CD34、Ⅷ因子是血管来源肿瘤的特异性标记物,但 CD31 的敏感性和特异性更高,约有 90% 的病例为阳性表达。Ⅷ因子特异性相对更高,但敏感性不够。vimentin 在几乎所有的 PEA 中均强阳性表达。CK 是上皮标记物,但据报道约有 30% 的上皮样血管肉瘤病例呈阳性表达,可能为内皮细胞的返祖现象。此外,上皮样血管肉瘤为高度恶性肿瘤,5 年生存率较低,表达 Ki-67 者>10%,为预后不良指标,间质坏死广泛,预后良好。

（王新美 杨海萍 徐嘉雯 余小蒙 徐慧蓉）

参 考 文 献

[1] Weiss SW, Enziner FM. Epithelioid hemangioendothelioma: a vascular tumor often mistaken for a carcinoma[J]. Cancer, 1982, 50(5): 970-981.

[2] Tochigi N, Tsuta K, Maeshima AM, et al. Maligilant puhnonary epithelioid hemangioendothelioma with hilar lymph node metastasis[J]. Ann Diagn Pathol, 2011, 15(3): 207-212.

[3] Rachel W, Selina G, Richard KJ B, el. Complele radiographic Response of primary pulmonary angiosarcomas following gemcitabine and taxotere[J]. Lung cancer, 2008, 1(61): 131-136.

[4] Lund L, Amre R. Epithelioid angiosarcoma involving the lungs[J]. Arch Pathol Lab Med, 2005, 129(1): 7-10.

[5] Miettinen M, Fetsch JF. Distribution of keratins in normal endothelial cells and a apectrum of vascular tumors: implications in tumor diagnosis[J]. Hum Pathol, 2000, 31(9): 1062-1067.

第十三节 肺淋巴管肌瘤病

一、临床特征

肺淋巴管肌瘤病（pulmonary lymphangioleiomyomatosis，PLAM）由 Vos Stossel 首先报道,国内目前报道约 130 余例,多见于育龄期女性,可散发或与结节性硬化症有关。本病很少见,人群患病率不足 1/100 万。PLAM 可累及淋巴管、肾及全身其他器官,成年女性散发的淋巴管肌瘤病患病率约为 1/40 万。临床上可表现为单一的咳嗽或活动后呼吸困难、反复发作的气胸,随着病程进展,可伴进行性呼吸困难、咯血、呼吸衰竭及乳糜胸,肺功能测定表现为混合性通气功能障碍,部分可伴发腹部其他脏器肿物,如肝、肾血管平滑肌脂肪瘤等。因此,近年来有学者将其归类为血管周细胞肿瘤家族。约50%的患者以自发性气胸为首发症状。

影像学特征性表现为双肺弥漫分布大小不一的圆形或卵圆形薄壁囊泡,囊腔直径3～5mm,早期在胸部X线片上可无明显改变,随着病情的进展,出现网状或结节状间质性浸润影,晚期肺组织全部被囊泡代替,全肺任何部位均可能累及,常呈弥漫性改变。同时可以存在淋巴结肿大、胸腔积液、气胸、肺野毛玻璃样变、心包积液及胸导管扩张等。故对于胸部X线片临床怀疑PLAM的患者须行高分辨率胸部CT进一步检查,胸部高分辨CT对PLAM诊断具有重要价值。2010年欧洲呼吸病学会ERS拟定了PLAM的诊断方法,确诊条件:①具有符合性或典型的高分辨率HRCT表现,且肺活检病理与PLAM相符;或②有典型的HRCT表现及肾血管平滑肌脂肪瘤,乳糜样胸腔积液、腹水,TSC或淋巴管平滑肌瘤中任何1项表现。拟诊条件:①有典型的HRCT表现及典型的PLAM病史;或②有符合的HRCT表现及肾血管平滑肌脂肪瘤,乳糜样胸腔积液、腹水中的任何1项。疑诊PLAM:仅有符合性或典型的HRCT表现。上述诊断方式仅适用于女性,且是在排除其他引起肺囊样病变的基础上,对于男性患者,需要具备典型的或符合性的HRCT表现及肺活检典型的病理表现。

目前,PLAM的治疗主要集中在支持疗法、支气管扩张药、并发症的治疗、激素治疗及肺移植等几个方面,尚无有效的治疗方法。病变局限者手术切除后可以长期生存。肿瘤弥漫影响重要器官功能者可考虑根治术及淋巴结清扫;主要采用抗雌激素治疗,但其疗效尚存争议;肺移植是治疗PLAM的有效方法,文献报道肺移植术后患者的1年、3年和5年生存率分别为86%、76%和65%,肺移植的最大问题是术后复发,术后抗雌激素治疗可降低复发风险。Bissler等证实西罗莫司可以使患者的PLAM体积缩小近50%,并可提高气体流速,使用该药1年,FEV1和FVC有明显改善,而肺总量无明显改观,考虑西罗莫司并没有显著影响肺的弹性回缩,一氧化碳的弥散量无变化,肺实质的破坏是不可逆的缘故,停药后,大部分患者所获得的益处逐渐消失,仅有个别可以维持。使用基质金属蛋白酶MMP抑制药多西环素可能有益,PLAM的肺组织中MMP表达和活性增加,有效抑制MMP活性可能有助于改善PLAM患者的肺功能。PLAM预后差,自然病程8～10年,死亡原因主要是呼吸衰竭和顽固性乳糜胸腔积液、腹水引起的全身衰竭。

二、病理特征

1. 肉眼观察 PLAM送检的肺组织表面光滑,略呈斑片或细颗粒的结节状,弹性明显减弱,切面含大小不等的囊腔,呈弥漫性蜂窝状改变,大部分病例表面呈肺大疱状或局灶见肺大疱形成。

2. 显微镜检查 PLAM病理表现为异常的平滑肌样细胞围绕支气管、血管、淋巴管广泛增生,导致肺泡间隔的增宽、气管狭窄或阻塞;肺泡破裂形成肺的囊性改变。镜下表现可分为以下3种类型:①以囊状改变为主(图2-89);②以血管周未成熟的上皮样平滑肌样细胞紊乱的结节状增生为主(图2-90);③两者混合出现。PLAM细胞形态:①梭形的平滑肌样细胞,电镜下具有平滑肌细胞特征,可见成束的微丝和致密斑;②上皮样细胞,细胞中等大小,胞质丰富,核圆,居中,轻度核异质,罕见核分裂,电镜下可见多切迹的圆形细胞核,丰富的内质网,类似黑色素小体的结构及致密颗粒。

3. 免疫表型 SMA(图2-91)、vimentin、desmin(图2-92)及PR均阳性,ER部分

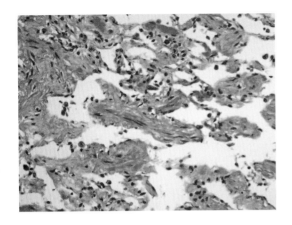

图 2-89　病变以囊状改变为主,增生的平滑肌样细胞束状排列(HE×100)

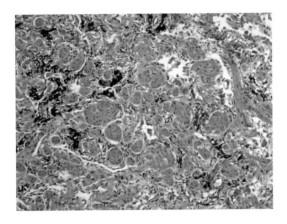

图 2-90　上皮样平滑肌样细胞紊乱的结节状增生(HE×200)

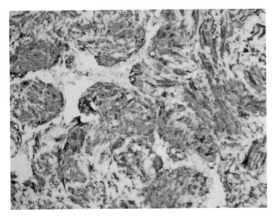

图 2-91　肿瘤细胞 SMA 免疫组化染色弥漫阳性(SP 法×200)

阳性,肺组织中淋巴管内皮细胞 D2-40 阳性(图 2-93),不表达 CKAE1/AE3 及 EMA 等上皮性标记;特异性免疫标记 HMB45 阳性(图 2-94),MelanA 也可大部分阳性,但 S-100 阴性。

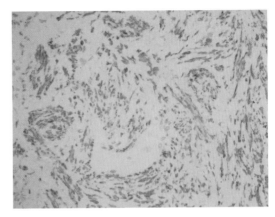

图 2-92　肿瘤细胞 desmin 免疫组化染色弥漫阳性 desmin(SP 法×200)

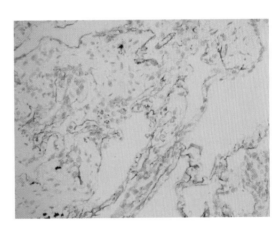

图 2-93　肺组织中淋巴管内皮细胞 D2-40 阳性,部分围绕增生平滑肌样细胞团周围(SP 法×200)

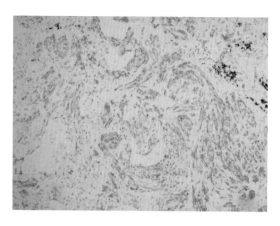

图 2-94　肿瘤细胞 HMB45 免疫组化染色弥漫阳性（SP 法×100）

三、鉴别诊断

PLAM 常表现为活动后呼吸困难,影像学检查常表现为双肺弥漫分布大小不一圆形或卵圆形薄壁囊泡,尽管该病临床表现属良性过程,但预后较差,应引起临床重视,及早发现并干预治疗非常关键,高分辨率 CT 及临床表现具有较高临床诊断价值,但是临床表现为囊性病变及病理组织学形态与 PLAM 相似的病变很多,需加以鉴别(表 2-15)。

表 2-15　肺淋巴管肌瘤病的鉴别诊断

	临床特点	病理特点	免疫表型
PLAM	多见于育龄期女性,活动后呼吸困难最常见,CT 双肺弥漫分布直径 3～5mm 圆形或卵圆形薄壁囊泡	含大小不等的囊腔弥漫性蜂窝状改变;以囊状改变为主、结节状增生为主及两者混合出现三种类型;梭形的平滑肌样细胞及上皮样细胞两种细胞形态	HMB45 特异性表达,SMA、vimentin、desmin 及 PR 均阳性,ER 及 MelanA 部分阳性,肺组织中淋巴管内皮细胞 D2-40 阳性
弥漫性肺大疱	中青年患者多见,无性别差异,常有呼吸困难,CT 多发性肺囊泡	肺泡型肺囊肿、支气管源型肺囊肿及两者混合型,无平滑肌样细胞增生	可表达 TTF-1,而 HMB45、SMA、desmin 及 PR 阴性
嗜酸性肉芽肿	病变常位于两肺上叶,形成弥漫条索状、结节状,晚期可形成蜂窝肺	肺间质中可见朗格汉斯细胞、嗜酸粒细胞等炎细胞	S-100 及 CD1a 阳性
转移性肾血管平滑肌脂肪瘤	有肾肿瘤病史,CT 可表现为双肺弥漫性结节,但很少有囊泡出现	由不同比例的血管、平滑肌和脂肪构成,增生的平滑肌围绕着畸形、扭曲的厚壁血管,或呈放射状排列	除 HMB-45、SMA、desmin 阳性表达外,还表达 S-100 蛋白
卡波西肉瘤	一般有艾滋病病史,多表现为肺部单发肿块	增生的不规则分支呈网状的血管腔及裂隙,腔内外可见红细胞,其间为梭形细胞呈纤维肉瘤样排列	CD31 和 CD34 阳性,desmin 及 HMB45 阴性

四、诊断思路

1. 临床诊断思路　PLAM 多见于育龄期女性,活动后咳嗽、胸腔积气、胸痛、咳痰、胸闷、咯血、乳糜胸,特别是活动后呼吸困难最常见。在临床上易与 X 线或 CT 显示囊性病变的如嗜酸性肉芽肿、弥漫性肺大疱及弥漫性间质性肺炎等相混淆,而术前很难获得明确的病理组织学诊断依据,大多数病例通过术中快速病理及术后标本确诊。

2. 病理诊断思路 本病基本组织学特点可以用"三种结构及两种细胞"来概括,大体表现为肺部弥漫性多囊性病变,蜂窝状。镜下表现为三种结构及两种细胞,结合免疫组化两种细胞均表达 HMB45、SMA、vimentin、desmin 及 PR、ER 部分阳性,肺组织中淋巴管内皮细胞 D2-40 阳性且 Ki-67 低表达等特点,常可明确诊断。但本病有 12.5% 伴发肾血管平滑肌脂肪瘤,有时肾血管平滑肌脂肪瘤转移至肺时鉴别比较困难,转移性肾血管平滑肌脂肪瘤一般肺内不形成多囊性病变,瘤细胞往往异型性较大且伴有脂肪成分及血管畸形明显,二者免疫表型基本相同,但脂肪成分表达 S-100 蛋白。HMB45 是恶性黑色素瘤及软组织透明细胞肉瘤较为特异的标记之一,除黑色素来源的细胞外,淋巴管肌瘤病、血管平滑肌脂肪瘤、肺透明细胞瘤等均可阳性,超微结构及免疫表型均表明这些细胞由血管周细胞的前体衍变而来,均属血管周上皮样细胞分化的肿瘤。

由于 PLAM 的上述临床病理特点,术前支气管镜活检无法取到病变组织,穿刺容易引起气胸等特点,活检获得明确的病理诊断比较困难,而 PLAM 预后往往较差,孤立性病变手术切除可以治愈,预后相对较好,而弥漫性病变,及早发现病理明确诊断至关重要,尽早干预治疗会明显改变预后。

(张恒明 王新美 尹迎春 韩红梅 王新云)

参 考 文 献

[1] Johnson SR,Cordier JF,Lazor R,et al.European Respiratory Society guidelines for the diagnosis and management of lymphngioleiomyomatosis[J].Eur Respir J,2010,35(1):14-26.

[2] Bissler JJ,McCormack FX,Young LR,et al.Sirolimus for angiomyolipoma in tuberous sclerosis complex or lymphangioleiomyomatosis[J].NEngl J Med,2008,358(2):200-203.

[3] 张龙举,梁毅,钟小宁,等.国内三十余年肺淋巴管肌瘤病 130 例临床与病理文献复习分析[J].中国全科医学,2015,18(3):329-334.

第十四节 肺透明细胞瘤

一、临床特征

肺透明细胞瘤(clear cell tumor of the lung,CCTL)是血管周上皮样细胞肿瘤(perivascular epithelioid celltumor,PEComa)家族中的一员,由含有大量糖原及丰富的透明或嗜酸性胞质的细胞组成,又名"肺糖瘤"。该肿瘤患病率较低,患者无性别差异,发病年龄为 5-73 岁,以中老年人居多。大多数患者无症状,常在体检时经影像学检查发现,少数患者可表现为胸痛、咳嗽或少量咯血,个别病例可出现血小板增多。影像学检查,CCTL 常位于肺周边,呈孤立性"硬币"样外观(图 2-95),病灶密度均匀,边缘清晰、锐利。手术切除是该肿瘤主要治疗手段,手术切除后即可治愈。手术方式包括单纯瘤体切除、楔形切除及肺段切除等,术后应进行长期随访,患者预后一般良好。少数病例肿瘤>4cm 者且伴有坏死,可发生转移。

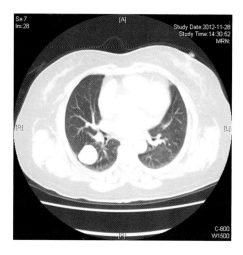

图 2-95　影像学检查,CCTL 位于肺周边,呈
孤立性"硬币"样外观

二、病理特征

1. 肉眼观察　肿瘤呈实性,圆形或椭圆形结节,与周围组织界清,切面灰白色或灰红色质软实性,易从肺组织中剥离。少数可有出血坏死、囊性变及钙化(图 2-96)。

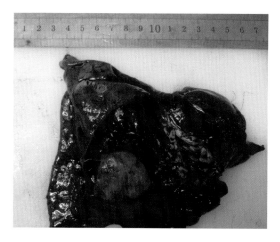

图 2-96　CCTL 大体所见,肿瘤呈实性,圆形或椭圆形结节,与周围组织界清

2. 显微镜检查　CCTL 肿瘤细胞在血管周围或血管间成片、成巢或器官样排列,间质少,有丰富的毛细血管及大小不等的薄壁血管,可交织成网,似血管外皮瘤;瘤细胞胞

质丰富透明,细胞核呈圆形或椭圆形,居中,少数细胞核仁明显,大多无异型性,核分裂象罕见,少数病例可见钙化(图 2-97)。

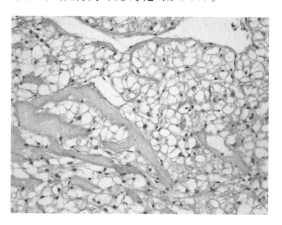

图 2-97　CCTL 细胞含有大量糖原、有丰富的透明或嗜酸性胞质(HE×400)

3. 免疫表型　大多数病例 CD34、CD1a、HMB45、MelanA、SMA 阳性,S-100局灶性阳性,NSE、Syn 少数病例阳性,EMA、CgA、GFAP、CK 均阴性(图 2-98)。组织化学染色,PAS 呈阳性(图 2-99)。

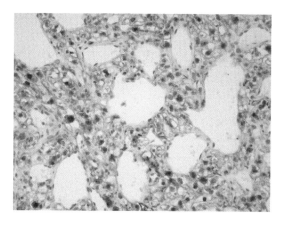

图 2-98　肿瘤细胞 MelanA 弥漫阳性(SP 法×200)

4. 电镜表现　电镜下常见在溶酶体样细胞器内丰富的游离及有束膜的糖原颗粒,电子致密颗粒表现为单位膜包绕的、特殊的晶体样结构,晶体样结构由直径为 50～

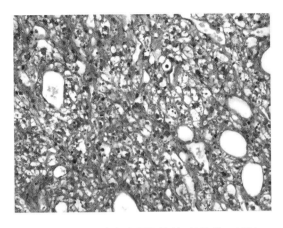

图 2-99　PAS 染色弥漫阳性(组织化学 ×200)

60nm 的丝状结构组成,间隔 100 nm 周期性排列,部分肿瘤细胞含有黑色素小体,提示肺透明细胞瘤显示黑色素分化。细胞质偶见致密斑、中间丝、半桥粒和形成不良的细胞连接。细胞膜有吞饮小泡,细胞外基膜存在。

三、鉴别诊断

需与 CCTL 鉴别的肿瘤主要包括肺腺癌透明细胞亚型、转移性透明细胞癌等。肺腺癌的透明细胞亚型 CT 常表现为孤立性或多发性结节及肿块,形态欠规则,边缘欠光滑,肿块密度往往增强。肉眼上,肿瘤形态不规则,无包膜,边界不清,呈浸润性生长,常常侵犯周围支气管。镜下肿瘤细胞呈腺腔样、乳头样、实性或靴钉样排列,胞质丰富。免疫组化常表达肺腺癌指标 TTF-1、CK7、CK8/18 等。肺内转移性透明细胞癌常见的原发癌有肾透明细胞性肾细胞癌、卵巢透明细胞癌等。另外,某些类型的软组织肿瘤,如软组织透明细胞肉瘤和副神经节瘤等在形态上也极易与 CCTL 混淆,其鉴别诊断要点见表 2-16。

表 2-16　CCTL 的鉴别诊断

分类	病理特点	免疫表型
CCTL	CCTL 肿瘤细胞在血管周围或血管间成片、成巢或器官样排列,间质少,有丰富的毛细血管及大小不等的薄壁血管,可交织成网,似血管外皮瘤;瘤细胞胞质丰富透明,细胞核呈圆形或椭圆形,居中,少数细胞核仁明显,大多无异型性,核分裂象罕见,少数病例可见钙化	大多数病例 CD34、CD1a、HMB45、MelanA、SMA 阳性,S-100 局灶性阳性,NSE、Syn 少数病例阳性,EMA、CgA、GFAP、CK 均阴性,PAS 染色呈阳性
肺腺癌透明细胞亚型	肉眼上,肿瘤形态不规则,无包膜,边界不清,呈浸润性生长,切面呈灰白色及灰黄色,质地较硬。常常侵犯周围支气管。镜下肿瘤细胞呈腺腔样、乳头样、实性或靴钉样排列,胞质丰富,细胞异型性大,核分裂多	肺腺癌指标 CK、TTF-1、CK7、CK8/18 等阳性,CD34、CD1a、HMB45、MelanA、SMA 阴性,PAS 染色呈阳性
转移性透明细胞癌	肾来源:有透明细胞性肾细胞癌病史,影像学常见多发性结节状肿物,镜下肿瘤细胞呈腺泡状或腺样排列,胞质丰富,WHO 级别较高的肿瘤可见到核仁	CD10、Vim、CK7、EMA 阳性,CD34、CD1a、HMB45 和 Melan-A 阴性,PAS 染色常阴性
	卵巢来源:多见于老年女性,肿瘤呈浸润性生长,与周围组织粘连,肿瘤细胞异型性较大,呈靴钉样、乳头样、实性和管状结构排列,胞质丰富,细胞核分裂象多	WT-1、EMA、CK 和 CA125 阳性,不表达 CD34、CD1a、HMB45、MelanA 阴性,PAS 染色也可以呈阳性

分类	病理特点	免疫表型
软组织透明细胞肉瘤	肿瘤呈侵袭性生长,与周围组织不易分离,镜下可见异型性较大的肿瘤细胞,核分裂较多,部分病例有色素沉积;肺原发或转移性的肿瘤细胞通常较大,细胞质丰富,有明显的大红核仁。容易转移至其他器官,且患者表现为恶病质。75%以上的病例具有 t(12,22)(q13;12),产生 EWS-ATF1 融合性基因,可通过 FISH 和 RT-PCR 检测	HMB45、MelanA、S-100 阳性,CD34、CD1a、SMA 阴性,PAS 染色常阴性
副神经节瘤	大多数患者临床上出现持续性血压升高的表现,肿瘤常有包膜,多为孤立性。镜下肿瘤细胞多为上皮细胞排列,呈巢状、片状,细胞较大,多角形,胞质丰富,透明或嗜酸性细颗粒,间质血管丰富扩张成窦	CD56、Syn、NSE、CgA 阳性,CD34、CD1a、HMB45、MelanA、SMA 阴性,PAS 染色常阴性

四、诊断思路

1. 概述　PEComa 是一组少见的间叶源性肿瘤,在组织学和免疫组织化学上有独特的表现。其家族成员包括血管平滑肌脂肪瘤(angiomyolipoma,AML)、肺及肺外组织的透明细胞瘤(clear cell tumor of the lung,CCT)、淋巴管平滑肌瘤病(lymphangioleiomyomatosis,LAM)、镰状韧带的透明细胞肌黑色素细胞肿瘤(clear cell myomelanocytic tumors,CCMT)及其他部位罕见的透明细胞瘤。1996 年,Zamboni 等通过报道 1 例 CCTL 首次提出 PEComa 的概念。2002 年,WHO 定义 PEComa 为"由组织学和免疫表型上具有独特特征的血管周上皮样细胞组成的间叶源性肿瘤"。

2. 临床诊断思路　CCTL 大多数患者常无症状,在体检时经影像学检查被发现,少数患者临床表现为胸痛、咳嗽或少量咯血,个别病例可出现血小板增多。影像学检查 CCTL 常位于肺周边,呈孤立性"硬币"样外观,病灶密度均匀,边缘清晰、锐利。因为 CCTL 临床特征缺乏特异性,故术前极易与其他肿瘤混淆。此前有报道

CCTL 被误诊为结核,而后又被误诊为恶性肿瘤。影像学上 CCTL 通常表现为良性占位性病变,无浸润性生长,多数无转移,大部分患者没有呼吸道症状。有报道称 CT 增强扫描时肿瘤明显强化:平扫见圆形软组织密度影,边缘光滑,是典型良性肿瘤的特征;增强扫描明显强化,病灶内部可见散在点状明显强化,应考虑肺良性透明细胞瘤的可能。

3. 病理诊断思路　显微镜下,CCTL 肿瘤细胞在血管周围或血管间成片、成巢或器官样排列,间质少,有丰富的毛细血管及大小不等的薄壁血管,可交织成网,似血管外皮瘤;瘤细胞胞质丰富透明,细胞核呈圆形或椭圆形,居中,少数细胞核仁明显,大多无异型性,核分裂象罕见,少数病例可见钙化。大多数病例 CD34、CD1a、HMB45、MelanA、SMA 阳性,S-100 局灶性阳性,NSE、Syn 少数病例阳性,EMA、CgA、GFAP、CK 均阴性。

绝大多数 CCTL 具有良性的生物学行为,手术后随访,无复发转移。部分患者手术后发生肝转移或侵犯胸壁,提示肺透明细胞瘤亦有出现恶变的可能。研究结果显示,若同时具有下列 6 项中的 2 项,则可考虑有恶

变的可能：①肿瘤直径＞5 cm；②呈浸润性生长；③较高的核分级和细胞高密度；④核分裂＞1 个/50 HPF；⑤出现坏死；⑥侵犯血管。

（孙晓宇　王新美　相新新　张保华尹迎春）

参 考 文 献

[1] Sen S,Senturk E,Kuman NK,et al.PEComa (clear cell "sugar" tumor)of the lung：a benign tumor that presented with thrombocytolsis. Ann Thorac Surg,2009,88：2013-2015.

[2] 李江,王震,范钦和.肺透明细胞瘤临床病理学观察[J].现代诊断与治疗,2006,17(6)：324-326.

[3] 陈延斌,郭凌川,黄建安.肺透明细胞瘤七例临床特点[J].中华结核呼吸杂志,2012,35(9)：679-682.

[4] 陈乐真,钟定荣.血管周上皮样细胞及其相关病变[J].解放军医学杂志,2000,25(6)：458-459.

[5] Gaffey MJ,Mills SE,Zarbo RJ,et al.Clear cell tumour of the lung.Immunohistochemical and ultrastructural evidence of melanogenesis[J].

Am J Surg Pathol,1991,15(7)：644-653.

[6] Zamboni G,Pea M,Martignoni G,et al.Clear cell "sugar" tumor of the pancreas：A novel member of the family of lesions characterized by the presence of perivascular epithelioid cells[J].Am J Surg Pathol,1996,20(6)：722-730.

[7] Hornick JL,Fletcher CD.PEComa：what do we know so far[J].Histopathology,2006,48(1)：75-82.

[8] 郭俊萍,王桂东,郭辉.肺透明细胞瘤 1 例诊治报道.浙江临床医学,2013,15(9)：1382-1383.

[9] Folpe AL,Kwiatkowski DJ.Perivacular epithelioid cell neoplasms：pathology and pathogenesis.Hum Pathol,2010,41(1)：1-15.

第十五节　肺神经鞘瘤

一、临床特征

肺神经鞘瘤(lung schwannoma)是原发于支气管或肺实质内的罕见的良性肿瘤,一般认为来源于周围神经的施万细胞,又称神经膜瘤。一般好发于肢体屈侧、颈部、纵隔、腹膜后、脊神经后根和小脑桥脑角。

肺神经鞘瘤可发生于任何年龄,最小者5 岁,最大者 83 岁,中青年较为常见,无明显性别差异,左侧发病率略高于右侧,恶性罕见。肿瘤生长缓慢,患者一般无自觉症状,个别病例会引起胸部疼痛,多在胸部透视或摄片时偶然发现,少数因肿瘤压迫周围器官出现临床症状而被发现。临床表现取决于肿瘤的位置、大小及侵犯的范围,位于肺实质内瘤体较小者常无临床症状；当肿瘤较大,压迫或侵及支气管时可伴有咳嗽、胸闷、气促、胸痛

和少量咯血等症状,严重时出现阻塞性肺炎或肺不张。

肺神经鞘瘤影像学表现无特异性,发生在气管或支气管内的神经鞘瘤,易误诊为腺瘤或中央型肺癌,纤维支气管镜活检有利于明确诊断。X 线胸片表现为单发、界线清楚的肿块。胸部 CT 可表现为胸部软组织肿块影,呈圆形或类圆形,密度均匀或不均匀,边界常较为清楚,部分病灶可发生囊性变。增强 CT 下实质可被强化,部分呈放射样强化,其间充以低密度的非强化区,具有一定特征性。

肺神经鞘瘤预后良好,治疗多采取外科手术或内镜行肿块切除,如肿瘤生长于肺组织表面,与肺组织及胸壁界线清楚,可行肿物切除,尽量保留肺组织；如术前不能确定肿物性质,可行相应肺叶切除,一经确诊手术切除

后多不会复发。

二、病理特征

1. 肉眼观察 肺神经鞘瘤大小不等,直径通常<5cm,多为单发,与周围组织界线清晰,表面包膜完整,切面灰白色或灰黄色,略透明,质韧,可见旋涡状结构,有时伴出血和囊性变。

2. 显微镜检查 肺神经鞘瘤周界清晰,可见完整的纤维性包膜(图 2-100),组织学上分 Antoni A 型和 Antoni B 型两个类型。Antoni A 型(致密型):高度细胞化,有致密的细胞结构,细胞细长多呈梭状,互相紧密平衡排列,呈栅栏样编织状或旋涡状排列(图2-101),称 Verocay 小体(图 2-102),后者由两排排列整齐的细胞核构成,其间由纤维性细胞胞突分隔开来。有时亦可见到核分裂象,若肿瘤具有神经鞘瘤的典型特征,可以忽略核分裂象。Antoni B 型(疏松型):典型的细胞减少样,肿瘤细胞多形,呈卵圆形、星形,基质缺少纤维,细胞核稀少或仅在边缘有平行排列的网状结构,通常表现为淀粉样变、微囊形成和钙化等退化性变及多少不等的炎细胞浸润(图 2-103)。多数神经鞘瘤可见到以上2 型结构共存或两区相互移行状态(图 2-104),肿瘤可呈囊性变和(或)出血坏死等改变。

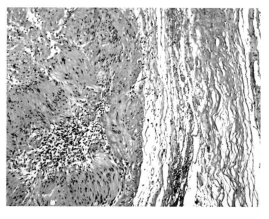

图 2-100 肿瘤具有完整的包膜(HE×100)

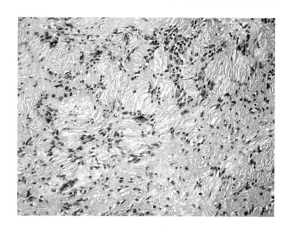

图 2-101 肿瘤的栅栏状排列结构(HE×200)

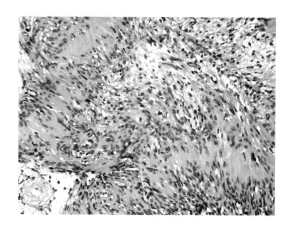

图 2-102 肿瘤中可见 Verocay 小体(HE×200)

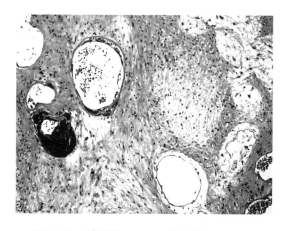

图 2-103 肿瘤的 Antoni B 型结构(HE×100)

3. 免疫表型 瘤细胞可表达 S-100(图 2-105)、vimentin(图 2-106)、Ⅳ型胶原蛋白

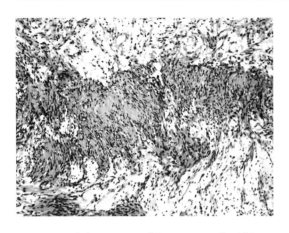

图 2-104 肿瘤 Antoni A 型和 Antoni B 型区域相互移行状态(HE×100)

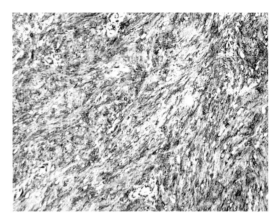

图 2-106 肿瘤细胞 vimentin 免疫组化染色弥漫阳性(SP 法×200)

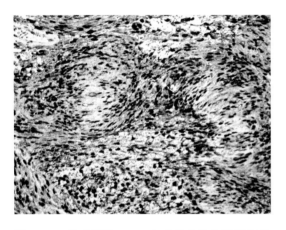

图 2-105 肿瘤细胞 S-100 免疫组化染色弥漫阳性(SP 法×200)

和分区蛋白、钙调磷酸酶(CaN)、基膜成分(如层粘连蛋白)、神经生长因子受体(NGF)及 Bcl-2 等,GFAP 和 CD68 偶尔可呈局灶阳性,一般不表达 CK、desmin、NF、桥粒素、CD117、DOG1、CD34、SMA 及 EMA,Ki-67增殖指数约为 1%。

三、鉴别诊断

肺神经鞘瘤需与神经纤维瘤、平滑肌瘤、炎症性肌成纤维细胞性肿瘤、孤立性纤维性肿瘤及转移性胃肠间质瘤相鉴别(表 2-17)。

表 2-17　肺神经鞘瘤的鉴别诊断

	临床特点	病理特点	免疫组化
肺神经鞘瘤	可发生于任何年龄,中青年多见,好发于后纵隔,早期一般无症状	多为单发,包膜完整,瘤细胞呈长梭形,胞质较丰富、红染,核卵圆形或杆状,染色质细而疏松,核仁小,呈旋涡状、丛状排列或密集成束,部分区域瘤细胞稀疏,呈星网状,细胞小,梭形或圆形,核染色深	阳性:S-100、vimentin、Ⅳ型胶原蛋白和分区蛋白、CaN、基膜成分、NGF、Bcl-2 局灶阳性:GFAP、CD68 阴性:CK、desmin、NF、桥粒素、CD117、DOG1、CD34、SMA、EMA

（续　表）

	临床特点	病理特点	免疫组化
神经纤维瘤	可发生于任何年龄,好发于肢体、腋窝,也可见于锁骨上、颈等部位,其神经干支配的肢体远侧常有麻木、疼痛、感觉过敏等症状	一般无包膜,与周围组织的界线不如神经鞘瘤清楚,梭形瘤细胞呈波浪状排列,细胞缺乏栅栏状排列特征,黏液变较明显,在瘤细胞之间除胶原纤维外尚有较多黏多糖,阿尔辛蓝染色阳性,一般不出现 Antoni B 区结构	阳性:S-100（强度往往较弱,且一般局灶分布）
炎症性肌成纤维细胞性肿瘤	好发于儿童和青少年,平均年龄 10 岁,多发于肺、大网膜和肠系膜,起病多较隐匿,临床症状与恶性肿瘤相似,但均缺乏特异性	肥胖或梭形肌成纤维细胞排列疏松,水肿黏液样背景中除浆细胞和淋巴细胞浸润外,还可见嗜酸性细胞浸润	梭形细胞阳性:SMA、MSA、desmin阴性:S-100
孤立性纤维性肿瘤	多发生于中年人,没有明显性别差异,多发生于胸腔,通常表现为缓慢生长的肿块,随着肿瘤的增大会出现相应部位的压迫症状	肿瘤同样具有细胞丰富区和细胞稀疏区,但细胞更加纤细,呈血管外皮瘤样、席纹状或鱼骨样排列	阳性:CD34、Bcl-2、CD99阴性:S-100
转移性胃肠间质瘤	多发生于中老年人,40 岁以下少见,多发于胃、小肠、结直肠及食管,临床症状无特异性	肿瘤无包膜,瘤细胞由梭形细胞和上皮样细胞构成,排列呈束状、片状、编织状或栅栏状,也可伴有黏液样变性	阳性:CD34、CD117阴性:S-100

四、诊断思路

1. 临床诊断思路　发生于肺内的神经鞘瘤生长缓慢,临床症状常与气道阻塞程度和肿瘤部位大小有关:当肿瘤位于外周肺组织时,影像学表现为界线清楚的类圆形结节,绝大部分患者无明显临床症状,多为体检无意发现;而当肿瘤位于叶支气管附近时,影像学可表现为肺不张或肺炎改变,患者可出现咳嗽、呼吸困难等症状;有时病变位于大气道,表现为严重的呼吸困难,大量咯血患者非常少见。肺神经鞘瘤较其他软组织肿瘤密度偏低,有包膜,部分可有囊变,边界清楚,增强CT 扫描肿瘤密度明显不均强化,肿瘤实质部分强化,而囊变部分不强化,偶尔肿块边缘可有钙化,以上征象有助于与其他病变鉴别。肺神经鞘瘤一般采用外科手术或内镜行肿块切除术,但对肿块性质诊断不明的肺内病灶行肺叶切除也是很必要的。最新研究指出,内镜切除肿瘤辅助局部冷冻疗法可以减少复发风险。但内镜下切除后也有复发者,时间最长者为内镜下切除 12 年后复发,可能与内镜手术视野局限导致肿瘤切除不彻底有关,所以患者术后需长期随访。

2. 病理诊断思路　肺神经鞘瘤是一种罕见的肺良性软组织肿瘤,无明显特异性临床及影像学表现,其诊断主要依赖于病理组织学检查,免疫组化和电镜观察有助于明确诊断。其病理组织学特征为镜下可见肿瘤标志性特点,即 Antoni A 型和 Antoni B 型交替出现。两种成分的相对含量变化较大,一般来说,肿瘤体积较大时,可含有两种结构,当体积较小时,往往仅表现为 Antoni A 型。在 Antoni B 型中可以见到不规则分布的大血管,这也是神经鞘瘤的特征之一。免疫组化 S-100 及 vimentin 等阳性为特征性表达。电镜下可见瘤细胞梭形,核卵圆形或杆状,胞质内可见粗面内质网、线粒体及一些退变的细胞器,瘤细胞膜外见有基膜包绕,细胞外间隙可见典型的长间距纤维胶原,即卢氏小体。

总之,肺神经鞘瘤临床及影像学表现缺乏特异性,术前正确诊断困难,由于肿瘤密度较其他软组织肿瘤偏低,增强 CT 扫描肿瘤密度明显不均可作为参考征象。CT 引导下病灶穿刺和纤支镜活检病理检查是明确诊断的有效方法。病理结果有疑问时,应行免疫组化分析,以便最大限度地降低误诊率。

(徐慧蓉 杨海萍 李 静 王新美 欧海玲)

参 考 文 献

[1] 李文宇,韩春山.右肺神经鞘瘤 1 例[J].中国实验诊断学,2013,17(3):577-578.

[2] 肖波,胡开来,戴凯明,等.肺内巨大神经鞘瘤一例[J].中华结核和呼吸杂志,2011,34(3):228-229.

[3] 黎美仁,黄欣.肺内神经鞘瘤 1 例[J].临床与实验病理学杂志,2014,30(9):1068-1069.

[4] 李雯,曾庆思.肺内神经鞘瘤 1 例[J].中国 CT 和 MRI 杂志,2012,10(6):111-112.

[5] Le Rouzic O,Ramon P P,Bouchindhomme B,et al. Benign tra-chobronchial schwannoma treated by complete endoscopic resection followed by cryotherapy[J]. Rev Mal Respir,2011,28(1):88-91.

第十六节 支气管颗粒细胞瘤

一、临床特征

支气管颗粒细胞瘤(trachea granularcell tumor,TGCT)是一种罕见的软组织肿瘤,最早由 Abrikossoff 于 1926 年在舌中发现,GCT 的组织来源的争议颇多,最初认为来源于骨骼肌,故命名为颗粒型肌母细胞瘤,此后有认为来源于成纤维细胞、间叶细胞或组织细胞。近年来,通过免疫组化标记和超微细胞的研究,更多的证据支持神经鞘施万细胞来源。GCT 为一种发生于皮下、黏膜下的肿瘤,常见的发生部位为皮肤、舌及乳腺等,少数发生在呼吸系统、泌尿生殖系统及消化系统。肿瘤大部分为单发,偶可多发。发生在支气管的 GCT 极其罕见,占所有 GCT 的 6%～10%,任何年龄均可发生,多见于 30—60 岁患者,成年女性多见,缺乏特征性临床及影像学表现,多数患者因肿物阻塞支气管,而出现咳嗽、咳痰、咯血、气短、发热等症状。肿瘤绝大多数为良性,恶性者仅占 1%～2%,恶性 GCT 的临床表现有局部复发、快速生长、浸润性生长、肿瘤转移等。本病治疗以手术彻底切除瘤体为主,术后切缘阴性的患者预后更好,也可在支气管镜下用激光、微波切除,切除后多不复发,预后良好。GCT 对于放、化疗不敏感,不推荐用于临床治疗。

二、病理特征

1. 肉眼观察 GCT 多呈有蒂或无蒂息肉状隆起突入支气管管腔内,切面为分叶状,灰白、粉红或淡黄色,质地中等,与周围组织界线清楚,但无包膜。

2. 显微镜检查 肿瘤位于支气管假覆层纤毛柱状上皮黏膜下,由巢状、片状排列的圆形或多边形细胞组成(图 2-107);瘤细胞核小、卵圆形或胖梭形,居于细胞中央,可见核仁(图 2-108,图 2-109);胞质丰富,呈嗜伊红染细颗粒状(图 2-110,图 2-111);瘤细胞无异型性,未见核分裂象及坏死。

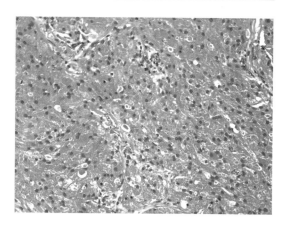

图 2-109 肿瘤细胞核卵圆形或胖梭形,居于细胞中央(HE×200)

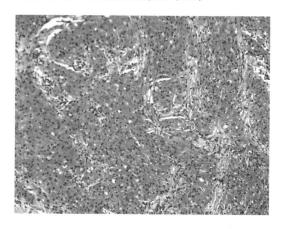

图 2-107 肿瘤由巢状、片状排列的圆形或多边形细胞组成(HE×100)

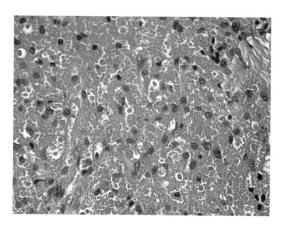

图 2-110 肿瘤细胞胞质丰富,呈嗜伊红染细颗粒状(HE×200)

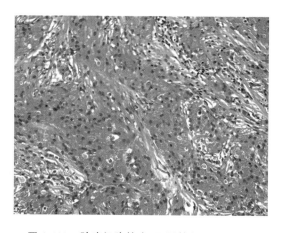

图 2-108 肿瘤细胞核小,可见核仁(HE×200)

3. 免疫表型 瘤细胞可表达 S-100(图 2-112)、多肽抗原(CD68)、波形蛋白(vimentin)(图 2-113)、神经特异性烯醇化酶(NSE)

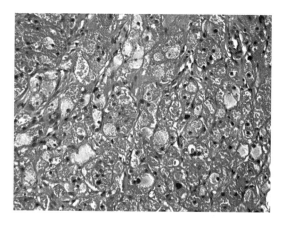

图 2-111 肿瘤细胞胞质含有明显的嗜酸性颗粒(HE×200)

（图 2-114）、突触素（Syn）、神经细胞黏附分子（CD56）、钙结合蛋白（calretinin）（图 2-115）、CD99（图 2-116）、Bcl-2、糖原染色（PAS），其余细胞角蛋白（CK）、上皮细胞膜抗原（EMA）、平滑肌肌动蛋白（SMA）、CD117、DOG-1、CD34、嗜铬素（CgA）均不表达。部分肿瘤细胞胞质还可表达肌原调节蛋白（MyoD1），这也是曾被称为颗粒型肌母细胞瘤的原因之一。最近文献报道 TFE3 是诊断颗粒细胞瘤有价值的免疫组化标记物。

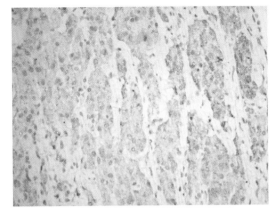

图 2-114　肿瘤细胞 NSE 免疫组化染色弥漫阳性（SP 法×200）

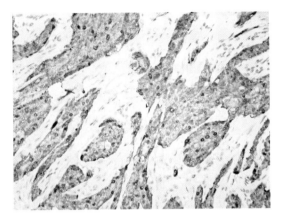

图 2-112　肿瘤细胞 S-100 免疫组化染色弥漫阳性（SP 法×200）

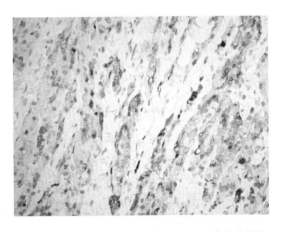

图 2-115　肿瘤细胞 calretinin 免疫组化染色弥漫阳性（SP 法×200）

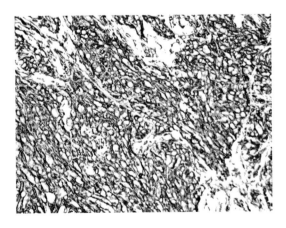

图 2-113　肿瘤细胞 vimentin 免疫组化染色弥漫阳性（SP 法×200）

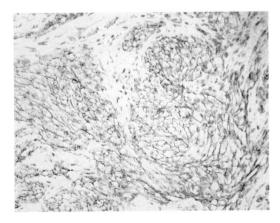

图 2-116　肿瘤细胞 CD99 免疫组化染色弥漫阳性（SP 法×200）

三、鉴别诊断

GCT 的诊断主要与上皮样平滑肌瘤、胃肠道外间质瘤、横纹肌瘤、嗜酸细胞型类癌及冬眠瘤进行鉴别(表 2-18)。

目前仍无统一的诊断 GCT 良恶性的组织学标准,若肿瘤生长速度较快,肿瘤较大,出现细胞异型性及核分裂象,且出现肿瘤性坏死等提示恶性的可能性大;伴有转移时,提示为恶性颗粒细胞瘤(malignant granular cell tumor,MGCT)。MGCT 是十分罕见的高度恶性肿瘤,MGCT 在组织学上可分为两型:第一型称为临床恶性组织学恶性型,病理巨检通常无包膜,切面实质性,质地较硬,色灰白;镜下见肿瘤细胞显著异型性,体积较大,多为圆形和多角形,少数呈梭形;核有异形,核分裂象较多(>5 个/10HPF);胞质丰富,嗜酸性颗粒状;明显浸润生长,生长较快,有出血坏死。第二型称为临床恶性组织学良性型,肉眼所见同上;镜下见肿瘤细胞与 GCT 相似,仅局限区域细胞稍有异型性,核分裂象偶见。一些学者认为,只有出现转移或浸润的证据才能肯定为恶性。Fanburg-Smith 等提出了 6 条组织学标准:①出现坏死;②细胞呈梭形;③空泡状核伴有大核仁;④核分裂象增多(>2 个/10 个×200 高倍视野);⑤核浆比例增高;⑥细胞多形性。他们认为满足 3 条或 3 条以上者为组织学恶性,满足 1~2 条者为不典型 GCT,那些仅显示局灶多形性而不满足其他标准者则为良性。也有学者认为只要出现局部复发和破坏周围结构的侵袭性临床经过或核多形性、坏死和核分裂象,就应考虑为恶性。细胞遗传学分析表明,60% 的 MGCT 肿瘤细胞培养显示下面的双着丝粒染色体核型 46,XX,+ X,dic(5;15)。基因检测分析显示,MGCT 高表达 SRC 和 VEGFA,这为今后肿瘤的靶向治疗提供了重要的依据。

表 2-18　支气管颗粒细胞瘤的鉴别诊断

	临床特点	病理特点	免疫组化
GCT	可见于任何年龄,成年女性多见,多无明显临床症状,部分患者因肿物阻塞支气管而出现咳嗽、咳痰、咯血、气短、发热等症状	瘤细胞呈圆形、卵圆形或多边形,胞质丰富,含大量的嗜伊红染色颗粒,细胞核小,可见核仁	阳性:S-100、CD68、TEF3\vimentin、NSE、Syn、CD56、calretinin、CD99、Bcl-2、MyoD1、糖原 PAS　阴性:CK、EMA、SMA、CD117、DOG-1、CD34、CgA
上皮样平滑肌瘤	发病年龄 25—81 岁,平均 52 岁,临床症状主要表现为咳嗽、咳痰、咯血、喘憋、声嘶等	瘤细胞呈梭形,胞质红染,胞质内嗜酸性颗粒不如 GCT 明显	阳性:SMA、desmin　阴性:S-100
胃肠道外间质瘤	发病年龄 45—65 岁,多见于中老年男性,多发于肠系膜、网膜、后腹膜等,临床症状无特异性	肿瘤无包膜,瘤细胞由梭形细胞和上皮样细胞构成,排列呈束状、片状、编织状或栅栏状,也可伴有黏液样变性,瘤细胞胞质染色比 GCT 淡	阳性:CD117、DOG-1、CD34　阴性:S-100

（续　表）

	临床特点	病理特点	免疫组化
横纹肌瘤	多发生于 >40 岁的男性，以舌下、口底、咽和喉部最常见，临床上表现为生长缓慢的孤立性圆形或息肉状肿物，压迫周围组织可产生相应的临床症状	肿瘤由紧密排列的圆形、梭形或多边形细胞组成，细胞大，胞质深红，细颗粒状，细胞间可见典型的带状或节细胞样的横纹肌母细胞，胞质内含糖原	阳性：myogenin、desmin、myoglobin、MyoD1（胞核阳性） 阴性：S-100、CD68
嗜酸细胞型类癌	可见于任何年龄，多发于胃肠道和其他含有嗜铬细胞的器官，部分无明显临床症状，部分可因分泌肽胺类激素而产生类癌综合征	癌细胞通常聚集呈实性巢团，细胞大致圆形，排列不规则，形成器官样结构，间质血窦丰富，胞质中等红染	阳性：CgA、Syn、CD56 阴性：S-100、CD68、MyoD1
冬眠瘤	主要发生于年轻人，男性略多见，可发生于多种部位，最常见于大腿，表现为生长相对缓慢的皮下肿物，一般无痛	肿瘤 6 种亚型：颗粒状或嗜酸细胞型、混合型、浅染型、脂肪瘤样亚型、黏液样亚型、梭形细胞亚型，胞质内颗粒较小，且不同于 GCT 内的嗜酸性颗粒，常含有较大的空泡，且脂肪染色阳性，罕见核分裂象和细胞异型性	阳性：S-100、CD34（梭形细胞亚型中梭形细胞成分阳性） 阴性：CD34（其他亚型）

四、诊断思路

1. 临床诊断思路　GCT 临床较为少见，发生于呼吸道者以喉部最多，原发于支气管者极为少见，术前获得准确诊断较困难。当肿物较小，尚无支气管阻塞时，CT 仅表现为肺内边界光整的类圆形肿块，多位于支气管周围。多数支气管 GCT 可引起支气管阻塞，从而表现为支气管炎、支气管扩张、肺纤维化、肺实变或肺不张等征象，个别患者仅表现为一个节段反复或顽固的肺炎，很难发现主要病变，肿物钙化少见。HRCT 可在肿块周围发现节段性实变或小叶中心性分布的小结节，提示肺叶支气管炎或肺不张。本病影像表现缺乏特异性，很难与肺内表现为良性的肿瘤相鉴别，最终确诊主要靠病理学检查。

2. 病理诊断思路　支气管 GCT 症状有咳嗽、咳痰、发热、咯血、气短等，影像学检查无特异性，确诊主要靠组织形态学观察，免疫组化和电镜有助确诊。光镜检查见肿瘤位于黏膜下，无包膜，表面被覆上皮常发生鳞化，甚至呈现假上皮瘤样增生，肿瘤细胞呈圆形、卵圆形或多角形，中等大小或较大，排列成条索状或巢状，胞质丰富，含有明显的嗜酸性颗粒，胞核较小，染色质无明显异型性，核仁明显，核分裂象少见。PAS 染色胞质内颗粒呈阳性。免疫组化染色结果显示瘤细胞强阳性表达 S-100、NSE 和 vimentin。电镜检查见胞质内充满大小不等、形态不一的膜包被复合性溶酶体。

由于支气管 GCT 位于黏膜下层，纤维支气管镜下组织活检确诊率仅 50%，术前明确诊断较困难，明确诊断多依靠术后病理检查结果。有案例表明，在切除的 GCT 标本中发现合并不同组织学类型的肺癌发生,因此,在标本取材时应该仔细检查排除合并的肺部恶性肿瘤,如合并肺癌后续治疗则主要针对肺癌进行。

（王新美　徐慧蓉　张保华　郑　瑶
王宏量）

参 考 文 献

[1] 王全.陈飚.恶性颗粒细胞瘤 11 例临床病理分析[J].四川肿瘤防治,2006,19(2):129-130.

[2] Nasser H,Danforth RJ,Sunbuli M,et al.Malignant granular cell tumor:case report with a novel karyotype and review of the literature [J].Ann Diagn Pathol,2010,14(4):273-278.

[3] Conley AP,Koplin S,Caracciollo JT,et al.Dramatic response to pazopanib in a patient with metastatic malignant granular cell tumor[J].J Clin Oncol,2014,32(32):107-110.

[4] Kutuya N,Akiduki A.Radiologic appearance of abronchialgranular cell tumor with secondary obstructive changes[J].Clin Imaging,2010.34:148-151.

[5] 王峥,陈靖,初建国,等.支气管颗粒细胞瘤一例[J].中华放射学杂志,2013,47(1):94.

[6] Vyshak AV,Gloria Z,Carol F,et al.Coexistent pulmonary granular cell tumor and adenocarcinoma of the lung[J].Translational lung cancer research,2014,3(4):262-264.

第十七节　肺副神经节瘤

一、临床特征

副神经节瘤亦称化学感受器瘤,是一类起源于神经嵴细胞的肿瘤,近来研究显示,该肿瘤也可能起源于某种黏膜相关的干细胞,属于副交感神经节旁细胞中的非嗜铬细胞类。其在解剖上与血管结构密切相关,多来源于血管周围的神经组织。该肿瘤主要分布在头、颈、纵隔、肾上腺及后腹膜等有副神经节聚集的部位,患病率低,原发在肺的副神经节瘤罕见。1958 年 Heppleston 报道了第一例原发性肺副节瘤,此后陆续有相关报道。从文献资料中看,该病女性多于男性,比例约为 2:1;多见于成人,最小年龄 11 岁。该病的发病部位多见于左下、右下、右上肺叶,多发占位者以双下肺叶为著。该肿瘤一般生长缓慢,病程可达数十年,在良性时均为单发结节,无明显临床症状或仅有轻微咳嗽、咳痰表现,而恶性者多为多发结节,多有肺门、纵隔等淋巴结转移,可出现气促、呼吸困难、痰中带血,甚至咯血症状。治疗方法主要为手术切除,单发瘤体可做局部切除,瘤体较大时可行肺叶切除或全肺切除;多发时也应尽量切除较大的肿瘤组织,无法切除者可考虑动脉栓塞、化疗或放疗,并应对症治疗。

二、病理特征

1. 肉眼观察　肿瘤常位于胸膜下和肺实质内,一般无包膜,圆形或伴小分叶状,密度均匀,切面灰白灰红或粉红色,质软。肿瘤直径 0.9～13cm。

2. 显微镜检查　瘤细胞密集、体积中等大小、多圆形,紧密相贴镶嵌,细胞胞质丰富透亮,核圆、大小均一,有时呈上皮样(图 2-117)。核小而圆,核分裂象少见。细胞呈巢状排列,巢与巢之间有开放或闭锁的血窦,巢内纤维间质少,毛细血管丰富,为薄壁血窦结构(图 2-118)。血管内皮细胞将细胞巢包绕而形成“器官样结构”。有较宽的胶原纤维带将瘤组织分隔成小巢状、粗梁状和不规则片状。间质内有粗大纤曲的厚壁血管,部分管壁透明变性(图 2-119)。肿瘤与周围血管相

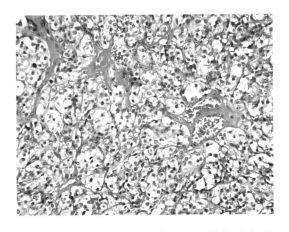

图 2-117 瘤细胞密集,紧密相贴呈镶嵌排列,细胞胞质丰富透亮(HE×200)

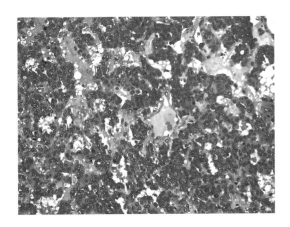

图 2-118 瘤细胞巢与巢之间有开放或闭锁的薄壁血窦结构(HE×200)

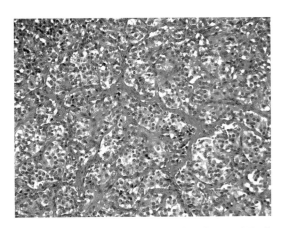

图 2-119 瘤细胞间的胶原纤维带将瘤组织分隔成小巢状、粗梁状和不规则片状(HE×200)

通。瘤细胞间大量急、慢性炎细胞浸润,以浆细胞为主。组织学亚型大致分为:①经典型(实体型):瘤细胞密集、体积中等大小、紧密相贴呈镶嵌排列,纤维间质少,毛细血管丰富;②腺泡样型:瘤细胞体积较大,胞质丰富透亮呈巢状排列,巢与巢之间有开放或闭锁的血窦,血管内皮细胞将细胞巢包绕而形成"器官样结构";③血管瘤样型:呈短梭形或新月形的瘤细胞体积较小、核深染,排列松散,不形成明显的细胞巢,毛细血管穿插于瘤细胞之间;有时瘤细胞在毛细血管外呈放射状排列,形似血管外皮瘤;④嗜铬细胞瘤样型:即肾上腺外嗜铬性副神经节瘤。然而,形态学"良性"的副神经节瘤亦可发生转移,其生物学行为往往与其组织学改变不一致。核分裂象的多少和瘤细胞的异型性仅是形态学上判断良、恶性的参考指标,而密切结合临床、大体所见、浸润包膜及周围组织、淋巴结和实质脏器是否转移才是诊断恶性的可靠依据。

3. 免疫表型 瘤细胞对 Syn(+)、CgA(+)、NSE(+)(图 2-120)、GFAP(+),巢边支持细胞 S-100(+)(图 2-121),均表现为胞质内棕黄色颗粒。EMA(−)、CK(−)、CEA(−)、CD68(−)、HMB45(−)和 CD99(−)。血管 CD34(+)(图 2-122)。瘤细胞 PAS 和 AB 染色均呈阴性反应。

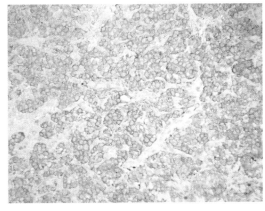

图 2-120 瘤细胞 NSE 免疫组化染色弥漫阳性(SP 法×200)

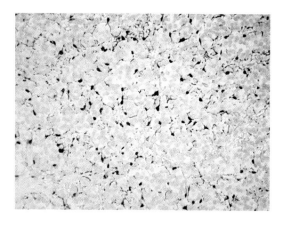

图 2-121　瘤细胞 S-100 免疫组化染色巢边支持细胞阳性(SP 法×200)

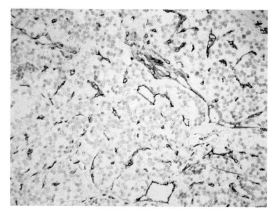

图 2-122　瘤细胞间血管 CD34 免疫组化染色阳性(SP 法×200)

三、鉴别诊断

肺副神经节瘤需要与类癌、腺泡状软组织肉瘤及恶性黑色素瘤等疾病相鉴别,这些肿瘤病理学上表现相似,但进一步免疫组化检查可以鉴别(表 2-19)。

表 2-19　肺副神经节瘤的鉴别诊断

	临床特点	病理特点	免疫组化
肺副神经节瘤	多见于成人,发病部位多见于左下、右下、右上肺叶,多发占位者以双下肺叶为著。单发者临床症状轻微,多发者症状轻重不一	肿瘤呈膨胀性生长,肿瘤组织呈小巢状分布,界线较清楚,其间血窦丰富,瘤细胞呈实性巢状,胞质淡粉色,较丰富,核圆形,大小、形态较一致	瘤细胞阳性:Syn、CgA、NSE、GFAP 巢边支持细胞阳性:S-100(＋) 瘤细胞阴性:EMA、CK、CEA、CD68、HMB45CD99
类癌	发病年龄 19－75 岁,平均 54 岁。最常见于胃肠道及阑尾,原发于肺部较少见,中心型肺类癌可出现咳嗽、咯血或咳痰带血、胸痛等症状,周围型肺类癌多为隐匿性生长,常无明显症状	多呈多角形细胞组成,胞质嗜酸性、少到中等量,核染色质呈细颗粒状,核仁不明显,间质中很少见到粗大纤曲的厚壁血管,其特征性组织形态如缀带状、花边状、小梁状或腺样排列、菊形团结构等,可见骨化、嗜酸性变、梭形细胞等	阳性:CK、CEA
腺泡状软组织肉瘤	发病年龄 8－58 岁,平均 31.7 岁,临床表现肿瘤局部缓慢生长性肿块,好发于年轻人的四肢肌肉内	呈现典型的器官样或腺泡状结构,形成窦隙状血管及纤维间隔,肿瘤胞质内含丰富嗜酸性颗粒,PAS 染色显示肿瘤细胞内可有结晶体形成	阳性:TFE3、组织蛋白酶 K

（续　表）

	临床特点	病理特点	免疫组化
恶性黑色素瘤	发病年龄 35—60 岁,可发生在人体的任何部位,如四肢、头面部、淋巴结、会阴等色素沉着较多的部位,其中最常见于皮肤,原发于肺内者罕见,临床表现无特异性	细胞异型性明显,按形态可分为上皮细胞型、肉瘤细胞型和梭形细胞型三种,有核分裂象,细胞质内含有黑色素	阳 性：S-100、HMB45、MelanA、vimentin 阴性：Syn、CgA

四、诊断思路

1. 临床诊断思路　因本病罕见,临床易误诊,临床症状轻重不一,少数病例表现为高血压,这与电镜细胞化学发现的分泌颗粒有关,在诊断思维中当然先考虑常见病、多发病,经临床检查排除其他部位有原发病灶后,应考虑到原发性肺副神经节瘤可能。X 线胸片可见肺部单发结节,生长缓慢,边缘光滑、整齐,无毛刺,可呈分叶状;如为多发结节时,常伴有局部浸润或肺门、纵隔淋巴结节转移,此时多认为肿瘤呈恶性。CT 可见肿瘤呈结节状、圆形、椭圆形,边界清楚,瘤体内为非均质性,可见出血、坏死等低密度区,恶性者可有边界不清、浸润现象。因副神经节瘤内含有较丰富的毛细血管,在病理上属于生长缓慢的血供丰富类型肿瘤,故明显强化。动脉造影能清楚显示富含血管的肿瘤及其与供血血管的关系,特别是延迟后显影,瘤体内形成典型"血湖"。近来研究发现,PET-CT 影像特征对该病准确临床分期及选择合适治疗方案有指导意义。

2. 病理诊断思路　WHO(1999)肺副节瘤病理诊断标准:①全部为弥漫的细胞球排列方式;②缺乏明显的类癌特征;③出现明显的副节瘤特征;④免疫组化 CK 阴性;⑤其他部位无原发副节瘤。在其鉴别诊断上,鉴于 PAS 染色呈阴性反应,不支持肺透明细胞(糖原)瘤;S-100 蛋白为散在阳性和 CK 为阴性,不支持肺透明细胞类癌;CK、EMA、甲胎蛋白均阴性,而 NSE、CgA、S-100 蛋白为阳性,不支持肺转移性肾癌、肝癌、肾上腺癌等。在临床诊断时在排除其他肿瘤后,证明为原发性肺副神经节瘤。

（王新美　徐慧蓉　许发美　张保华　张廷国）

参　考　文　献

[1] Dongliang Lin,Yanjiao Hu,Xiaoming Xing,et al. Pulmonary gangliocytic paraganglioma: a case report and review of the literature[J].Int J Clin Exp Pathol,2014,7(1):432-437.

[2] 唐威.颈静脉球瘤 1 例及副神经节瘤文献复习. 临床与实验病理学杂志,2006,22(2):211-213.

[3] 平小佳,吕晶,杜媛媛,等.原发性肺副节瘤一例病理分析[J].中国急救复苏与灾害医学杂志,2011,6(9):775-785.

[4] 沈训泽,刘喜波,喻光懋.原发性肺多发副神经节瘤一例[J].中华放射学杂志,2007,41(11):1283.

[5] J-J ZHANG,T LIU,F PENG.Primary Paraganglioma of the Lung:a Case Report and Literature Review[J].The Journal of International Medical Research,2012,40:1617-1626.

第十八节 胸肺 Askin 瘤

一、临床特征

原始神经外胚层肿瘤（primitive neura-lectodermal tumor，PNET）由 Hart 和 Earle 于 1973 年首次描述报道，是一种向神经方向分化的小圆形细胞恶性肿瘤，起源于自主神经系统外的神经嵴胚胎残余，具有多方向分化能力，恶性程度甚高，可发生在中枢神经系统、交感神经系统和外周神经。根据起源不同分为中枢性 PNET（central nervous system PNET，cPNET）和外周性 PNET（peripheral PNET，pPNET）。cPNET 主要指起源于幕上大脑组织及脊髓的一类小圆细胞恶性原始神经上皮肿瘤；而起源于颅外软组织、骨骼系统和原始神经沟早期细胞成分的残留或原始基质小圆细胞，则称为 pPNET，其中发生在青少年胸肺部的 PNET 称为 Askin 瘤。WHO 肿瘤病理分类中，PNET 被放在软组织肿瘤，叙述中并未专门提及 Askin 瘤。而在各版 WHO 肺、胸膜肿瘤分类中也并未明确列出 Askin 瘤，但 Askin 瘤又确是发生于肺、胸壁的一种具有特殊临床病理特点的肿瘤，虽不常见，却也并非十分罕见。Askin 瘤是起源于神经外胚叶的高度恶性肿瘤，由 Askin 等于 1979 年首先报道，临床罕见。Askin 瘤多见于儿童和青少年，女性患病率是男性的 2～3 倍，Askin 瘤高度恶性，侵袭力强，极易复发及远处转移，主要以血行转移为主，淋巴转移较少见。常见症状为胸闷、咳嗽、憋气及胸壁进行性生长的疼痛性肿块，还可以有发热、厌食及体重减轻等，肿块生长迅速，查体可见胸壁肿块，压痛，呼吸音减低或消失等体征。

Askin 瘤 X 线主要表现为单侧胸部软组织肿块，沿胸壁扩展，可累及胸膜引起胸膜增厚及胸膜腔积液，可侵及肺组织引起肿瘤与肺界面毛糙，也可压迫邻近肺组织使之萎缩，肿瘤常引起肋骨的骨质破坏；CT 则表现为无钙化性软组织肿块及邻近结构侵犯，呈非均质密度，当肿瘤较小时，密度可均匀，增强后可有中度强化。

由于 Askin 瘤具有高度恶性、极易复发转移的特点，单一治疗手段并不能提高患者生存率。Askin 瘤属于小细胞型，对放化疗比较敏感，因而采用手术治疗为主，以局部放疗、全身化疗为辅助的综合治疗手段比较理想。化疗多采用 CAV、CIE、VIP 等方案。另外，还可以采用小细胞肺癌化疗方案，同时原发灶放疗 40～50Gy/4～5W，疗效较好。由于 Askin 骨髓转移较少，因此自体外周血干细胞移植可以作为手术后选择的有效方法之一。

二、病理特征

1. **肉眼观察** Askin 瘤一般瘤体较大，界线不清，多呈结节状和分叶状，无包膜，质软而脆，切面灰白色，鱼肉状，常伴有出血和坏死，可钙化。

2. **显微镜检查** 肿瘤组织具有特征性的结构，具体表现为：①肿瘤实质由形态单一的小圆形或卵圆形细胞构成，大部分以单核细胞为主，细胞浆少，核小圆或卵圆形，染色质略粗，不规则核分裂易见，核仁不明显（图 2-123）；②细胞排列紊乱，呈弥漫分布，并被富含毛细血管的纤维组织分割为实性巢状、条索状或小分叶状（图 2-124）；③瘤组织中央可见点片状瘤细胞凝固性坏死灶（图 2-125），间质中可见瘤细胞侵蚀血管壁致破裂出血或淋巴管内瘤细胞栓塞；④瘤细胞弥漫成片、分叶状或粗条索状分布，可形成典型的、特征性的 Homer-Wright 菊形团（图 2-126）。

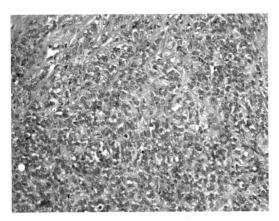

图 2-123 肿瘤实质由形态单一的小圆形或卵圆形细胞构成,大部分以单核细胞为主,细胞浆少,核小圆或卵圆形(HE×100)

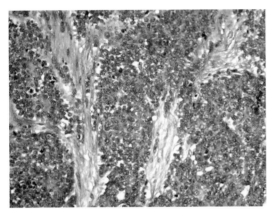

图 2-124 细胞排列紊乱,呈弥漫分布,部分细胞质空亮,并被富含毛细血管的纤维组织分割为实性巢状、条索状或小分叶状(HE×200)

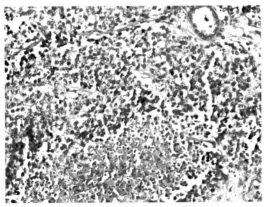

图 2-125 瘤组织中央可见点片状瘤细胞凝固性坏死灶(HE×200)

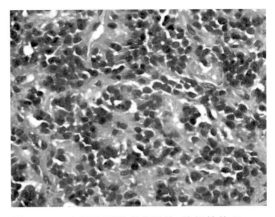

图 2-126 瘤细胞可形成典型的、特征性的 Homer-Wright 菊形团(HE×400)

3. 免疫表型 CD99(图 2-127)、vimentin(图 2-128)、NSE(图 2-129)、Syn(图 2-130)、CgA、S-100 等呈阳性表达。

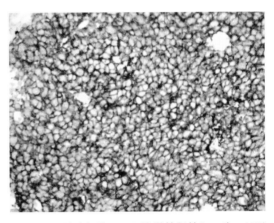

图 2-127 肿瘤细胞 CD99 弥漫性阳性(SP 法×200)

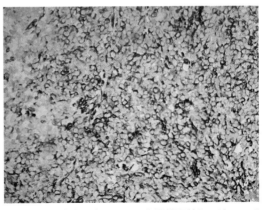

图 2-128 肿瘤细胞 vimentin 弥漫性阳性(SP 法×200)

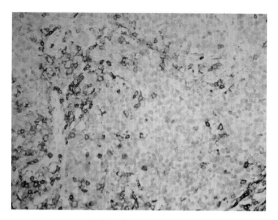

图 2-129　肿瘤细胞 NSE 阳性(SP 法×200)

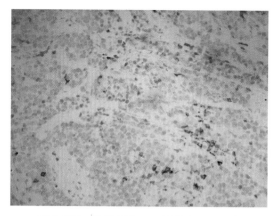

图 2-130　肿瘤细胞 Syn 阳性(SP×200)

4. 电镜　具有明显的向神经细胞分化，可见大量神经内分泌颗粒，经特殊染色 PAS 阳性。

三、鉴别诊断

肺 Askin 瘤易与尤因肉瘤、神经母细胞瘤、胚胎横纹肌肉瘤及小细胞恶性间皮瘤相混淆，鉴别需要依靠临床及病理检查(表 2-20)。

表 2-20　肺 Askin 瘤的鉴别诊断

	临床特点	病理特点	免疫表型
Askin 瘤	主要发生在胸壁软组织或肺的边缘，多见于儿童和青少年，常见症状为咳嗽、气促、胸痛和胸壁肿块，可伴有发热、厌食及体重减轻等	肿瘤主要由核圆浓染的、形态相对一致的原始小圆细胞构成，这些细胞核深染、染色质丰富，胞质少或无；瘤细胞弥漫成片、分叶状或粗条索状分布，可形成典型的、特征性 Homer-Wright 菊形团，易见核分裂象，可伴有多少不等的坏死	vimentin、NSE、Syn、CD99、CgA、S-100(+)
神经母细胞瘤	患者发病年龄小，常为 2 岁前发生，其最常见的发生部位是肾上腺，肺部罕见	细胞呈圆形或卵圆形，胞质少，围绕毛细血管形成菊形团，尖端的神经纤维指向菊形团的中心，瘤细胞间常见红染的神经纤维，有时可见瘤细胞向神经细胞演变，易钙化	NSE、CgA、Syn、S-100、GFAP(+)
胚胎横纹肌肉瘤	好发于儿童及青少年，年龄分布呈现两个高峰，即出生后及少年后期，平均年龄 5 岁。好发部位为头部、颈部、泌尿生殖系统(以葡萄簇样变异形为主)及腹膜后，肺部罕见。病程短，多在 6 个月内就诊，主要症状为痛性或无痛性肿块	①细胞形态多样化：小圆细胞、胞质多少不等的中等大小卵圆形或梭形细胞、带状细胞等，核分裂象较多，可见有横纹的细胞 ②瘤细胞可以有细胞丰富的区域和细胞稀少区，前者多围绕血管或接近上皮表面，而后者常位于水肿或黏液样基质中 ③葡萄状亚型者，外观呈息肉状，镜下见多个息肉样结节，常有丰富的疏松黏液样间质，肿瘤紧靠上皮下生长，形成增生带，又称"形成层"	vimentin、MyoD1、myogenin (+)、CD99 部分(+)

（续　表）

	临床特点	病理特点	免疫表型
肺恶性间皮瘤	男性多于女性,临床表现包括胸痛、呼吸困难、咳嗽、体重减轻、疲乏,偶伴发热和夜间盗汗	上皮型呈巢状或腺样,侵及肺实质形成瘤块,多在胸膜形成弥漫性多结节,镜下很少有幼稚血管腔和单细胞管腔形成,出血、坏死不多	CK5/6、calretinin（＋）,CD34 及 CD34（－）
肺淋巴瘤	起病缓慢,症状除咳嗽、咳痰、胸痛等相应胸部症状外,还有全身浅表淋巴结肿大,患者常伴有周期性发热、肝脾大、贫血等	肿瘤细胞为单一幼稚的淋巴细胞,弥漫分布,无花瓣状结构,不形成小叶、岛状结构	LCA（＋）、NSE、Syn、CD99、CgA（－）
肺恶性黑色素瘤	性别分布相等,中位年龄 51 岁,临床主要表现为阻塞性症状,恶性程度高,早期即可向肝、脑、淋巴结等转移,预后差	可表现为多种形态特征,有的形态与血管源性肿瘤相似,但常有巢状结构而无血管形成区,含有黑色素	S-100、HMB45 （＋）、CD31、CD34、FⅧ（－）

四、诊断思路

1. 临床诊断思路　Askin 瘤多见于儿童和青少年,临床有其特定的发病部位,即胸壁软组织、肋骨骨膜及肺,这是 Askin 瘤的基本临床病理特点,也是将其作为疑难少见肿瘤收入胸肺部肿瘤章节的理由。常见的临床症状和体征为胸壁或肺部肿块伴疼痛、呼吸困难、发热和胸腔积液。X 线检查主要表现为胸部肿块、肺肿块和胸腔积液。目前有文献报道 Askin 瘤属于原始神经外胚层肿瘤(PNET)/尤因肉瘤(Ewing)家族中一员,Tazi 等认为起源于神经嵴。Askin 瘤的临床诊断比较困难,其发现率和诊断率低的原因,主要有以下几点原因:①本瘤较少见,临床与病理医师对其不熟悉或认识不足而未能引起重视;②临床与影像学检查虽具有一定特点但并非特征性;③病理易误诊为其他小圆细胞肿瘤,如淋巴瘤、胚胎型横纹肌肉瘤、恶性间皮瘤或神经母细胞瘤等。诊断 Askin 瘤关键要提高认识,对发生在胸肺部的易复发和侵袭性强的小圆细胞恶性肿瘤,要想到

Askin 瘤的可能。

2. 病理诊断思路　虽然临床与影像学表现有一定特点,但均为非特征性表现,最后诊断须依靠病理、免疫组化及电镜检查。由于其发生年龄和部位的特殊性,Askin 瘤在青少年胸肺部的小细胞肿瘤鉴别诊断中,应该属于默认诊断。病理医生对于发生于青少年胸肺部的小细胞肿瘤,应该特别考虑 Askin 瘤的诊断。Askin 瘤光镜下可见到较多的核分裂象,形态单一的弥漫性结构的小细胞巢索,具有典型的 Homer-Wright 菊形团样结构。电镜具有明显的向神经细胞分化,可见大量神经内分泌颗粒,经特殊染色 PAS 阳性;免疫组化 NSE、Syn、CD99、CgA 等神经标记物呈阳性表达。目前公认 CD99 对 Askin 瘤具有较高的特异性和敏感性,可作为诊断 Askin 瘤的特异神经标记物之一。另外,研究发现 EWS-FIL1 融合基因在 Askin 瘤的发生发展中具有重要作用,可以用 CD99 抗体检测其编码的蛋白,有望成为将来治疗的分子靶点。分子生物学技术发现染色体易位 t(11;22)(q24;q22)与 EWS 相

同,文献认为是该类肿瘤特异性的基因标记物。临床上 Askin 瘤易与尤因肉瘤、神经母细胞瘤、胚胎横纹肌肉瘤及小细胞恶性间皮瘤混淆,鉴别需要依靠临床及病理检查。

（王新美　杨海萍　王新云　徐慧蓉　宋　琳）

参 考 文 献

[1] 苏凯,王朝霞.胸部原始神经外胚层瘤[J].现代医用影像学,2008,17(4):171-173.

[2] 廖谦和,徐丹,纪竹青.Askin 瘤 1 例临床病理分析[J].临床与实验病理学杂志,2014,30(3):317-318.

[3] 李兰芳,王华庆,刘贤明,等.13 例 Askin 瘤诊断与治疗[J].中国肿瘤临床,2011,38(12):741-743.

[4] Nakajima Y,Koizumi K,Hirata T,et al.Long-term survival of Askin tumor for 10 years with 2 relapses[J]. Ann Thoracic Cardiovasc Sur,2006,12(2):137-140.

[5] 钱朋飞,李洪胜,等.原发胸部 Askin 瘤 1 例[J].中国肿瘤临床,2010,37(24):1489-1490.

[6] 孔令非,刘正国,刘欣,等.外周原始神经外胚层肿瘤形态学免疫表型及临床预后研究[J].中国肿瘤临床,2005,30(9):627-630.

第十九节　肺髓系肉瘤

一、临床特征

淋巴造血系统肿瘤分类中所谓的髓系肉瘤(myeloid sarcoma),是指骨髓以外解剖部位发生的由原始髓系细胞形成的肿物。髓系肉瘤可以是独立的原发肿瘤,也可以与急性髓系白血病同时发生,还可是急性髓系白血病复发时的早期表现。髓系肉瘤几乎可以发生于身体的每一个部位,一般是单发肿块,同时累及多个器官或解剖部位者不足 1/10。无论白血病患者的髓系原始细胞在身体哪个部位浸润,只要没有肿块形成,就不能称之为髓系肉瘤。髓系肉瘤的发病年龄分布较广,从婴幼儿到老年人均有报道,以老年人发生较多,文献报道中位年龄为 56 岁。男性患者居多,男女之比约为 1.2:1。临床主要表现为肺部肿块。肺部发生的髓系肉瘤可表现发热、胸闷、胸痛、咳嗽、咳黏痰,也可能不出现症状。影像学检查可见肺内结节状肿块,界线清楚或周边浸润,可为孤立病灶,也可为多发性小结节,密度较均匀,无钙化影。MRI检查类似淋巴瘤,T_1 加权图像为中等或中等偏低信号,T_2 加权图像为中等偏高信号,信号一般较均匀。治疗方面,建议尽早采用针对急性髓细胞白血病的化疗方案进行全身治疗,全身化疗后中位生存时间为 36 个月。单纯病变切除或局部放疗不能改善预后,中位生存时间 14 个月,且有可能进展为白血病。

二、病理特征

1. **肉眼观察**　肺的髓系肉瘤可累及各个肺叶,可靠近肺门,也可呈周围型病变。病灶结节状,单发或多灶性,周边界线不清,浸润周围肺组织。肿物质地稍韧,切面较细腻,灰白色或黄绿色,而黄绿色是部分髓系肉瘤特异性改变。偶尔见肺门淋巴结肿大。

2. **显微镜检查**　肿瘤细胞弥漫浸润,破坏肺组织(图 2-131),周边部分可沿肺泡壁浸润(图 2-132),可累及胸膜。肿瘤细胞为原始或幼稚的造血细胞,可呈原始粒细胞样、原始单核细胞样,或原始粒细胞-单核细胞样,肿瘤中可显示原始或幼稚造血细胞的成熟现象,出现早幼粒细胞或中幼粒细胞(图2-133,图 2-134)。肿瘤同时具有三系不同的造血细胞,以及主要为红系前体细胞或原巨核细胞构成者非常罕见。原始粒细胞形态较

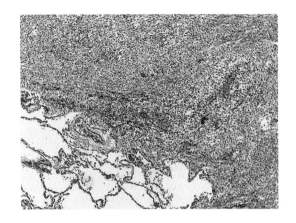

图 2-131　肿瘤结节状,界线尚清,无包膜,破坏肺组织(HE×40)

规则,核圆形,有多个核仁,核染色质均细,胞质呈嗜碱性。早幼粒细胞的体积稍大,细胞核常偏位,多数可见核仁,核染色质较粗,胞质较丰富,也呈嗜碱性,淡蓝着色。中幼粒细胞体较小,细胞核偏位,核仁较小,染色质粗、凝集状,胞质出现特异性颗粒。原始巨核细胞体积大,细胞核也大,且常有核膜凹陷、折叠,具有多个明显的核仁。幼稚巨核细胞体积大,形态不规则,细胞核扭曲、分叶状,核仁消失,胞质丰富。在 HE 染色切片上,有时分辨造血细胞的类型较困难。有些病例可见较多不同成熟程度的嗜酸性粒细胞弥漫浸润于肿瘤中(图 2-135)。肿瘤内可见增生的纤

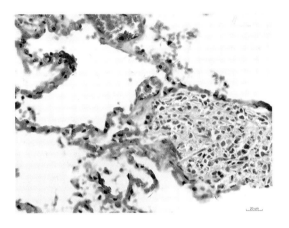

图 2-132　肺泡间隔增宽,可见幼稚造血细胞聚集,并有嗜酸性粒细胞浸润(HE×400)

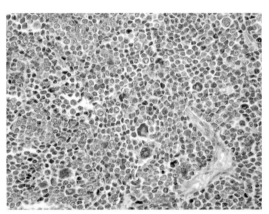

图 2-134　肿瘤细胞多为原始粒细胞样,可见原巨核样细胞(HE×400)

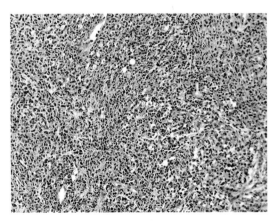

图 2-133　各种不同形态的幼稚造血细胞弥漫分布(HE×200)

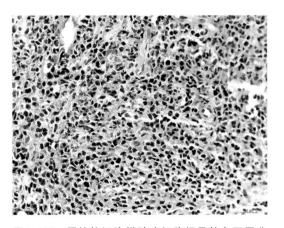

图 2-135　原始粒细胞样肿瘤细胞间见较多不同分化程度的嗜酸性粒细胞散在(HE×400)

维性间质,瘤细胞在纤维细胞间穿插,散在分布或形成束状、条索状排列,并常见瘤细胞呈单排穿插于纤维组织中(图 2-136)。

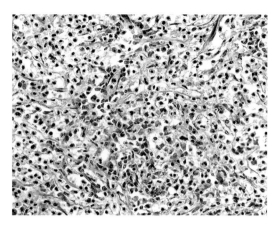

图 2-136 肿瘤细胞被纤维条索分隔(HE×400)

3. 免疫表型 肿瘤细胞最常表达 CD68/KP1,另外,MPO、CD117、CD99 也呈阳性(图 2-137,图 2-138)。当存在浆细胞样树状突细胞分化时,CD123 表达阳性。

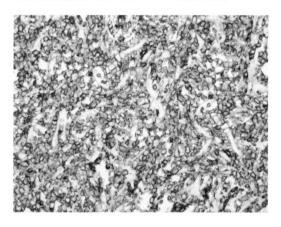

图 2-137 肿瘤细胞 MPO 阳性(EliVision 法×400)

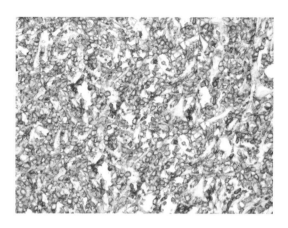

图 2-138 肿瘤细胞 CD117 阳性(EliVision 法×400)

三、鉴别诊断

肺的髓系肉瘤相当少见,需要与发生在肺的各种淋巴瘤及其他小圆细胞肿瘤鉴别,某些情况下在肺组织发生的髓样化生也是需要鉴别的病变,见表 2-21。

表 2-21　肺髓系肉瘤的鉴别诊断

	临床特点	病理特点	免疫组化
髓系肉瘤	多数发生于老年人,中位年龄 56 岁。患者男性居多。临床主要表现为肺部肿块,可有胸闷、胸痛、咳嗽,也可能不出现症状。影像学检查可见肺内肿块,可为孤立病灶,也可为多灶性,密度较均匀,无钙化影	肿瘤细胞弥漫浸润,破坏肺组织。瘤细胞在增生的纤维细胞间穿插,散在分布或形成束状、条索状排列,常可见瘤细胞呈单排穿插于纤维组织中。肿瘤细胞为原始或幼稚的造血细胞	肿瘤细胞最常表达 CD68/KP1、 MPO、CD117、CD99 也阳性
弥漫大 B 细胞淋巴瘤	好发于老年人,儿童、中青年也可发生	瘤细胞弥漫分布,由中到大淋巴样细胞构成,核圆形、卵圆形、空泡状、染色质稀,2~4 个核仁,靠近核膜,胞质少,嗜双色,可有免疫母细胞	CD19、CD20、CD79a 阳性
Burkitt 淋巴瘤	主要见于儿童和青年,成人患者中位年龄 30 岁。发病率低,可表现为白血病	中等大小肿瘤性淋巴细胞弥漫浸润,核圆形,染色质稀疏,有多个偏位嗜碱性核仁,胞质常有脂质空泡。可见特征性的星空现象,肿瘤脂质中见散在吞噬细胞	表达 B 细胞抗原,Bcl-2 阴性或弱阳性。几乎 100%瘤细胞表达 Ki-67
淋巴母细胞淋巴瘤	儿童多见,可表现为白血病,常见髓外侵犯	肿瘤细胞呈淋巴母细胞形态,大小不一,核质比高	B 淋巴母细胞表达 CD19、CD79a,T 淋巴母细胞表达 TdT、CD3
髓样化生	患者有严重贫血、骨髓纤维化或有大失血情况	三系造血细胞增生,以有核红细胞为主,可见巨核细胞和幼稚粒细胞,可伴纤维组织增生。不破坏肺组织	幼稚粒细胞表达 MPO、CD117
原始神经外胚层瘤	好发于儿童和青少年,肿块发展迅速,发生于肺的罕见	肿瘤由小圆细胞组成,排列呈实性巢状或条索状,可有菊形团样结构,瘤细胞较小,胞质稀少,细胞界线不清。核深染、核颗粒状	vimentin、CD99 阳性、LCA 及髓系标志物阴性
小细胞癌	临床表现与一般肺癌类似,主要表现为肺部肿块,可有胸闷、胸痛、咳嗽	肿瘤细胞小,形态较一致,核染色深,胞质少,细胞黏附性差	CK 可阳性,S-100 蛋白、Syn、CgA 常阳性、LCA 阴性

四、诊断思路

1. 概述　1811 年 Burns 首次报道了幼稚粒细胞构成的肿瘤,因部分病例的肿块呈现特殊的灰绿色,1853 年 King 将其命名为绿色瘤。1966 年 Rappaport 分类将其称为粒细胞肉瘤。2001 年 WHO 淋巴造血肿瘤分类中定义为原始或幼稚髓系细胞在骨髓以外器官和组织中浸润形成的肿瘤性团块,使用了髓系肉瘤的名称。2008 年 WHO 分类继续沿用了这一概念。髓系肉瘤比较少见，可分为粒细胞肉瘤、单核细胞肉瘤和三系造血细胞或主要由红系或巨核细胞构成的肿瘤这三种类型。部分病例肿块呈灰绿色、黄绿色，是由于瘤细胞含有较多髓过氧化物酶，在空气中发生酶促反应的缘故。灰绿色肿块成为髓系肉瘤的显著特点。不过并非所有病例均显示黄绿色，是否显示灰绿色并不是髓系肉瘤必要的诊断依据。髓系肉瘤可发生于全身各处，较常见的部位是颅骨骨膜下、鼻窦、胸骨、肋骨、椎骨、骨盆、皮肤、淋巴结，文献报道的其他部位包括心脏、大脑、口腔、乳腺、胃肠道、胰腺、胆道、肺、前列腺、肾、膀胱、生殖系统等，发生于肺的病例非常罕见。

2. 临床诊断思路　髓系肉瘤属于较少见的肿瘤，在临床诊治中，较少考虑到肺部肿块为髓系肉瘤的可能。肺的髓系肉瘤与其他肺肿瘤（如肺癌、淋巴瘤等）比较，临床表现并不具有特征性，给临床诊断带来困难。影像学是发现和确定肺部肿瘤的有效手段，无论是单发、多发结节性肿块还是弥漫浸润性肿块，影像学检查都可以发现占位病变，但难于确定肿瘤的类型。支气管镜检查可以直接观察到气管、支气管黏膜的改变，并且可以进行活检，有助于病变的确诊，但髓系肉瘤罕见累及气管、支气管黏膜，不易取到足够做出诊断的活检组织。细针穿刺活检虽然有适应证的限制，但对多数病例可以获得检材，依据组织学或细胞学所见，可能对确诊提供依据。有

时活检病理诊断或细胞学诊断可能存在片面性，需要临床综合考虑。如果患者同时有粒细胞白血病表现，对于髓系肉瘤的诊断就是非常有价值的提示。

3. 病理诊断思路　肺发生的小细胞肿瘤类型较多，但常见的还是小细胞癌，其他小细胞肿瘤比较少见，只有排除了小细胞癌才去考虑其他小细胞肿瘤。在疑为肺的淋巴瘤，而免疫组化标记结果显示肿瘤细胞对 B 细胞、T 细胞标志物的表达均不理想时，应考虑髓系肉瘤的可能。髓系肉瘤在大体标本上呈黄绿色或灰绿色，具有重要诊断价值，但也不是所有病例都具有这个特点，小活检标本也难以观察到标本呈黄绿色。髓系肉瘤在镜下可见幼稚的造血细胞，主要是不同成熟程度的粒细胞、单核样细胞，在中幼粒细胞可见胞质颗粒，都是诊断的依据。许多病例的肿瘤中常见嗜酸性粒细胞浸润，也是一个重要的诊断提示。正确识别造血细胞是做出病理诊断的基础。使用常规的 HE 染色切片，也能够识别造血细胞，依据各类造血细胞各阶段胞体大小变化、胞核形态和结构、胞质数量和颜色、胞质特异性颗粒的形状、颜色，也能区分出造血细胞的类型。诊断中需要注意，各部位的髓样化生灶也由幼稚造血细胞增生构成，但其中主要成分是红系细胞，而且有逐渐分化成熟的倾向，注意与髓系肉瘤鉴别。

（尹迎春　林晓燕　覃宇周　王东关）

参 考 文 献

[1] Thawani R，Chichra A，Mahajan A，et al.Granulocytic sarcoma of the lung inacute myeloid leukemia[J].Indian Pediatr，2014，51（2）：145-146.

[2] 常青,阎玉虎.髓系肉瘤的临床病理特征分析.中国肿瘤临床，2014，21（9）：1063-1064.

[3] Kaygusuz G，Kankaya D，Ekinci C，et al.Myeloid Sarcomas：A Clinicopathologic Study of 20 Cases[J].Turk J Haematol，2015，32（1）：35-42.

[4] Dow N，Giblen G，Sobin LH，et al.Gastrointestinal stromal tumors：differential diagnosis[J].Semin Diagn Pathol，2006，23（2）：111-119.

[5] Cesana C，Marbello L，Scarpati B，et al.Eryth-

roleukemia presenting with myeloid sarcoma of the lung as detected by immunophenotypic analysis of bronchoalveolar lavage fluid[J]. Leuk Res,2012 36(3):e46-49.

[6] Walshauser MA,Go A,Sojitra P,et al.Donor cell myeloid sarcoma[J].Case Rep Hematol,2014,2014:153-989.

第二十节 肺黏膜相关结外边缘区淋巴瘤

一、临床特征

原发性肺淋巴瘤多见于中老年人,13%的患者可无任何症状,87%患者有呼吸道和全身症状,表现为咳嗽、咳痰、痰中带血、胸闷、气短、胸痛、间断发热、有类风湿关节炎病史、体重近期明显减轻等。患者临床症状缺乏特异性,对诊断几乎没有帮助,很难与其他呼吸道疾病相鉴别。

影像学表现复杂多样,缺乏特异性,胸部CT 示致密的实变影,可见支气管充气征,尤其双侧病变,气管镜下可见支气管狭窄和炎症。病理类型最常见的是起源于黏膜相关淋巴组织(MALT)B 细胞淋巴瘤,即黏膜相关结外边缘区淋巴瘤。

二、病理特征

1. 肉眼检查 肺组织中见不同形态类型的病变,包括①结节肿块型:最常见,单发病灶,直径 1～10cm;②多结节型;③粟粒型:表现为直径<1cm 的多发小结节;④弥漫型:表现为大片状肺炎样实变,常累及相邻肺叶。切面与周围肺组织分界清或不清,质细腻程度不等,肿瘤组织内可有扩张含气、积脓的支气管。

2. 显微镜检查 ①肺组织内淋巴组织异常结节状增生,接近肿块中心的肺实质破坏,但气道和血管常保持完整;②大片淋巴组织围绕支气管增生,其中有许多生发中心,肿瘤性边缘区细胞范围显著增宽,围绕生发中心,并相互融合(图 2-139,图 2-140);③生发中心内星空现象减少或消失,小淋巴细胞增

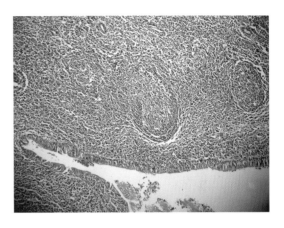

图 2-139 支气管周围增生的淋巴滤泡,边缘区细胞增生扩张并相互融合。生发中心内星空现象消失,其中小淋巴细胞增多(HE×40)

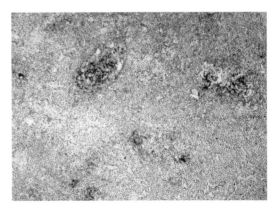

图 2-140 CD23 免疫组化染色,滤泡树突细胞阳性,示残存的生发中心、生发中心外增生并相互融合的边缘区细胞（SP 法×40）

多,此即肿瘤细胞侵入滤泡形成的"滤泡克隆化"或称为"滤泡植入";④肿瘤细胞向内侵入支气管黏膜上皮,形成淋巴上皮病变(图 2-

141,图 2-142);⑤局部增生形成细胞形态单一片块(图 2-143),局部可出现大细胞或淋巴浆细胞分化(图 2-144),出现 Russell 小体或大片免疫球蛋白沉积(图 2-145);⑥肿块周围瘤细胞沿细支气管周围、肺泡间隔向周围肺组织浸润(图 2-146);⑦肿瘤内肺组织的基本结构框架尚存。

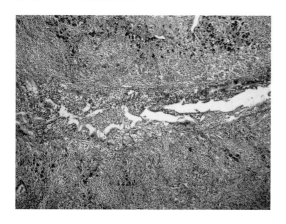

图 2-141　肿瘤细胞浸润小支气管壁,侵入黏膜上皮细胞 (HE×40)

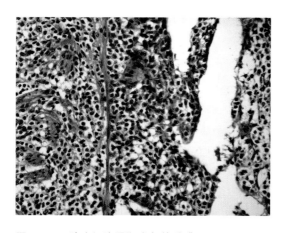

图 2-142　肿瘤细胞浸润支气管黏膜(HE×400)

3. 免疫表型　肿瘤细胞表达 B 细胞标志物,CD20、CD79a、Bcl-2、LCA 等阳性,CD5、Cycling D1、CD3、CD10 等阴性,Ki-67 阳性率为 10%～15%,出现大细胞转化时则显著增高。

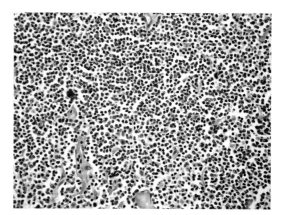

图 2-143　局部细胞形态单一,胞质宽而淡染或透明,细胞核形态和大小类似小淋巴细胞 (HE ×100)

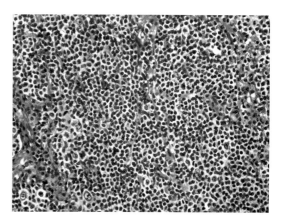

图 2-144　形态单一,胞质较多、浅染的小淋巴细胞弥漫分布,其中散在大细胞,似免疫母细胞(HE ×100)

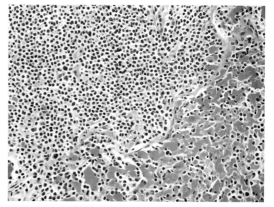

图 2-145　局灶性淋巴浆细胞分化,出现 Russll 小体和淀粉样免疫球蛋白沉积(HE×100)

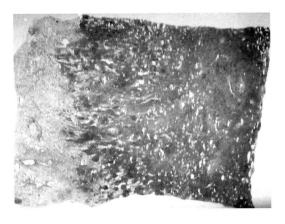

图 2-146　肿瘤边缘呈毛刺状沿肺泡间质、支气管周围向周围浸润(HE×2)

三、鉴别诊断

肺组织有多种淋巴组织增生性病变,形态上与 MALT 淋巴瘤不易鉴别,如淋巴细胞性炎性假瘤(结节性淋巴组织样增生)、滤泡性细支气管炎、淋巴细胞性间质性肺炎。与 MALT 淋巴瘤最重要的鉴别点是这些病变内增生的淋巴滤泡,生发中心内星空现象明显,边缘带薄而不均,无融合,滤泡之间为多种类型的慢性炎细胞,也无滤泡植入和嗜表皮现象。鉴别诊断要点见表 2-22。

表 2-22　需要与肺 MALT 淋巴瘤鉴别的肺淋巴组织增生性病变

	发病年龄	病灶	症状	影像学	病理学组织学	基因重排
MALT 淋巴瘤		单个病灶,少见 2 个以上病灶			形态单一的小淋巴细胞弥漫或围绕生发中心分布。有滤泡植入现象、嗜表皮现象	
滤泡性淋巴瘤	中老年人多见	单个大病灶,或多灶性	常不明显或非特异症状	单个或多个致密的实变影	形态单一的小至中等大小淋巴细胞滤泡样结节状分布	单克隆性
肺弥漫大 B 细胞淋巴瘤		单个大病灶,或多灶性			形态单一的中等大小淋巴细胞在肺组织内弥漫分布	
淋巴细胞性炎性假瘤(结节性淋巴组织样增生)	中老年人多见,性别差异不明显	单个病灶,少见 2 个以上病灶	少数患者在病变部位先前有肺炎史。多数患者无临床症状,或仅有轻度咳嗽和胸痛。一般病程较长,确诊后可数年无变化	单个结节或浸润成局限性实变,边缘清楚,出现淋巴结肿大往往提示本病恶变的可能性	细胞成分多样性,不同视野呈现不同的变化。Russell 小体和反应性增生的滤泡可以很显著。滤泡间浸润细胞各式各样。边缘带薄而不均,无融合可见到肉芽肿、巨细胞、多样化的瘢痕、坏死。无植入现象、嗜表皮现象	

（续　表）

	发病年龄	病灶	症状	影像学	病理学组织学	基因重排
滤泡性细支气管炎	儿童期，从婴幼儿到青春期	弥漫性病变	反复患有肺炎，经常咳嗽、呼吸急促等非特异性症状	两肺弥漫性小结节或网状阴影，伴有胸腔内淋巴结肿大	细支气管壁伴有生发中心的淋巴滤泡增生，无植入现象、嗜表皮现象，边缘带薄而不均，无融合	
淋巴细胞性间质性肺炎	1-72岁，多数在40-59岁，免疫力低下的人群	弥漫性病变	起病缓慢，常见咳嗽、呼吸困难及体重下降等非特异性症状	肺纹理增加或网点状阴影，可见结节影，晚期发展为肺间质纤维化时呈蜂窝肺	肺间质，主要是肺泡间隔内有成熟的小淋巴细胞弥漫性浸润，夹杂少量浆细胞和组织细胞，有时可见生发中心，无植入现象、嗜表皮现象，边缘带薄而不均，无融合	多克隆性

四、诊断思路

1. 概述　原发性肺淋巴瘤大部分是非霍奇金淋巴瘤，又分为以下几类：最多见是MALT淋巴瘤，占45%～78%，病变发展缓慢，可以长期在肺里存在，患者5年生存率＞80%。其次是大B细胞淋巴瘤，T细胞淋巴瘤、霍奇金淋巴瘤罕见。气管和支气管淋巴瘤非常罕见，主要类型是MALT型淋巴瘤，也有弥漫大B细胞淋巴瘤和间变大细胞淋巴瘤的报道。早期症状主要是呼吸道阻塞。诊断原发性肺淋巴瘤必须满足以下4点：①明确的病理组织学诊断；②病变局限于肺，可伴有或不伴有肺门、纵隔淋巴结受累；③无肺及气管外其他部位的淋巴瘤或淋巴细胞白血病的证据；④确诊后3个月内无肺和支气管外组织或器官淋巴瘤。与其他肺肿瘤相比，临床症状相对较轻且缺乏特异性，部分病例仅在体检时发现。影像学发现：孤立性结节、多发性结节、肿块，向周围浸润，肿块融合，肺门/纵隔的结节，胸膜浸润等。双侧肺发病占40%左右，两侧肺发病率差异不大。肺MALT淋巴瘤的发病与吸烟、反复肺部感染、自身免疫性疾病等超常慢性免疫系统刺激因素有关。支气管黏膜在各种抗原的刺激下形成获得性MALT，这些刺激因素持续存在，引发淋巴细胞增生、浸润，导致MALT淋巴瘤的发生。MALT多见于自身免疫能力降低的中老年患者，病情发展相对缓慢，也有学者认为儿童和年轻人HIV感染是MALT淋巴瘤的一种特异致病原因。

2. 临床诊断思路　由于影像学及症状的不典型性，因此临床诊断非常困难，常常发生漏诊和误诊。在确诊之前常被考虑为肺炎、肺癌和肺结核等常见病。肺MALT淋巴瘤常有长期而缓慢进展的病史，临床症状表现缺乏特异性，约50%的患者无症状，或表现非特异性症状，如慢性咳嗽、胸痛、胸闷、血痰、发热、体重减轻等；肺MALT淋巴瘤的影像学也缺乏特征性表现，有多种多样的表现，病灶可以是单个，亦可为多个，肿块位于中心或边缘，病灶密度变化各异。尽管不特异，但肺淋巴瘤的某些影像学表现仍具有一定价值，如实变影中出现充气支气管征，合并支气管扩张和(或)血管造影征,肿块、结节周围间质浸润及没有肺门、纵隔淋巴结肿大,可提示本病的可能。因此,当肺部有以上 CT 表现、病史长、症状不典型,合并有免疫性疾病(如 Sjögren 综合征及类风湿关节炎等),诸多治疗(如抗炎、抗结核等)效果不明显时应怀疑本病。选择 CT 引导下经皮肺穿刺活检术、胸腔镜及手术等方式取得或切除病变,并结合病理、免疫组织化学检查可明确诊断。

3. 病理诊断思路 肺组织内增生的边缘区肿瘤细胞相对单一,常围绕生发中心,相邻的甚至多个生发中心的边缘区可融合,也可形成与生发中心不相关的片块,MALT 淋巴瘤生发中心内星空现象常明显减少或消失,小淋巴细胞增多,以至于完全取代生发中心内的中心细胞和中心母细胞。侵入支气管黏膜柱状上皮的"淋巴上皮病变"。肺 MALT 淋巴瘤免疫组化与其他 MALT 淋巴瘤相同,目前尚未发现有特异性的免疫组化标记物。

(王东关　王新美　尹迎春　韩红梅)

参 考 文 献

[1] 田欣伦,冯瑞娥,施举红,等.原发性肺淋巴瘤 18 例临床和影像及病理特点[J].中华结核和呼吸杂志,2008,31(6):401-405.

[2] 廖昕,王刚,陈卫国.原发性肺淋巴瘤的影像学表现[J].中国肿瘤临床,2007,34:224-229.

[3] Begueret H,Vergier B,Parrens M,et al.Primary lung small B-cell lymphoma versus lymphoid hyperplasia :Evaluation of Diagnostic Criteria in 26 Cases[J].Am J Surg Pathol,2002,26:76-80.

[4] Ferraro P,Trastek VF,Adlakha H,et al.Primary non-Hodgkin's lymphoma of the lung[J].Ann Thorac Surg,2000,69:993-997.

[5] Huang J,Lin T,Li ZM,et al.Primary pulmonary non-Hodgkin's lymphoma: a retrospective analysis of 29 cases in a Chinese population[J].Am J Hematol,2010,85:523-527.

[6] Inoue M,Iwaki Y,Hua J,et al.Pulmonary mucosa-associated lymphoid tissue lymphoma co-existing with intratumoral tuberculosis [J].Rinsho Ketsueki.2012,53(11):1921-1925.

[7] Hayashi M,Ueda K,Tanaka T,et al.Mucosa-associated lymphoid tissue (MALT)lymphoma arising in the esophagus,stomach,and lung[J]. Gen Thorac Cardiovasc Surg,2011,59(12):826-830.

第二十一节　肺朗格汉斯细胞肿瘤

一、临床特征

朗格汉斯细胞肿瘤是一类起源于朗格汉斯细胞并保持其免疫表型及超微结构特征的肿瘤。根据细胞非典型及临床侵袭性的程度,将朗格汉斯细胞肿瘤划归于组织细胞系统肿瘤,分为朗格汉斯组织细胞增生症(Langerhans cellhistiocytosis,LCH)和朗格汉斯细胞肉瘤(Langerhans cell sarcoma,LCS)两个亚类。LCS 是朗格汉斯细胞来源的一种极其罕见的侵袭性恶性肿瘤,2000 年 WHO 分类中才有其命名。在 2008 年 WHO 分类中,LCS 属于组织细胞和树突细胞肿瘤中的一类。

(一)朗格汉斯细胞组织细胞增生症

LCH 是以大量朗格汉斯细胞增生、浸润和肉芽肿形成,导致器官功能障碍为特征的一组少见疾病,病因及发病机制不明。1953 年 Lichtenstein 首先建议将本症命名为组织细胞病 X(histocytosis-X,HX),包括嗜酸性肉芽肿（EGB）、韩-薛-柯病（HSC）、勒-雪（LS）3种严重程度不同的临床综合征,有共同的病理特点,彼此无严格界限,可相互转化。1973年,Zelof报道组织细胞病X的损害是由朗格汉斯细胞异常增生和播散所致,故又称为LCH。LCH通常累及的器官包括骨骼(特别是颅骨和中轴骨)、肺、中枢神经系统(特别是下丘脑区域)及皮肤,为了避免混淆,1997年美国组织细胞学会将此类疾病按照累及器官的情况,提出了新的分类方法(表2-23)。

表2-23　朗格汉斯组织细胞增多症分类系统

单器官受累	多系统受累
肺(占肺受累病例的85%以上)	多器官疾病伴肺受累(占肺受累病例的5%～15%)
骨骼	多器官疾病不伴肺受累
皮肤	多器官组织细胞疾病
垂体	
淋巴结	
其他部位:甲状腺,肝,脾,脑	

肺朗格汉斯组织细胞增生症(PLCH)又称为肺组织细胞增生症X（pulmonary histiocytosis X,PHX）、肺嗜酸性肉芽肿（pulmonary eosinophilic granuloma）、肺朗格汉斯细胞肉芽肿病（pulmonary Langerhans' cell granulomatosis）,是指仅累及肺或是肺作为多系统受累的其中一个器官的疾病,病因及发病机制至今不明,目前认为与吸烟及细胞因子的促发有关。虽然LCH在儿童中的患病率是成人的3倍,但PLCH患者以20—40岁多见,且男性多于女性。PLCH的临床表现存在很大的差异,约25%的患者无临床症状,仅在体检时偶然发现,有些患者则在发生气胸或呼吸道症状后,在做X线检查时发现。最常见的症状是咳嗽、呼吸困难、胸痛、发热、咯血、消瘦及反复发作气胸,最终导致呼吸衰竭而死亡。本病一般无明显异常体征发现。"爆裂音"和"杵状指"一般不常见。继发性肺动脉高压可以见到,但往往被忽视。疾病晚期可以出现肺源性心脏病及呼吸衰竭。

PLCH影像学特征主要表现在中上肺野,这一特征与许多吸烟相关性肺病相同。病变早期X线无异常表现,晚期可表现为双肺野透光度减低、肺野可见多发小囊状透亮影及间质性改变。早期CT表现为双肺野内广泛分布的细支气管周围渗出的小斑片影、毛玻璃影和小结节影,部分病灶也可以融合成大片状。小结节影可弥漫分布于小叶内、支气管血管束旁及小叶间隔旁等,以肺外围为主,其边缘模糊、不规则,直径一般<10mm,同时可合并结节内小环状、小囊状改变。此后可出现肺内形态各异的纤维条索影,但纤维灶一般较细、短,部分呈网格状影。随着病变的进一步发展,肺内纤维化程度逐步增高。至病变中晚期,可出现肺气肿及大小不等囊状影,其形态呈圆形、类圆形,少部分囊状影可呈多边形、不规则形,直径一般<10mm,随着囊状影的增多可出现蜂窝肺。

对于PLCH的治疗,类固醇激素是主要治疗方法,大多数患者预后好,另外戒烟也是必要的,但如果没有及时诊断治疗可以发展为晚期肺纤维化及蜂窝肺,治疗效果不佳。儿童肺 LCH 罕见,容易误诊为支气管肺炎。全身性 LCH 的儿童患者 23%～50% 累及肺,预后差,其形态学表现与肺 LCH 相似。另外,肺 LCH 可合并恶性肿瘤,包括肺癌及淋巴瘤,但尚未找出其与肿瘤的明确相关性。对于戒烟和糖皮质激素治疗反应较差或多器官受累患者,病情进展较快的患者可使用长春花碱、环磷酰胺、苯丁酸氮芥、甲氨蝶呤、依托泊苷、氯脱氧腺苷等细胞毒药物。反复气胸患者需行胸膜粘连术,严重肺功能障碍、肺动脉高压和肺纤维化患者需考虑肺移植。

(二)肺朗格汉斯细胞肉瘤

PLCS 是一种极其罕见的以朗格汉斯细胞恶性增殖及播散为主要特征的恶性肿瘤,被认为是 PLCH 的高级别变异型,可以原发,也可由 PLCH 发展演变而来。PLCS 病因及发病机制尚未明确,目前报道认为,与免疫调节失控、朗格汉斯细胞增殖紊乱有关。本病临床罕见,可发生于任何年龄阶段,发病年龄从 10 岁至 81 岁不等,男女比例大致为 1:1,女性稍多于男性。PLCS 可单独累及肺,也可发生和累及全身各组织器官,如淋巴结、皮肤、肝、脾各种软组织等,也可浸润骨髓发展为白血病,累及肺时主要表现为咳嗽、呼吸困难,临床症状与 PLCH 类似但程度较严重,多系统病变者病情发展快、病情重、病死率高。

PLCS 影像学特征也主要表现在中上肺野,X 线显示双肺结节状和网状结节状影,高分辨 CT 常显示弥漫分布的小结节和囊泡,晚期可发展成蜂窝肺。

目前 PLCS 尚无有效的治疗方法。对于局限性病变者如皮肤病变可用氮芥治疗,累及椎体可分次局部放疗。化疗方案主要是基于蒽环类药物的方案(包括 CHOP、ABVD 等方案),但疗效均欠佳。有学者曾用多柔比星(阿霉素)和异环磷酰胺治疗 1 例 LCS 患者,3 个月后患者达完全缓解,随访 8 个月无复发。PLCS 侵袭性强,进展快,对化疗不敏

感,总体预后差。

二、病理特征

(一)朗格汉斯细胞组织细胞增生症

1. **肉眼观察** 外周肺组织有卵圆及不规则形且有一定界线的灰白色结节伴不同程度的囊腔样改变。双上中肺叶受累显著,肺底部通常不受累。结节直径一般<1cm。终末期表现为致密的纤维化和囊腔改变,呈蜂窝肺。在疾病进展过程中,病理表现依次为:结节、囊性结节、厚壁囊腔、薄壁囊腔。

2. **显微镜检查** PLCH 以病变改变分为 3 期。①富细胞期:早期肺内可散在分布大量郎格汉斯细胞浸润的肉芽肿(图 2-147),并可见嗜酸粒细胞、浆细胞、淋巴细胞和少量中性粒细胞(图 2-148)。高倍镜下,朗格汉斯细胞具有中等量嗜酸性的胞质,核圆形,有凹陷,可见明显的核沟、皱褶或分叶,核染色质均匀细腻,核仁不明显,核膜薄(图 2-149);②增生期:肺泡内可见大量巨噬细胞浸润,伴慢性炎细胞,肺泡上皮增生,肺间质纤维化,朗格汉斯细胞数目减少;③愈合或纤维化期:朗格汉斯细胞消失,间质明显纤维化及肺大疱、肺气肿,甚至形成蜂窝肺。

3. **免疫表型及电镜** 由于也存在于正常肺组织内,要诊断肺 LCH 还需细胞分类计

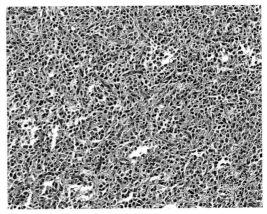

图 2-147 肿瘤细胞弥漫散布,可见较多毛细血管
(HE×100)

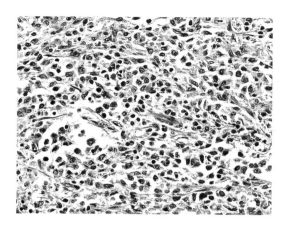

图 2-148　肿瘤中见较多嗜酸性粒细胞、淋巴细胞浸润（HE×200）

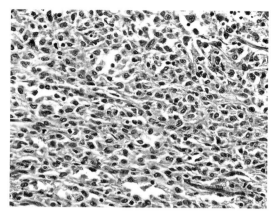

图 2-150　肿瘤细胞 S-100 蛋白核、胞质均阳性（Eli Vision 法×400）

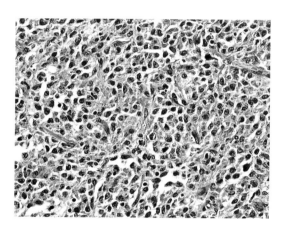

图 2-149　肿瘤细胞胞质丰富,核扭曲（HE×400）

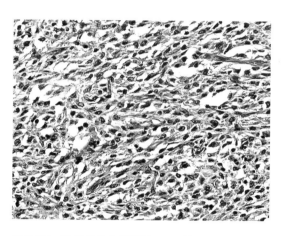

图 2-151　肿瘤细胞有异型性,可见较多核分裂（HE×400）

数＞5％,朗格汉斯细胞化学染色 S-100（图 2-150）、CD68、CD1a 阳性表达,电镜显示胞浆内含有棒状和网球拍形颗粒（Birbeek 颗粒）。

（二）肺朗格汉斯细胞肉瘤

1. 肉眼观察　肿瘤高度侵袭性生长,质地细腻,鱼肉状,常伴出血坏死。

2. 显微镜检查　典型的 PLCS 最主要的形态学特点是出现明确恶性特征的 LC 大量增生,细胞核扭曲明显,少数可见核沟,核仁清楚,核分裂象高,一般高于 50/10 个高倍视野（HPF）,嗜酸粒细胞罕见（图 2-151,图 2-152）。

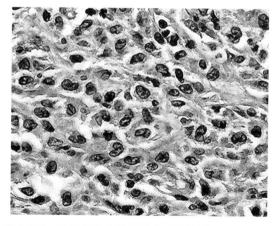

图 2-152　肿瘤细胞核明显扭曲,可见核沟（HE×1000）

3. 免疫表型及电镜　Ki-67 增殖指数为 10%～60%,余同朗格汉斯细胞组织细胞增生症。

嗜酸性肺炎、脱屑性间质性肺炎及任何局灶性、结节性间质病变鉴别(表 2-24)。PLCS 则需与淋巴造血系统肿瘤相鉴别(表 2-25)。

三、鉴别诊断

PLCH 需与特发性肺间质纤维化、慢性

表 2-24　PLCH 鉴别诊断

	临床特点	病理特点	免疫表型及电镜
PLCH	多见于 20－40 岁,初期可无症状,最常见症状为咳嗽、活动后气短及呼吸困难	肺内可散在分布大量朗格汉斯细胞浸润的肉芽肿,并可见嗜酸粒细胞、浆细胞、淋巴细胞和少量中性粒细胞	S-100、CD68、CD1a 阳性,电镜有 Birbeek 颗粒
特发性肺间质纤维化	病程有急性、亚急性和慢性之分,症状为进行性呼吸困难、咳嗽、咳痰	镜下示肺泡上皮增生,肺泡腔内充满脱落的肺泡上皮、巨噬细胞、淋巴细胞和中性粒细胞;肺间质水肿,灶性炎细胞浸润,成纤维细胞增生,肺泡间隔增宽;晚期肺泡数量明显减少、变形、闭锁或残留裂隙状不规则形态,细支气管代偿、扩张成蜂窝肺。X 线表现为毛玻璃样、网状、结节状、条索状及蜂窝状阴影	免疫组化 CD68、CD1a 阴性,电镜无 Birbeek 颗粒
慢性嗜酸性肺炎	好发于中年女性,起病较缓,常见症状有发热、寒战、呼吸困难、体重减轻等	肺泡内含大量嗜酸性粒细胞及单核细胞,在细支气管、小支气管壁核肺间质有嗜酸性粒细胞及少量淋巴细胞核浆细胞浸润	免疫组化 CD68、CD1a 阴性,电镜无 Birbeek 颗粒
脱屑性间质性肺炎	发病多隐匿但也可突然起病,主要表现为呼吸加快、进行性呼吸困难、心率增速、发绀、干咳、体重减轻、无力和食欲减退等	肺泡腔内有大量脱屑颗粒状细胞(经电镜证实为巨噬细胞),肺泡上皮增生,无坏死、透明膜及纤维素,间质变化轻微,X 线表现两肺有对称性毛玻璃样模糊阴影,在肺底部最显著	免疫组化 CD68、CD1a 阴性,电镜无 Birbeek 颗粒

表 2-25　PLCS 鉴别诊断

	临床特点	病理特点	免疫表型及电镜
PLCS	临床罕见,可发生于任何年龄段,主要表现为咳嗽、呼吸困难,病情发展快、病情重、病死率高	恶性 LC 大量增生,瘤细胞核染色质异常显著,核仁清晰,核分裂高,通常 >50 个/10HPF,部分异型细胞可见核沟,也偶见嗜酸性粒细胞浸润	S-100 蛋白和 CD1a 灶性阳性,CD68、CD45 和溶菌酶也可阳性,Ki-67 增殖指数为 10%～60%,电镜有 Birbeek 颗粒

（续　表）

	临床特点	病理特点	免疫表型及电镜
霍奇金淋巴瘤	好发于青少年和中年人，主要原发于淋巴结，常表现为颈部淋巴结无痛性肿大，随病情进展，可累及结外，尤其是脾	淋巴结结构消失，RS细胞体积大、胞质丰富，嗜酸性或嗜双色性，核大，常为双核，并有嗜伊红的大核仁。另外，间质常伴有嗜酸性粒细胞、浆细胞和淋巴细胞浸润	CD15、CD30阳性而S-100蛋白、CD1a阴性，电镜无Birbeek颗粒
间变性大细胞性淋巴瘤	非霍奇金淋巴瘤的一个少见的、特殊亚型，可发生于各年龄阶段，但多见于轻、中年，主要表现为局部或全身浅表淋巴结肿大，肝、脾大少见，可有不规则发热、消瘦、盗汗、食欲缺乏。易见结外受累，可侵及皮肤、皮下、消化道等	淋巴结结构破坏，瘤细胞窦内分布，沿淋巴窦或淋巴滤泡间浸润，有形成团块或巢状倾向。瘤细胞体积大、圆形、椭圆形或多形，核异型，染色质粗，核仁大，核分裂象多，可出现R-S样的多核及单核瘤细胞	CD30、EMA、ALK及T淋巴细胞标记阳性，而S-100、CD1a阴性，电镜无Birbeek颗粒
滤泡树突状细胞肉瘤	好发于成人，通常表现为颈部或腋下的浅表淋巴结肿大，少数表现为全身多处淋巴结及脾大。临床病程长短不一，进展缓慢，呈惰性表现	肿瘤细胞呈梭形合体状，大小不等，呈弥漫性增生，排列成旋涡或席纹状。胞质丰富淡染，呈嗜酸性，胞界不清。核一般呈圆形、卵圆形、梭形或不规则形态，位于细胞中央。核膜薄，核仁小而明显，常为双或多个核仁，亦可无核仁	CD21、CD35和CD23阳性，S-100、CD1a阴性，电镜下最突出的特征为许多细长的胞质绒毛状突起及少量发育成熟的桥粒。无Birbeek颗粒，缺乏溶酶体

四、诊断思路

1. 临床诊断思路　PLCH该病好发于有长期吸烟史、年龄在20—40岁的中青年男性，通常起病时症状隐匿，早期有自愈现象，尽管PLCH的肺部病变弥散，但其临床表现可以很轻微，约25%的患者无临床表现，于常规X线胸片检查时发现；2/3的患者可以出现干咳、活动后呼吸困难等呼吸系统症状；10%～20%患者以自发性气胸为首发表现。影像学改变包括主要分布于双肺上野和中野的结节或网状病变；薄壁空洞，伴或不伴空洞的结节性病变，肺下部和肋膈角处病变较少。随着病变进展，结节性病变逐渐减少，空洞逐渐增多，结合支气管肺泡灌洗液中CD1a阳性的朗格汉斯细胞＞5%，可以临床诊断为

PLCH。PLCS发病人群无明确的年龄限制，且女性稍多于男性，若临床症状与PLCH类似但程度更严重，病情发展迅速，则要高度怀疑为PLCS；若前期患者为PLCH，则要考虑是否恶变为PLCS。

2. 病理诊断思路　最终确诊还需要病理学检查，PLCH病理表现为朗格汉斯细胞、淋巴细胞、巨噬细胞、嗜酸粒细胞、浆细胞和成纤维细胞在肺间质内浸润，以小气道为中心逐渐增多形成结节，原有细支气管的残留或炎症浸润面积扩大形成空洞，病变组织逐渐由细胞为主的结节演变为细胞伴纤维化结节，最终成为与周围肺组织相连的完全纤维化的星状结节。肺泡扩张形成特征性的蜂窝状病变，终末期PLCH主要是纤维瘢痕，朗格汉斯细胞可完全消失，免疫组

化 CD1a 和 S-100 染色阳性,电镜见到胞浆 Birbeck 颗粒即可做出诊断。诊断 PLCH 的患者,还需要检查肺外器官受累情况,如髋骨、皮肤、垂体、淋巴结、甲状腺、肝和脾等。PLCS 可以认为是 PLCH 高度恶性型,其与 PLCH 不同的是 PLCS 细胞有明显的核仁且核浆比大,嗜酸细胞少见;PLCS 细胞核多形现象多见且有丝分裂率较 PLCH 高,免疫组化 CD1a 和 S-100 染色阳性,电

镜胞质内可找到 Birbeek 颗粒,有时超微结构无法见到 Birbeck 颗粒,有解释认为,新鲜组织在石蜡同定包埋过程中其遭到破坏;另有解释认为,肿瘤细胞分化程度越低越不典型,可能与失去其超微结构特征或免疫表型有关。

（杨海萍　王新美　崔海燕　尹迎春　徐嘉雯）

参 考 文 献

［1］ 张嘉,王旖旎,王昭.朗格汉斯细胞源性肿瘤研究进展［J］.中国实验血液学杂志,2012,20（4）:1042-1046.

［2］ Favara BE,Feller AC,Pauli M,et al.Contemporary classification Of histiocytic disorders. The WHO Committee On Histiocytic/Retieulum Cell Proliferations.Reclassification Working Group of the Histiocyte Society［J］.Med Pediatr Oncol,1997,29（3）:157-166.

［3］ Jamal DA,Khayat GR,Abadjian G.Pulmonary Langerhans-cell histiocytosis in adults［J］.J Med Liban,2004,52（2）:91-95.

［4］ Tazi A.Adult pulmonary Langerhans'cell histioeytosis［J］.EurRespir J,2006,27（6）1272-

1285.

［5］ Gerald F,Abbott MD.Pulmonary langerhans cell histiocytosis.Radio GmpIIics［J］,2004,24（3）:821-841.

［6］ Vassallo R,Ryu JH,Colby TV,et al.Pulmonary langerhans'cell histiocytosis［J］.N EngI J Med,2000,342（26）:1969-1978.

［7］ Ryu J H,Colby TV,Hartman TE,et al. Smoking-related interstitial lung diseases:a concise review［J］.Eur Respir J,2001,17（1）:122-132.

［8］ 王婷婷,王昭,等.朗格汉斯细胞肿瘤 4 例临床报道并文献复习［J］.现代肿瘤医学,2011,19（1）:153-155.

第二十二节　透明细胞性肾细胞癌肺转移

一、临床特征

肺是恶性肿瘤最常见的转移靶器官之一,晚期恶性肿瘤的肺转移率高达 40%～50%,其中在 1/5 的患者中肺是唯一的转移部位。转移到肺的肿瘤最常见的来源按相对频率顺序是:乳腺、结肠、胃、胰腺、肾、黑色素瘤、前列腺、肝、甲状腺、肾上腺、男性生殖器官、女性生殖器官。肾细胞癌是泌尿系统常见肿瘤,占成人全身肿瘤的 3%,其中肾透明细胞癌为最常见类型,占全部肾细胞癌

80%。25%～30% 的肾透明细胞癌在初次诊断时就已经出现了转移,而且 20%～30% 的局限性肾透明细胞癌在肾根治性切除术后仍然会出现远处转移。肾癌最常见的转移部位为肺,其次为骨骼,但肺转移灶常无明显症状,文献报道在肺转移瘤患者中,有症状者仅占 26.8%。

肿瘤转移是一个多环节、多阶段的过程。依原发肿瘤不同,转移途径各异,可分为血行转移、淋巴转移、直接蔓延、气道转移等。①血行转移:最多见,肺为全身血液的中间过

滤站,全身血液流经肺毛细血管网循环,脱落游离于血液中的肿瘤细胞极易停留于肺部生长,形成转移灶。因重力影响和肺底部血流量偏多,转移灶出现在中下肺野的概率比上肺野明显增多。②淋巴转移:多数肿瘤细胞经胸导管回流到体静脉,少数转移至纵隔淋巴结并经淋巴管逆流到肺,瘤细胞浸润引起肺间质增厚,表现为淋巴管炎型或肺门纵隔淋巴结肿大。淋巴转移灶的原发肿瘤多数来源于消化道、肺、乳腺及女性生殖系统的恶性肿瘤。③直接浸润:多为邻近病变的直接侵犯,其原发病变主要来自乳腺、肺及消化道恶性肿瘤。④气道播散转移:少见,支气管肺泡癌可出现气道播散。

多发肺转移瘤 CT 扫描较可靠,可以检出<1 cm 的病灶。CT 表现:主要表现为肺内单发或多发球形结节影,大小不一,边缘光滑,密度均匀,多分布于肺外围。也可出现两肺满布的粟粒样结节。随访过程中可发现转移灶呈进行性增大。PET 表现:使用 PET 检查肺转移肿瘤,敏感性和特异性均高于 CT。PET 可以发现 87% 的肺转移病灶。对肺门、纵隔淋巴结转移 PET 也较 CT 具有优势。但 PET 检测直径<1 cm 肺转移病灶时敏感性不足,因此对于病灶较小者推荐结合 PET 和薄层 CT。

与其他肺转移性肿瘤一样,肺转移性透明细胞癌在影像学上通常表现为多发、双侧肺结节,最常见于肺下叶,由于其血供丰富,因此比起其他肺转移瘤,其在 CT 上具有明显强化的信号。肺转移瘤的手术方式选择趋向于保守,提倡经济切除,即在转移瘤能够完全切除的前提下,应该尽可能保留患者正常肺组织,提高术后生活质量。术式的选择应该根据转移瘤的大小、部位、侵犯范围而定。CCRCC 对放、化疗敏感性均较差,故手术成为首选。以往人们认为恶性肿瘤有了远处转移即为手术禁忌,然而有学者对这些"禁区"进行了尝试,首例

肺转移瘤切除 1927 年由 Divis 在欧洲报道,美国 Barney 和 Churchill 在 1939 年对肾癌肺转移的患者进行了肺转移瘤的手术切除,结果患者在术后存活了 23 年。目前,一系列回顾性研究表明,对符合适应证的肺转移瘤患者积极进行手术治疗,可使生存期延长。

二、病理特征

1. 肉眼观察 通常表现为多发、双侧肺结节,大多数表现为黄色结节或多个结节。

2. 显微镜检查 CCRCC 的形态多样最常见的是泡巢状和腺泡状结构,肿瘤中有由小的薄壁血管构成的网状间隔,这一点有助于诊断。泡状结构中无腔,但在腺泡状结构中央有一圆形的腔,其内充以淡染的嗜酸性浆液或红细胞。巢状或腺泡状结构可以扩张形成或大、或小的囊腔。偶见肿瘤中出现小管结构。有时可见局灶性假乳头形成(图 2-153)。肿瘤细胞胞浆内含有脂质和糖原,在常规制片过程中脂质和糖原溶解,使细胞变得胞质透明,包膜清楚(图 2-154)。肿瘤细胞核呈圆形,大小一致,染色质细颗粒状,均匀分布,根据不同分级,可见大小不等的核仁。5% 的肿瘤可以有肉瘤样结构(图 2-

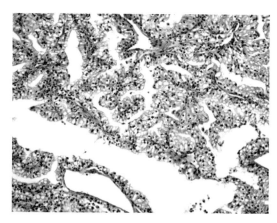

图 2-153 肿瘤出现假乳头样结构(HE×100)

155），提示预后较差，有的肿瘤会出现钙化或骨化，大多数肿瘤无炎症反应，偶见较多淋巴细胞和中性粒细胞浸润。

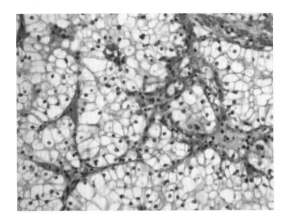

图 2-154　肿瘤细胞胞浆透明、包膜清楚(HE×100)

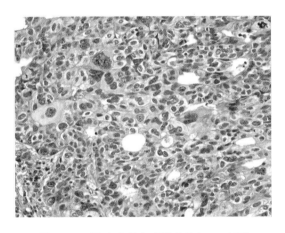

图 2-155　肿瘤出现肉瘤样结构(HE×200)

3. 免疫表型　Cytokeratin（＋），CK8/18（＋）（图 2-156），CK19（＋），vimentin（＋），大多数肾细胞癌 RCC（＋），CD10（＋）（图 2-157），EMA（＋）；包括 CK14 和 34βE12 在内的高分子量 CK 几乎均阴性。

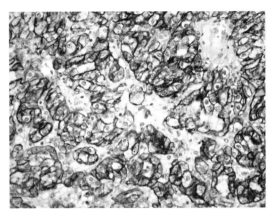

图 2-156　免疫组化染色 CK8/18 胞膜阳性(SP 法×200)

图 2-157　免疫组化染色 CD10 胞膜阳性(SP 法×100)

三、鉴别诊断

肺转移性 CCRCC 应注意与肺透明细胞瘤（CCTL）、肺腺癌透明细胞亚型、肺转移性子宫内膜透明细胞腺癌、肺转移性卵巢透明细胞癌、肺转移性甲状腺乳头状癌透明细胞亚型、肺转移性肾上腺皮质癌等相鉴别，主要鉴别点见表 2-26。

表 2-26　肺转移性 CCRCC 鉴别诊断

	临床特点	病理特点	免疫表型
CCRCC 肺转移	约占肺部肿瘤的 0.01%，以中年为主，男性略多于女性，多有吸烟史	肿瘤常形态多样最常见的是泡巢状和腺泡状结构，肿瘤中有由小的薄壁血管构成的网状间隔；肿瘤细胞胞质内含有脂质和糖原	Cytokeratin（＋）、CK8/18（＋）、CK19（＋）、vimentin（＋）、大多数肾细胞癌 RCC （＋）、CD10（＋）、EMA（＋）
CCTL	极为罕见，女性稍占优势，年龄范围 8－73 岁，大多数是孤立的，位于肺外周部	肿瘤细胞在血管周围或血管间成片、成巢或器官样排列，间质少，有丰富的毛细血管及大小不等的薄壁血管，可交织成网，似血管外皮瘤；瘤细胞胞质丰富透明，细胞核呈圆形或椭圆形，居中，少数细胞核仁明显，大多无异型性，核分裂象罕见，少数病例可见钙化	大多数病例 CD34、CD1a、HMB45、Melan-A、SMA 阳性，S-100 局灶性阳性，NSE、Syn 少数病例阳性，EMA、CgA、GFAP、CK 均阴性
肺腺癌透明细胞亚型	最常见的肺周围型结节，少累及肺门，可发生在任何腺癌的主要类型中	肿瘤细胞呈腺腔样、乳头样、实性或者靴钉样排列，胞质丰富，细胞异型性大，核分裂多	CK、TTF-1、CK7、CK8/18 等阳性，CD34、CD1a、HMB45、Melan-A、SMA 阴性
肺转移性子宫内膜透明细胞腺癌	主要见于老年女性，是另一种常见的 II 型子宫内膜癌	有腺样分化或黏液产生，胞质透明，有的呈印戒样	CKAE1/AE3（＋）、CA125 部分（＋）、ER（－）、PR（－）、CEA（－）、CK5/6（－）、P63（－）
肺转移性卵巢透明细胞癌	主要见于老年女性，与卵巢和盆腔子宫内膜异位症关系最为密切	最常见的为透明细胞和鞋钉样细胞，透明细胞排列成实性巢状，鞋钉样细胞衬于囊腔或腺管的内表面，或被覆于乳头表面	Ker、EMA、LeuM1、B72.3 呈弥漫性强阳性，38% CEA 阳性，50% CA125 阳性
肺转移性甲状腺乳头状癌透明细胞亚型	20－50 岁成年人，男女比例为 1:4	核的特点为毛玻璃样核、核沟和核内假包涵体；胞质部分透明，部分嗜酸	CKAE1/AE3（＋）、TTF-1（＋）、TG（＋）、CK19（＋）、Syn（－）、CgA（－）
肺转移肾上腺皮质癌	其临床表现与肿瘤过量分泌糖皮质激素和雄激素有关	由不等量嗜酸性或泡状透明胞质的癌细胞组成	α-inhibin（＋）、CK 呈阴性或弱阳性、CEA（－）、EMA（－）、CgA（－）

四、诊断思路

1. 临床诊断思路　临床实践中，对肺部出现单发或多发性大小不等的结节病变，临床上既无症状又无原发恶性肿瘤病史，用肺部其他病变难以解释者，需考虑肺转移瘤。根据肺部 X 线和胸部 CT 表现，结合原发肿瘤的诊断或病史，一般不难诊断肺转移瘤。最终确诊仍需病理检查。

2. 病理诊断思路　通常表现为多发、双

侧肺灰黄色结节。镜下表现：CCRCC 的形态多样最常见的是泡巢状和腺泡状结构，肿瘤中有由小的薄壁血管构成的网状间隔，这一点有助于诊断。肿瘤细胞胞浆内含有脂质和糖原，在常规制片过程中脂质和糖原溶解，使细胞变得胞浆透明，包膜清楚。肿瘤细胞胞核呈圆形，大小一致，染色质细颗粒状，均匀分布，根据不同分级，可见大小不等的核仁。免疫组化：Cytokeratin（＋），CK8/18（＋），CK19（＋），vimentin（＋），大多数肾细胞癌 RCC（＋），CD10（＋），EMA（＋）。还要与其他转移至肺的透明细胞肿瘤相鉴别，主要有肺透明细胞瘤（CCTL）、肺腺癌透明细胞亚型、肺转移性子宫内膜透明细胞腺癌、肺转移性卵巢透明细胞癌、肺转移性甲状腺乳头状癌透明细胞亚型、肺转移性肾上腺皮质癌等，除外以上转移性肿瘤后即可确诊。

（郑　瑶　王新美　尹迎春　张保华　王新云）

参 考 文 献

[1] 徐烨,白连伟,张良,等.肺部转移性肿瘤患者的手术方式选择及预后因素分析.中国肺癌杂志 2015,18(4):206-211.

[2] 胡浩,陈京文,许克新,等.CMTM8 与 E-cadherin 在原发性和转移性肾透明细胞癌中的表达.北京大学学报,2013,45(4):537-541.

[3] 田军,李长岭,马建辉,等.以转移灶为首发临床表现的肾癌患者临床特征分析.医学研究杂志[J],2012,41(2):36-38.

[4] 蔡明辉.肺部转移性肿瘤的临床诊治策略.中国肺癌杂志,2014,17(3):282-285.

第二十三节　肺良性转移性平滑肌瘤

一、临床特征

1939 年,Steiner 首次报道了 1 例子宫多发性平滑肌瘤死亡病例,尸解时发现肺内分化良好的平滑肌结节,镜下见由子宫转移至肺且呈良性组织学表现的平滑肌瘤,并命名为"转移性纤维平滑肌瘤"。此后不断有类似的病例报道,学者们将其命名改为"良性转移性平滑肌瘤（benign metastasizing leiomyoma,BML）"。BML 少见,目前文献报道不足 200 例。发病年龄 23—77 岁,多见于 35—55 岁。多有子宫肌瘤病史或手术史。肺部出现转移可发生于诊断子宫平滑肌瘤后 3 个月至 20 年（平均 14.9 年）,也有转移灶与原发灶同时发现的病例报道。最常见转移部位是肺及淋巴结,转移瘤平均大小为 2 cm,肺部转移瘤多为实性,极少数内含液体成囊性。常为多发,大部分患者早期无症状或表现为轻微咳嗽、胸痛、呼吸困难,常于临床查体时偶然发现。

影像学检查是目前诊断肺部转移瘤的主要手段,文献报道 PMBL 主要表现为双肺实性结节。冯敏等报道 6 例患者中有 1 例患者为囊性肿块。冯键等报道 1 例患者双肺多发性结节同时伴有左肾转移,于呼吸内科反复行肺穿刺活检细胞学检查未能明确诊断,后经胸腔镜下活检病理及免疫组化检查诊断明确。因此,在临床工作中发现双肺多发性实性肿块甚至伴全身其余部位转移灶或者伴有空洞时,不能盲目诊断为肺癌或非特异性感染病灶,应考虑 BML 可能,需仔细询问病史,尤其是否有子宫肌瘤病史。

由于国内外关于 BML 的报道很有限,使得 BML 的治疗缺乏统一标准。目前来看,以外科手术和激素治疗为主要治疗手段。BML 的发展过程缓慢,即使不治疗,某些病例中疾病进展可持续数十年。虽然肿瘤本身并不致命,但病变的持续进展,如广泛肺内播散而致呼吸衰竭,可能危及患者的生命。目前,BML 的临床治疗方案基本上由医师根据经验制订,鉴于 BML 对化疗不敏感,手术联合内分泌治疗是较理想的选择,对于能够手术切除的病灶应给予切除,不仅有助于明确诊断,还可用于减轻肿瘤负荷,缓解肿瘤对邻近器官的压迫。多项研究已证实,BML 表达 ER、PR,是激素依赖型肿瘤,一方面,手术除了切除原发及转移病灶外,同时去除卵巢,通过雌激素耗竭使肿瘤萎缩;另一方面,对 ER 和 PR 阳性及保留卵巢功能者,应给予内分泌治疗,可选用抗雌激素类药,如雷诺昔芬、LHRH 或 GnRH。然而,激素治疗并非对所有患者都有效,其不良反应如水肿、疲乏、恶心及绝经后生理功能紊乱等容易造成患者依从性差。对于这类患者,手术减瘤后行密切随访是可行的。因此,正确认识和准确诊断 BML 能避免对患者的过度治疗及延误治疗。冯键报道的 5 例患者均行手术治疗,有 2 例患者行根治性切除,3 例患者胸腔镜下活检,术后 1 例患者给予了内分泌治疗,说明对于该病目前尚缺乏固定的治疗模式,同时也说明在临床工作中对于该病仍缺乏充分认识。该病多为肺内周围型病变,因此当前胸腔镜手术的广泛开展,为这类患者明确诊断与手术治疗提供了微创手术的可能。

PBML 病程缓慢,预后较好。Motegi 等报道 14 例 PBML 患者中 1 年内死亡的仅有 1 例,2 例生存 1~2 年,11 例生存期超过 4 年,最长者生存期超过 30 年。Kayser 等报道的 10 例 PBML,病变切除后中位生存期达 94 个月,而同时观察的 2 例转移性平滑肌肉瘤最长生存期为 22 个月,其他预后相关因素还包括:BML 发生的时间间隔长、多病灶<3 cm、肿瘤组织含中等量的血管、激素受体阳性率高者预后较好。据报道,p53 的高表达常与预后差有关。

总之,BML 是一种生长缓慢、具有良性组织学表现的转移性肿瘤,BML 是起源于子宫的、具有激素依赖性的低度恶性潜能肿瘤性病变。其发病机制仍不十分明确。正确认识和诊断 BML 是恰当处理该类患者的基础,手术联合激素治疗是目前治疗 BML 的理想方法。细致、深入的分子生物学研究可帮助我们发现更好的标志物,以协助准确诊断、合理治疗这种具有转移潜能的平滑肌肿瘤。

二、病理特征

1. 肉眼观察 结节大小不一,边界清楚,切面实性多见,无出血及坏死(图 2-158)。

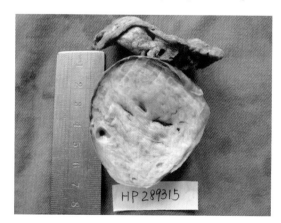

图 2-158 肺内转移性平滑肌瘤大体所见,直径 7cm,一侧见切除的部分肺组织

2. 显微镜检查 肺的转移性肿瘤与子宫原发性肿瘤具有相似的组织病理学形态特点。低倍镜下可见肺组织内多个界线较清的大小不等的结节,肿瘤由梭形细胞构成,为分化成熟的平滑肌细胞,成编织状或束状排列(图 2-159,图 2-160),高倍镜下见细胞形态一致,束状或栅栏状排列,胞质丰富,核呈梭形,无核异型,未见核分裂象及坏死。肿瘤与周围的肺组织界线清楚。结节之间可见残存的肺组织(图 2-161)。

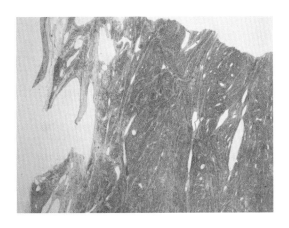

图 2-159 右侧为肺组织，左侧为平滑肌瘤（HE×40）

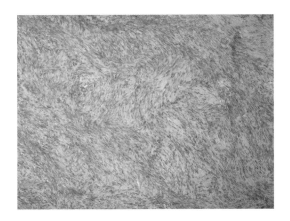

图 2-160 肿瘤细胞呈梭形，编织状排列（HE×100）

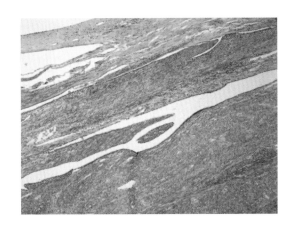

图 2-161 肿瘤上方可见残存的细支气管上皮成分
（HE×100）

3. **免疫表型** 平滑肌标记 vimentin、CD10、desmin（图 2-162）、actin 及 SMA（图 2-163）阳性，ER（图 2-164）、PR（图 2-165）阳

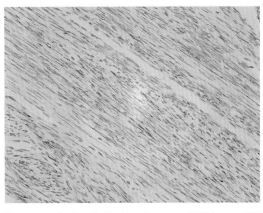

图 2-162 免疫组化标记显示 desmin 阳性（SP×200）

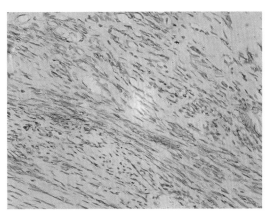

图 2-163 肿瘤细胞表达 SMA（SP×400）

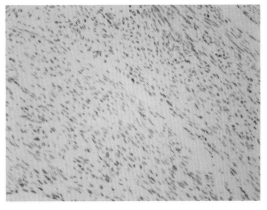

图 2-164 肿瘤细胞表达 ER（SP×200）

119

性率达 100%。一般表现为低增殖性，Ki-67 阴性或＜1%（图 2-166），瘤内残存的肺泡上皮 CH7 和 TTF-1 阳性。

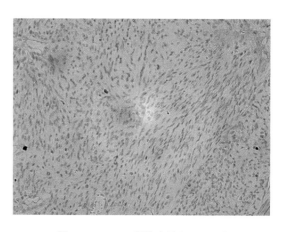

图 2-166　Ki-67 阴性表达(SP×200)

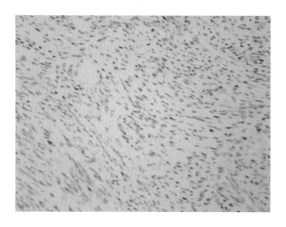

图 2-165　肿瘤细胞表达 PR(SP×400)

三、鉴别诊断

肺良性转移性平滑肌瘤的诊断主要依靠临床病史及病理检查，因其罕见，极易误诊，需与以下疾病相鉴别（表 2-27）。

表 2-27　肺良性转移性平滑肌瘤的鉴别诊断

	临床特点	病理特点	免疫组化
BML	多发肺结节，常发生于有子宫肌瘤史女性，多见于 35—55 岁	病变边界清楚	ER、PR 阳性表达，Ki-67 标记指数＜3%
转移性平滑肌肉瘤	倾向于单发的病变，非常罕见，多发生于老年女性，有子宫等处的原发病灶史	常有细胞异型性、坏死，有丝分裂活动活跃，核分裂≥10/10HPF，并增长迅速	ER、PR 表达弱或不表达，Ki-67 标记指数＞10%
原发性平滑肌瘤	多单发		不表达 ER、PR

四、诊断思路

1. 临床诊断思路　包括：①对育龄期女性、有子宫肌瘤病史、肺内出现结节或弥漫性病变，需考虑 PBML 可能；②有子宫平滑肌瘤病史的妇女，影像上若表现为肺、腹、盆部及血管等部位出现局部囊性、实性或囊实性病变，CT 密度、MRI 信号或强化特征与子宫平滑肌瘤相似，病程进展非常缓慢，结合病史，需考虑到良性转移性子宫平滑肌瘤的可能；③朱富新等认为以下几点有助于临床医

生想到 PBML 的可能，胸部 CT 要有明确的病灶，可为单发或多发结节灶；症状可有可无，有症状可表现为咳痰、胸痛、痰血等，严重时可出现憋喘；肺外其他组织未发现有恶性肿瘤的病灶；有子宫肌瘤病史并进行过手术和肺部结节与子宫肌瘤的病理结果相符。

2. 病理诊断思路　①BML 的诊断标准十分严格，当一位女性患者出现双肺多发占位性病变，组织学显示为良善的梭形细胞肿瘤时，需要考虑 BML 的可能；②诊断前需通过充分取材、细致观察细胞的组织学形态、生

长方式和免疫组织化学染色结果,并结合分子生物学检测结果排除高分化平滑肌肉瘤转移和子宫外原发性平滑肌肿瘤;③由分化良好的梭形细胞组成,胞质嗜酸,胞核短梭形或卵圆形,细胞异型性小,核分裂象罕见,没有凝固性坏死及破坏性生长;④结蛋白、Calponin、平滑肌肌动蛋白等肌源性标记可提示其平滑肌来源,ER、PR 阳性提示子宫来源,Ki-67 阳性指数低、miR-221 表达水平不高等可与平滑肌肉瘤相鉴别;⑤仔细探究病史、积极进行妇科查体并明确子宫平滑肌瘤疾病史,才能从生物学行为上认定 BML 转移的特性;⑥此外,随着分子遗传学的发展,更多的实验室检测手段可协助 BML 的诊断及鉴别诊断。

总之,BML 可能是介于平滑肌瘤和平滑肌肉瘤之间的一种特殊类型的平滑肌肿瘤,即有低度恶性潜能或交界性的平滑肌肿瘤。支持 BML 是子宫良性平滑肌瘤的肺转移的

依据包括子宫原发性灶和肺的转移灶均表达 ER 和 PR,即两者都是激素依赖型肿瘤;80% 的 BML 都表达出半乳糖凝集素-1 和半乳糖凝集素及其可结合位点;子宫原发性灶和肺的转移灶有相同的分子遗传学改变。其发病机制目前认为血管微浸润可能是 BML 与静脉内平滑肌瘤病共同的前驱事件,推测 BML 可能继发于静脉内平滑肌瘤病。值得一提的是,BML 的发病机制与子宫内膜异位症的发病机制相似。子宫内膜异位症也是一种具有恶性生物学行为的良性病变,侵袭性强、广泛种植、易复发。与 BML 相比,子宫内膜异位症是更为常见的妇科疾病,研究较为深入,为进一步认识 BML 提供了参考思路。BML 在多种因素综合作用下发生发展,需要以多学科、多层次、多方位的研究思路,为早日明确其病因寻找到突破。

(王强修 王新美 尹迎春 王新云 曹智新)

参 考 文 献

[1] 林洁,刘从容.良性转移性平滑肌瘤的起源及发病机制.中华病理学杂志,2014,43(10):718-720.

[2] 冯键,叶波,杨煜.肺良性转移性平滑肌瘤 5 例报道.中国肺癌杂志,2014,17(7):550-552.

[3] 冯敏,应建明,刘秀云,等.良性转移性平滑肌瘤 6 例临床病理分析.诊断病理学杂志,2010,17(2):100-103.

[4] 朱富新,孙恒.肺良性转移性平滑肌瘤(附 1 例临床与病理分析).中国肿瘤临床杂志,2011,38(9):353-354.

[5] Awonuga AO,Shavell VI,Imudia AN,et al. Pathogenesis of benign metastasizing leiomyoma:a review. Obstet Gynecol Surv. 2010,65(3):189-195.

[6] 赵利敏,江若霞,李姗,等.良性转移性平滑肌瘤 6 例临床病理分析.临床与实验病理学杂志,2017,33(5):529-533.

第**3**章

胸膜肿瘤WHO组织学分类概述

第一节　概　述

WHO 在 2004 年出版了第 3 版胸部肿瘤分类《肺、胸膜、胸腺及心脏肿瘤病理学和遗传学》10 年之后，出版了第 4 版分类，即《2015 年 WHO 肺、胸膜、胸腺和心脏肿瘤分类》，前后两版分类的主要编写人员均是著名的病理学家 Travis 和 Brambilla 等。新版在相当多的部分沿袭了 2004 年版的内容。在

关于胸膜肿瘤的分类中，新版除了重点介绍胸膜肿瘤病理组织学分类/分型外，对免疫组织化学和分子遗传学问题有了更多的表述，而且更加强调病理诊断和临床联系的重要性，为肿瘤工作者提供了胸膜肿瘤组织学和遗传学分型全新的准则（表 3-1）。

表 3-1　WHO(2015)胸膜肿瘤组织学分类

1. 间皮瘤	
1.1 弥漫性恶性间皮瘤	
1.1.1 上皮样间皮瘤	9052/3
1.1.2 肉瘤样间皮瘤	9051/3
1.1.3 促结缔组织增生性间皮瘤	9051/3
1.1.4 双相型间皮瘤	9053/3
1.2 局限性恶性间皮瘤	
1.2.1 上皮样间皮瘤	9052/3
1.2.2 肉瘤样间皮瘤	9051/3
1.2.3 双相型间皮瘤	9053/3
1.3 高分化乳头状间皮瘤	9052/1
1.4 腺瘤样瘤	9054/0
2. 淋巴增生性病变	

（续　表）

2.1 原发性渗出性淋巴瘤	9678/3
2.2 伴慢性炎症性弥漫性大 B 细胞淋巴瘤	9680/3
3. 间叶性肿瘤	
3.1 上皮样血管内皮瘤	9133/3
3.2 血管肉瘤	9120/3
3.3 滑膜肉瘤	9040/3
3.4 孤立性纤维性肿瘤	8815/1
3.4.1 恶性孤立性纤维性肿瘤	8815/3
3.5 韧带样纤维瘤病	8821/1
3.6 钙化性纤维性肿瘤	8817/0
3.7 促结缔组织增生性圆形细胞肿瘤	8806/3

注：形态学代码采用肿瘤学疾病国际分类（ICD-O）｛463B｝。生物行为学编码：良性肿瘤为/0，非特定、交界性或未确定生物学行为的为/1，原位癌及上皮内瘤变Ⅲ为/2，恶性为/3。

第二节　2015 年版新分类的主要变化

相比肺肿瘤的分类，由于更多地结合和反映了多学科的分类意见而变化较多，新版胸膜肿瘤分类变化则较小，依然保持了间皮瘤、淋巴增生性病变和间叶性肿瘤三部分的总体分类。

在间皮瘤分类的局限性恶性间皮瘤项下，新增加了进一步的亚型分类，即分别列出了上皮样间皮瘤、肉瘤样间皮瘤和双向型间皮瘤，与弥漫性恶性间皮瘤的亚型基本一致。去掉了"间皮来源的其他肿瘤"这一笼统的分类名称，在 2004 年版中列于其下的高分化乳头状间皮瘤和腺瘤样瘤，与弥漫性恶性间皮瘤、局限性恶性间皮瘤并列。

在淋巴增生性病变中没有继续使用脓胸相关淋巴瘤的名称，而是采用了伴慢性炎症性弥漫性大 B 细胞淋巴瘤这一新名称，与 2008 年版 WHO 造血与淋巴组织肿瘤分类保持了一致。慢性炎症相关的弥漫性大 B 细胞淋巴瘤是在长期慢性炎症的基础上发生

的淋巴瘤，与 EB 病毒有关，60％以上病例 EB 病毒潜伏感染模式为Ⅲ型，大部分病例可以累及体腔或体腔内狭窄间隙。脓胸相关淋巴瘤是伴慢性炎症性弥漫性大 B 细胞淋巴瘤的一种原型形式，常有 20～40 年的脓胸病史。尽管原发性渗出性淋巴瘤也发生于胸腔，但与伴慢性炎症性弥漫性大 B 细胞淋巴瘤不同，其特征性表现为淋巴瘤样浆液性渗出物，无肿瘤实体存在。伴慢性炎症性弥漫性大 B 细胞淋巴瘤和原发性渗出性淋巴瘤分别是单独的肿瘤实体。

在间叶性肿瘤类型中，增加了孤立性纤维性肿瘤的恶性类型，增加了韧带样纤维瘤病，并使用钙化性纤维性肿瘤的名称取代了胸膜钙化瘤这一名称。孤立性纤维性肿瘤中约有 10％的病例含有不典型形态区域，细胞密度增加，核异型性明显，核分裂易见，可出现坏死，形态类似于纤维肉瘤或多形性未分化肉瘤（恶性纤维组织细胞瘤），临床具有较

明显的侵袭性,复发和转移率高,属于恶性。恶性孤立性纤维性肿瘤在2013年WHO软组织肿瘤分类中就被明确列出,生物学行为编码标注为/3,新版胸膜肿瘤分类体现了这一新认识。韧带样纤维瘤病属于成纤维母细胞、肌成纤维细胞性软组织肿瘤的中间型,主要有腹壁纤维瘤病、腹壁外纤维瘤病、腹腔内和肠系膜纤维瘤病三大类,边界不清,侵袭性生长,难以手术切除干净,手术后易复发。韧带样纤维瘤病也可以发生于胸膜,与腹腔内类型相似。钙化性纤维性肿瘤主要发生于青少年,表现为局部缓慢生长的无痛性肿块,特征性的组织学表现为胶原化的纤维结缔组织间可见散在的沙砾小体或钙化灶,间质可有淋巴细胞、浆细胞灶状浸润。有学者认为,钙化性纤维性肿瘤可能是炎性假瘤/炎性肌成纤维细胞瘤的晚期表现,但也有学者指出其不表达actin和ALK-1,不能证明与炎性肌成纤维细胞肿瘤有直接关系。与新版心脏肿瘤分类取消了上皮样血管内皮瘤,将其合并在血管肉瘤中不同,胸膜肿瘤分类在间叶性肿瘤中保留了上皮样血管内皮瘤这一类型,与血管肉瘤并列,但生物学行为编码由2004年版的/1改为/3,实际上也做到了与2013年WHO软组织肿瘤分类的认识一致。

第三节 恶性间皮瘤的诊断

间皮肿瘤是发生在胸膜的最多见的肿瘤,非肿瘤性间皮病变、良性间皮瘤、恶性间皮瘤的临床表现常缺乏特异性,组织学形态也常极为相似,诊断比较困难。尤其是恶性间皮瘤,除需要与非肿瘤性间皮病变、良性间皮瘤鉴别外,还需要与转移性肿瘤鉴别。恶性间皮瘤组织学分型分为上皮样型、肉瘤样型、双向型。上皮样型最多见,可呈腺管状、管状乳头状、微乳头状、条索状、筛状、实性片状、巢状等组织形态,肿瘤细胞可为立方形、多角形、蜕膜样、小细胞样、透明细胞样,间质可有黏液样变性;肉瘤样型肿瘤细胞多呈梭形,束状排列。双向型既有上皮样成分又有肉瘤样成分,每种成分至少应达到10%。恶性间皮瘤一般不分级。免疫组化检测在恶性间皮瘤的诊断中具有重要作用。推荐使用的标志物有calertinin、CK5/6、D2-40和WT-1等,其中以calretinin特异性和敏感性最强,对D2-40的作用认识还有分歧,有作者认为其对间皮瘤非常敏感和特异,也有作者认为这种诊断作用可能被放大了。我国的软组织肿瘤病理诊断免疫组化指标选择专家共识(2015)专门提出了恶性间皮瘤与肺腺癌及卵巢浆液性腺癌的免疫组化鉴别诊断的参考指标(表3-2)。分子病理学技术在间皮肿瘤的诊断和鉴别诊断中的应用也有进展,但尚未发现恶性间皮瘤的特异性分子异常改变,尚无可以确诊恶性间皮瘤的分子生物学指标。目前,分子生物学诊断最大的作用是能够对酷似恶性间皮瘤的其他肿瘤,如滑膜肉瘤、原始神经外胚层肿瘤、促纤维增生性小圆细胞肿瘤等确定诊断。

表3-2 恶性间皮瘤与肺腺癌及卵巢浆液性腺癌的免疫组化鉴别诊断

标志物	恶性间皮瘤	肺腺癌	卵巢浆液性腺癌
calretinin	+	−	−
CK5/6	+	−/+	−/+
WT-i	+	−	+
D2-40	+	−	−

（续 表）

标志物	恶性间皮瘤	肺腺癌	卵巢浆液性腺癌
CEA（单克隆）	−	＋	−/＋
Moc-31	−	＋	＋
B72.3	−	＋	＋
BG8	−	＋	＋
Ber-EP4	−	＋	＋
TTF-1	−	＋	−
Napsin A	−	＋	−
PAX8	−	−	＋
ER、PR	−	−	＋

第四节　胸膜活检的诊断

　　WHO 分类提出了恶性间皮瘤的相关诊断程序。通过胸腔镜下或影像学引导下穿刺活检获得标本，也可采用开放性活检，但不需要为确诊进行胸廓切开手术，并且要尽量避免这种手术操作，以减少肿瘤种植性播散的危险。胸腔积液的细胞学标本有时可以为诊断提供足够的标本，但仅靠细胞学检查来诊断弥漫性恶性间皮瘤被认为几乎是不可能的。活检组织可以用于免疫组化检查，有利于确诊。获取胸膜标本后首先要确定标本是否合格，即观察有无间皮细胞，然后判断间皮细胞有无异常。如果间皮细胞存在异常，要考虑反应性间皮增生或间皮肿瘤。发现复杂的乳头状结构或浸润生长方式，则提示为恶性间皮瘤。活检组织显示不同的细胞形态和结构时，需要进行的鉴别诊断也有所不同。出现上皮样细胞成分，特别是显示腺样结构时，重点需要与转移性癌鉴别；上皮成分呈实性排列，需要鉴别的包括转移癌、滑膜肉瘤、黑色素瘤、生殖细胞肿瘤等；出现小细胞形态时，要考虑小细胞癌、淋巴瘤、促纤维增生性小圆细胞肿瘤、原始神经外胚层瘤等；上皮样细胞呈透明细胞样时，要考虑转移癌、血管周上皮样细胞肿瘤、生殖细胞肿瘤、黑色素瘤等。在活检组织呈肉瘤样时，需要鉴别的肿瘤包括肉瘤样癌、黑色素瘤、单相型滑膜肉瘤、韧带样纤维瘤病、孤立性纤维性肿瘤等。活检组织显示双相分化形态时，需要与肉瘤样癌、伴有促纤维间质反应的癌、双相型滑膜肉瘤、癌肉瘤等鉴别。另外还要特别注意，不管活检组织呈现什么形态，都需要首先考虑排除伴有或不伴有间皮增生的胸膜炎。这就需要与临床密切结合，充分了解病史，了解影像学检查所见。有无已知的其他部位的肿瘤，肿瘤的解剖学分布，肿瘤的生长方式和范围等都应该是重点需要了解的内容。

　　（王新美　李新功　王新云　尹迎春）

参 考 文 献

［1］　Travis WD，Brambilla E，Burke AP，et al. WHO classification of tumors of the Lung，Pleura，Thymus and Heart［M］.Lyon：IARC Press，2015.

［2］　Travis WD，Brambilla E，Müller-Hermelink HK，et al. WHO classification of tumors，

Pathologu and Genetics of Tumours of the Lung，Pleura，Thymus and Heart［M］．Lyon：IARC Press，2004．

［3］ Swerdlow SH，Campo E，Harris NL，et al．WHO classification of tumors of Haematopoietic and Lymphoid Tissues［M］．Lyon：IARC Press，2008．

［4］ Fletcher CD，Bridge JA，Hogendoon PC，et al．WHO classification of tumors of soft tissue and bone［M］．Lyon：IARC Press，2013．

［5］ 安云霞，韦立新.恶性间皮瘤 100 例临床病理分析［J］.诊断病理学杂志，2015，22（3）：156-158．

［6］ 韩安家，阎晓初，王坚.软组织肿瘤病理诊断免疫组化指标选择专家共识（2015）［J］.临床与实验病理学杂志，2015，31（11）：1201-1204．

［7］ 余英豪，黄倩.恶性间皮瘤的分子病理学诊断［J］.诊断病理学杂志，2015，22（5）：257-259，263．

第4章

胸膜肿瘤

第一节　胸膜上皮样恶性间皮瘤

一、临床特征

胸膜恶性间皮瘤（malignant pleural mesothelioma，MPM）起源于胸膜间皮细胞或胸膜下纤维结缔组织，临床少见，占全部肿瘤的 0.02%～0.4%，占胸膜原发肿瘤的 80%。临床上以恶性最为常见。MPM 可发生于脏胸膜和壁胸膜的任何部分，80% 发生于脏胸膜，20% 发生于壁胸膜。国外报道MPM 可发生于任何年龄，但多见于中老年男性，常见于 40—60 岁。MPM 是由环境、生物和遗传因素引起的肿瘤。近几年发病率有所上升，多与石棉密切接触有关。1960 年Wagner 等报道了一组 MPM 在石棉矿工中流行的病例，第一次证明了石棉暴露和MPM 间的关系。现已认识到除了石棉，其他病因或辅助因子与其发生也有关，如猿猴病毒（SV40）、遗传倾向和其他类似毛沸石的矿物纤维。有学者认为，接触射线也是该病的危险因素，目前结核感染也被认为可能促进该病的发生。MPM 可分为上皮样、肉瘤样、促结缔组织增生性（SMM）和双相型（或混合型）4 种类型，其中以上皮样 MPM 最为常见，下面着重介绍上皮样 MPM。

上皮样 MPM 同其他 MPM 一样，早期一般表现胸闷、憋气、气急、咳嗽，最常见的症状为呼吸困难和胸痛，前者主要是由于大量胸腔积液造成，还可能合并有全身症状，尤其是体重减轻和身体不适，其他还有寒战、出汗、体虚、疲劳、食欲缺乏等，也可见肋骨和纵隔淋巴结转移及心包转移。

胸部 CT 是诊断 MPM 最主要的影像技术，一侧胸膜不规则增厚、胸膜厚度＞1cm、纵隔胸膜受累和胸腔积液是胸膜间皮瘤最常见的 CT 影像表现。研究表明，晚期的 MPM（Ⅲ期、Ⅳ期）患者多采用化疗，而早期的患者（Ⅰ期、Ⅱ期）多采用根治性或姑息性手术治疗。MPM 患者胸膜切除后生存时间为 4～12 个月，脏胸膜残存是肿瘤复发的主要原因，而胸膜全肺切除术后生存时间也仅为9～19 个月。由于该疾病被发现时大部分已处于晚期，手术及放疗未能达到根治的作用，因此仍然存在着争议。虽然近年来以铂类为基础的化疗方案联合抗代谢类药物，如培美曲塞已经成为 MPM 一线治疗的标准方案，但对于其能否真正延长患者的生存期及如何选择二、三线治疗目前仍不明确。因此，越来越多的研究者将目光投向了分子靶向治疗。

二、病理特征

1. **肉眼观察** 在病变的早期阶段,间皮瘤表现为壁层胸膜上的多发性、灰黄色、边界不清小结节,有时肿瘤位于脏胸膜,多数初期累及一侧胸腔的下半部,随着病变的发展,结节相互融合并导致脏胸膜和壁胸膜的融合、包裹并紧缩肺,肿瘤厚度可达数厘米。肿瘤切面灰黄色,质硬,沿叶间隙扩散至浆膜下肺组织。

2. **显微镜检查** 根据肿瘤的细胞形态和排列方式:①上皮样 MPM 显示有上皮样细胞的形态(图 4-1),胞质呈嗜酸性,有相对温和的胞核,核分裂不常见,在分化较差者,细胞核染色质较粗有明显核仁,核分裂常见,并见多核瘤巨细胞,上皮样 MPM 最常见的形态结构为管状乳头状、腺瘤样和片状,不甚常见的形态结构包括小细胞、透明细胞和蜕膜样,管状乳头状型表现为管状、具有结缔组织轴心的乳头状、裂隙状和小梁状结构等不同成分的结合。覆于管状和乳头状结构的细胞呈扁平状至低立方状,形态相对温和,偶可见砂粒体。腺瘤样型显示存在微囊结构,伴花边样、腺样囊性或印戒状,但中性黏液不着色。实性、单一的、相对不黏附的多角形细胞片块,类似大细胞癌或淋巴瘤,不常见。②肉

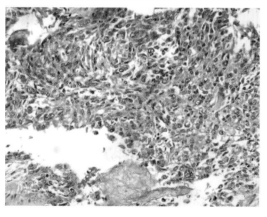

图 4-1 上皮样 MPM 由成串的上皮样细胞构成,瘤细胞胞质丰富,呈嗜酸性(HE×100)

瘤样型 MPM 有梭形细胞构成,细胞排列成束状或杂乱分布(图 4-2)。③促结缔组织增生性 MPM 的特征是致密的胶原组织被不典型细胞分隔,排列呈席纹状或"无构型"形式(图 4-3)。④双相型(或混合型)MPM:约30%的病例具有上皮样和肉瘤样两种结构(图 4-4)。

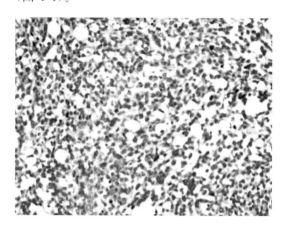

图 4-2 肉瘤样 MPM 由梭形细胞构成,瘤细胞排列杂乱(HE×100)

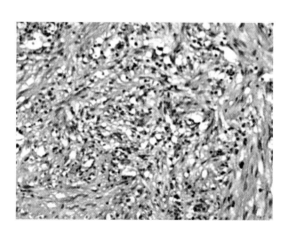

图 4-3 促结缔组织增生性 MPM 由致密的胶原组织被不典型瘤细胞分隔(HE×100)

3. **免疫表型** 最有用的间皮标记物主要是 CK(AE1/AE3)、calretinin(图 4-5)、D2-40 及 vimentin,上皮样 MPM 可显示 WT-1、CK5/6(图 4-6)及 vimentin(图 4-7)阳性,MPM 的肉瘤样型 actin、desmin 及 S-100 可

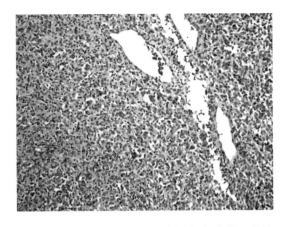

图 4-4 双相型 MPM 具有上皮样和肉瘤样两种结构(HE×100)

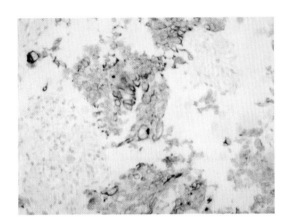

图 4-5 上皮样 MPM 瘤细胞 calretinin 弥漫阳性(SP法×100)

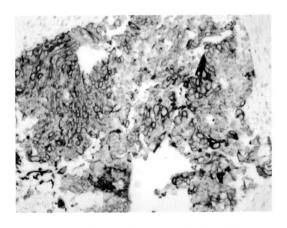

图 4-6 上皮样 MPM 瘤细胞 CK5/6 弥漫阳性(SP法×100)

阳性。D2-40 在上皮型 MPM 阳性表达率在 $85\%\sim100\%$ 之间,肉瘤型 MPM D2-40 不表达或者仅为胞质弱阳性表达。

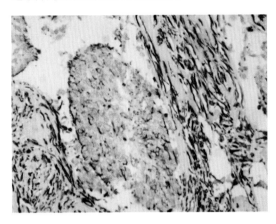

图 4-7 上皮样 MPM 瘤细胞 vimentin 弥漫阳性(SP法×100)

4. 细胞遗传学 在上皮样 MPM 中,常可见 9p21 上的 CDKN2A/ARF 位点灭活。CDKN2A/ARF 编码了肿瘤抑制基因 p16 和 p14。常可见此位点的纯合性缺失,肿瘤抑制基因 NF2 位于染色体 22q12,MPM 细胞中的该位点常发生突变。并且在数个染色体位置(3p、7q、15q、17p)上表现出显著变异。

三、鉴别诊断

上皮样 MPM 在临床上是比较罕见的肿瘤,恶性程度高,诊断比较困难,容易误诊为其他良恶性疾病,需与以下疾病相鉴别(表 4-1)。

表 4-1　上皮样 MPM 的鉴别诊断

	临床特点	病理特点	组化及免疫组化
上皮样 MPM	主要见于 60 岁以上的患者,最常见的症状是呼吸困难和进行性胸痛,胸痛剧烈,胸腔积液形成后胸痛不缓解,影像学上多表现为一侧胸膜弥漫性增厚,常累及纵隔胸膜呈环状增厚,伴有大量胸腔积液(无纵隔移位)、胸壁受侵和淋巴结转移	肉眼上,特征性的表现是在增厚的胸膜上有多发性、灰白色、边界不清的结节,肿瘤侵犯胸壁的脂肪和肌肉具有特征性,显微镜下肿瘤呈乳头状、假腺泡状或形成实性巢索,胞浆丰富嗜酸	MPM 常产生大量透明质酸,可通过奥辛蓝或胶体铁染色证实,上皮样 MPM 中敏感性最高的抗体 CK5/6（83%）、HBME-1（85%）及 calretinin（92%～100%),特异性最高的抗体是 CK5/6(85%)、WT-1(96%)、vimentin 及 D2-40 也阳性
结核性胸膜炎	多见于年轻人,咳嗽、干咳或有少量黏液痰、咯血、午后低热、胸痛,有结核接触史,胸腔积液形成后胸痛很快消失,CT 为胸膜局限性增厚。CT 增强扫描无强化现象	胸腔积液检查以淋巴细胞为主,间皮细胞<5%,胸膜活检的阳性率 60%～80%	活检组织或胸腔积液抗酸染色阳性
胸膜转移性肺腺癌	呼吸困难、咳嗽和胸痛是最常见的症状,CT 扫描显示肺腺癌实性结节,毛玻璃不透光等	主要的组织学类型是腺泡状、乳头状及实性腺癌	肺腺癌中敏感性最高的抗体是 MOC-31 和 BG8(各为 93%),特异性最高的抗体是 CEA(97%)和 TTF-1(100%)

四、诊断思路

1. **临床诊断思路**　上皮样 MPM 可发生于任何年龄,常见于 40－60 岁,起病隐匿,病程初期临床症状不典型,可有胸闷、憋气、气急、咳嗽,最常见的症状为呼吸困难和胸痛。胸部 CT 是诊断上皮样 MPM 最主要的影像技术,一侧胸膜不规则增厚、胸膜厚度＞1cm、纵隔胸膜受累和胸腔积液是上皮样 MPM 最常见的 CT 影像表现。职业史、临床表现和各种检查相结合可对上皮样 MPM 做出早期正确诊断,易误诊和漏诊,胸腔镜是首选的确诊检查,该检查有助于全面检查胸膜,获取较充足的活检组织[足够的脂肪和(或)肌肉组织以确定是否有肿瘤浸润],其诊断符合率可＞90%。

2. **病理诊断思路**　上皮样 MPM 显示有上皮样细胞的形态,胞质呈嗜酸性,有相对温和的胞核;MPM 的肉瘤样型由梭形细胞构成,细胞排列成束状或杂乱分布;促结缔组织增生性间皮瘤的特征是致密的胶原组织被不典型细胞分隔,排列呈席纹状或"无构型"形式;约 30% 的病例,MPM 具有上皮样和肉瘤样两种结构。最有用的间皮标记物主要是 calretinin、D2-40、CK（AE1/AE3）及 vimentin,上皮样 MPM 可显示 WT-1 及 CK5/6 阳性,肉瘤样型 MPM actin、desmin 及 S-100 可阳性。MPM 作为一种间皮细胞来源的恶性肿瘤,有多种不同的细胞形态,易产生各种误导组织病理学诊断的陷阱,诊断主要依据组织形态学特征,同时根据肿瘤发生的部位及形态学改变等选择合适的免疫标志物,结合临床及影像学资料,确诊应基于免疫组化检查。一些有争议的病例可结合相应的分子检测。

（王新云　韩红梅　崔海燕　林晓燕）

参 考 文 献

[1] 杨胜发.18 例恶性胸膜间皮瘤的 CT 诊断与鉴别诊断[J].中国初级卫生保健,2013,2(12):126-127.

[2] 孟宇宏,张建中.胸膜间皮瘤的 TNM 分类[M].北京:人民卫生出版社,2006.

[3] 朱华晨,周剑,杨蓉,等.胸膜间皮瘤 CT 影像与临床预后的相关性分析[J].中华医学杂志,2014,94(25):1970-1972.

[4] 马春兰,易群.恶性胸膜间皮瘤 1 例报告[J].临床肺科杂志,2012,17(2):373.

[5] 宋作庆,徐萧洪.欧洲呼吸学会和欧洲胸外科医师学会恶性胸膜间皮瘤诊疗指南[J].中国肺癌杂志,2010,12(10):23-45.

第二节　胸膜孤立性纤维性肿瘤

一、临床特征

胸膜孤立性纤维性肿瘤(solitary fibrous tumor of pleura,SFTP)是一种较为少见的梭形细胞肿瘤,起源于表达 CD34 抗原的树突状间质细胞,并具有向成纤维细胞、肌成纤维细胞分化的特征。它最初由 Klemperer 等 1931 年报道,主要发生在胸膜,曾被称为"局限性纤维间皮瘤""胸膜下纤维瘤"等,有良性、恶性之分。此病多发生于脏胸膜,也可发生于壁胸膜。迄今为止,认为其可发生在全身各部位。其组织学形态复杂、多样,生物学行为难以预测。多发生 25—70 岁的成人,平均年龄在 50 岁,性别与年龄方面不存在差异。由于孤立性纤维性肿瘤生长速度较慢,早期无明显临床症状,其病情不易被明确诊断。随着肿瘤的增长,患者常表现为气短、胸痛、胸闷及呼吸困难等压迫性症状。有文献报道该病还可以表现为症状性低血糖及肥大性肺骨关节病。肥大性肺骨关节病是 SFTP 最常见的伴瘤综合征,患者通常表现为关节炎样症状,包括关节肿胀、僵直、踝关节水肿、关节痛及长骨疼痛,特别是胫骨骨膜突出部分的疼痛。常在肿瘤切除后几小时至数天后缓解,提示可能与细胞分泌激素或神经递质有关。

胸部 X 线片在原发性胸膜肿瘤的影像学诊断上仍是选择的最基本方法,它可以提供本病诊断的重要线索。胸膜孤立性纤维性肿瘤 X 线特征为胸腔一侧较大的肿块,肿块位于单侧胸腔内,邻近肺组织及纵隔被挤压,边缘较光整,未见明显分叶征象,较少伴有胸腔积液或钙化,但难以鉴别其来源。CT 具有良好的敏感性及特异性,在鉴别肿瘤位置、大小、周围毗邻等方面具有其他检查无法相比的优势,影像学显示:①大多具有明显清晰的包膜,提示包膜的产生可能为孤立性纤维性肿瘤的重要征象;②界清、单发的卵圆形、圆形的浅分叶软组织密度肿块,钙化现象较少发生;③肿瘤平扫可见不规则低密度区或均匀密度区,增强扫描显示不均匀密度区强化,"地图样"强化明显。肿瘤内可见到纤曲、粗大血管。该病大多数预后良好,存活率高,手术切除是治疗该病的金标准。对于较小(＜5 cm)的带蒂肿瘤,可行胸腔镜切除。对于较大的肿瘤,行开胸术。少数组织学形态良性的 SFTP 可复发并转化为恶性,甚至转移。SFTP 术后辅助治疗尚未达成共识。国外一项大样本研究显示术后预后多良好,10 年生存率可达 97.5％,无瘤生存率可达 90.8％。

二、病理特征

1. 肉眼观察　SFTP 在胸腔内,常为孤立性肿块,可隆起于胸膜,也可呈息肉状向腔内生长,病灶大体上呈结节状或分叶状肿块,边界清楚或被覆纤维性假包膜。肿瘤切面因含血管、出血等颜色不同,一般为灰白色,质地因含胶原量多少而软硬不一。可见黏液样变、出血,少数可有钙化。

2. 显微镜检查　SFTP 瘤细胞呈梭形,细胞质嗜酸性或淡染,细胞核呈梭形、短梭形或长杆状,核两端圆钝或稍尖,可出现核内空泡核,分裂象不多见,瘤细胞呈编织状或散乱排列,分布疏密不均,疏松区可见间质胶原化表现,细胞丰富区的细胞分化良好,肿瘤细胞呈多样性,并具备以下特征性形态:①呈梭形,胞浆少或不清,核染色质均匀,无明显异型性,核分裂象不多见,每 10 个高倍镜视野平均有 1～4 个(图 4-8)。②具有细胞密集区与疏松区交替的构象,疏松区中含有大量的胶原纤维(图 4-9),肿瘤间质可发生黏液变性。③肿瘤细胞排列的方式多样,可见席纹状、条索状(图 4-10)、鱼骨状及栅栏状等排列方式。④细胞丰富,可形成血管外皮瘤样结构(图 4-11)。

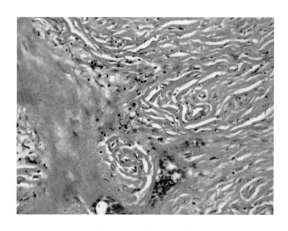

图 4-9　细胞密集区与疏松区交替的构象,疏松区中含有大量的胶原纤维(HE×100)

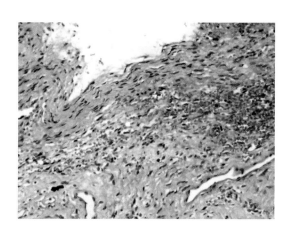

图 4-10　瘤细胞排列呈席纹状和条索状(HE×100)

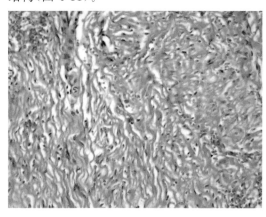

图 4-8　瘤细胞呈梭形,胞质少或不清,核染色质均匀,无明显异型性,核分裂象不多见(HE×100)

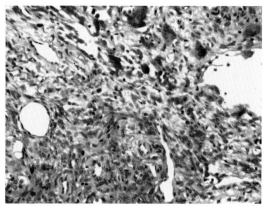

图 4-11　瘤细胞丰富,可形成血管外皮瘤样结构(HE×100)

3. 免疫表型 免疫组化阳性标记为 CD34（图 4-12）（80%～90%）、CD99（图 4-13）（70%）、Bcl-2（图 4-14）（30%）及 vimentin（图 4-15）。CD34 阳性是诊断孤立性纤维瘤的关键指标，大量研究显示，CD34 的阳性表达率与肿瘤的分化有关，一般情况下，在形态学良性的区域 CD34 表达率较高；而在明显间变的区域，CD34 的阳性表达率往往下降或缺失。Bcl-2 是一个细胞凋亡抑制基因家族，研究发现 Bcl-2 在原始间充质细胞中表达，并且是 SFTP 比较特异的标记物，Bcl-2 与 Ki-67 阳性表达分布特点相似，即良性区域低表达，间变区域高表达。当 CD34 表现为阴性时，Bcl-2、CD99 阳性有助于 SFTP 的诊断，CK、S-100、CD68、NF、HHF-35 均为阴性。

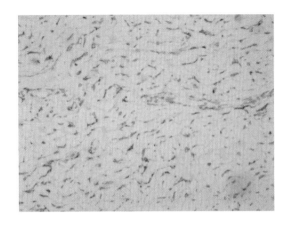

图 4-14 瘤细胞 Bcl-2 弥漫阳性（SP 法×100）

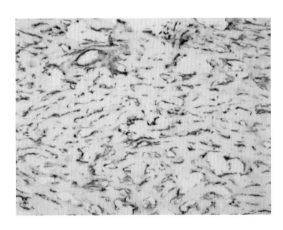

图 4-15 瘤细胞 vimentin 弥漫阳性（SP 法×100）

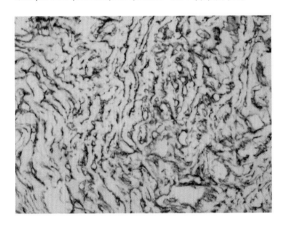

图 4-12 瘤细胞 CD34 弥漫强阳性（SP 法×100）

4. 细胞遗传学 仅有少数研究报道，SFTP 有细胞遗传学改变。已报道的异常包括：t（4；5）（q13；q26）[436]、46，XY，t（6；17）（q11；q23）、ins（9；12）（q22；q15q24.1）、inv（16）（q13；1q24）[508]。最近的病例出现 12q13-15 重排，与软组织和脑膜的血管外皮细胞瘤亚型中所描述的相似。

三、鉴别诊断

与 SFTP 相鉴别的肿瘤很多，极易与其他软组织肿瘤混淆，诊断困难，误诊率高，必要时需通过免疫组织化学和基因检测才能确诊，SFTP 与其他肿瘤的鉴别见表 4-2。

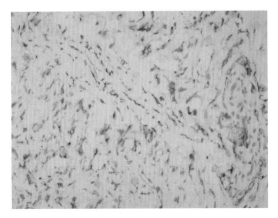

图 4-13 瘤细胞 CD99 弥漫阳性（SP 法×100）

表 4-2 SFTP 的鉴别诊断

	临床特点	病理特点	免疫组化
SFTP	40—60 岁为发病高峰,好发于胸膜,其他器官都可发生,影像学表现边界清楚的孤立性肿块,可隆起于胸膜,也可呈息肉状向腔内生长,肿瘤实质多呈肌肉样等密度	瘤细胞丰富区和稀疏区交替存在,梭形细胞有多种排列方式,多呈血管外皮瘤样排列,瘤细胞间有绳索样胶原纤维,细胞较单一,形态变化小,核分裂和坏死少见	瘤细胞表达 Bcl-2、vimentin 及 CD99,CD34 具有特异性,但不表达上皮标记、desmin 及 S-100
恶性 SFTP	临床及影像学表现与良性 SFTP 无特异性区别,大体检查除了典型的良性 SFTP 肿瘤的特征外还可见黏液样变、出血和坏死,提示肿瘤为恶性	除了典型的良性 SFTP 形态学表现外,还可见恶性表现:①细胞生长活跃,密集分布;②细胞多形性;③核分裂象多见,一般每 10 个高倍镜视野>4 个;④肿瘤性坏死。此外,肿瘤广泛浸润也是诊断恶性的重要依据	恶性的 SFTP 并不总是表达 Bcl-2 及 CD34,明显间变的区域,CD34 的阳性表达率往往下降或缺失。Ki-67 过度表达预示肿瘤恶性倾向,β-catenin 高表达和其恶性转化相关
单相纤维型滑膜肉瘤	平均发病年龄 47 岁,除胸腔积液外,胸痛是最常见的表现,还可出现呼吸困难或气胸	由梭形或胖梭形相对一致的细胞组成,交织短条索状或旋涡状排列,分化差者可以呈鱼骨样或“人”字形排列	肿瘤细胞表达 vimentin、Bcl-2 和 CD99,局灶性角蛋白和(或)EMA 阳性,CD34 阴性,并产生 SYT-SSX 融合基因
血管外皮细胞瘤	最常见于 50—60 岁中老年人,发生于胸壁者少见,持续性咳嗽、血痰及胸痛,影像学表现密度均匀、边界较清楚的阴影	瘤组织由互相连接的不典型毛细血管构成,或由分化不良的外皮细胞构成。细胞呈圆形或梭形,并有纤维组织及组织细胞浸润,细胞组织形态较单一。无明显的胶原纤维或间质玻璃样变区域	瘤细胞 CD34 及 CD99 阳性,角蛋白、actin 及 S-100 阴性
纤维肉瘤	30—60 岁成年人多见,好发四肢,尤其大腿。多数肿瘤位于深部软组织,多表现为缓慢生长的肿块,发生于胸膜者罕见	瘤细胞具有一致性,往往呈“人”字形或鱼骨样排列,核分裂多见,常有坏死	肿瘤细胞表达 vimentin,灶性表达 actin,不表达 Bcl-2、CD99,CD34、EMA、CK、CK7、CAM5.2、CK19
肉瘤样恶性间皮瘤	恶性间皮瘤多见于 60 岁以上男性,多有石棉接触病史,常表现为呼吸困难、气促和胸痛等	肉瘤样恶性间皮瘤由梭形细胞构成,细胞排列成束状或杂乱分布	肿瘤细胞表达 CKAE1/AE3、calretinin 及 vimentin、actin、desmin 及 S-100 可阳性,D2-40 不表达或仅为胞质弱阳性表达

四、诊断思路

1.临床诊断思路　SFTP 常好发于中老年人,无性别差异,患者表现为慢性进行性胸闷气短,活动后加重;咳嗽、胸痛、劳力性呼吸困难,缺乏特异的临床症状,可伴发肺性骨关节病、杵状指、发作性低血糖;同时,患者血液学指标及影像学表现缺乏特异性;胸部 X 线片示胸部占位;胸部 CT 示:胸腔占位,边界较清晰,密度相对均匀或呈现低密度的液化坏死灶及增强的血管高密度影;伴或不伴有胸腔积液,肿瘤体积大,挤压肺、纵隔内脏器,肺不张、纵隔移位,邻近骨质无破坏。

2.病理诊断思路　肿瘤组织主要由梭形细胞构成,可见程度不同的细胞丰富区及细胞稀疏区,瘤细胞呈短梭形或卵圆形,核分裂象因病变程度而异,部分区域可富于鹿角

形血管并形成血管外皮瘤样结构,此时应该与血管外皮瘤鉴别,真正的血管外皮瘤非常少见,组织学上表现为圆形或短梭形的肿瘤细胞、内有薄壁分支状血管并形成所谓鹿角状的典型图像,免疫组化显示大多数呈 actin 及 desmin 阴性,仅 CD34 及 CD99 阳性。认为血管外皮瘤与 SFTP 两者有重叠之处,但血管外皮瘤组织形态较单一,而 SFTP 的血管外皮瘤样改变只占肿瘤的一部分,不构成肿瘤的主体。SFTP 瘤细胞间可见丰富的胶原纤维,可伴玻璃样变性或黏液样变,部分病例夹杂成熟脂肪细胞。

值得提出的是,诊断 SFTP 的免疫组化标记并不具特异性,除 SFTP 外,多种软组织肿瘤均可表达,因此,需结合大体、组织学特点及免疫组化结果等检查才能最终确诊。

（王新云　崔海燕　韩红梅　许雅丽）

参 考 文 献

[1] Ramdial PK,Madaree A.Aggressive CD34-positive fibrous scalp lesion of childhood:Extrapulmonary solitary fibrous tumor[J].Pediatr Dev Pathol,2001,4(3):267-275.

[2] Liu J,Cai C,Wang D,et al.Video-assisted thoracoscopic surgery(VATS)for patients with solitary fibrous tumors of the pleura[J].J Thorac Oneol,2010,5(2):240-243.

[3] Sanchez-Mora N,Cebollero PM,Monroy V,et al.Clinico-pathological features of solitary fibrous tumors of the pleura:A case series and literature review[J].Arch Born-coneumol,

2006,42(2):96-99.

[4] Cardillo G,Carbone L,et al.Solitary fibrous tumors of the pleura:an analysis of 110 patients treated in a single institution[J].Ann Thorac Surg,2009,88(5):1632-1637.

[5] Mosquera JM,Fletcher CD.Expanding the spectrum of malignant progression in solitary fibrous tumors:a study of 8 cases with a discrete anaplastic component:is this dedifferentiated SFT[J].Am J Surg Pathol,2009,33(9):1314-1321.

第三节　促结缔组织增生性小圆细胞肿瘤

一、临床特征

促结缔组织增生性小圆细胞肿瘤(desmoplastic small round cell tumor,DSRCT)是一种好发于青少年腹腔和盆腔内

的临床上极其罕见的高度恶性软组织肿瘤,由 Gerald 和 Rosai 于 1989 年首先描述,1991 年正式命名。瘤细胞的分化方向尚不确定,可表达上皮、间叶和神经等多种免疫表型,细胞遗传学上具有特异性的 t(11;22)

(p13;q12)染色体异位产生的 EWS-WT1 融合基因。DSRCT 比较少见,多发生于青少年和儿童,平均年龄 21 岁,年龄范围为 3—52 岁,男性明显多于女性,男女比例约为 4:1,90% 以上的病例发生于腹腔和盆腔内,余者病例发生于胸膜、睾丸旁、颅内、肝、肺、纵隔、鼻旁窦、卵巢和胰腺等少见部位。发生于胸膜的 DSRCT 极为罕见,也最容易误诊,临床表现不特异,可以呈弥漫性或结节状生长,似间皮瘤,可出现胸腔积液。

DSRCT 影像学没有特征性表现,B 超、CT 和 MRI 常显示胸腔内体积较大的结节状肿块或胸膜弥漫性增厚,而实质脏器并无明确的原发性病灶,多数病例呈多灶性,很少表现为单个结节状病灶,常类似于间皮瘤。肿块中央常呈低衰减(low attenuation)信号,提示为出血或坏死,一些病例可见钙化灶。

DSRCT 具有高侵袭性,临床治疗非常棘手,是疗效极差的肿瘤。目前学者们尚未摸索出有效的治疗模式,绝大多数患者于数月内因疾病进展而死亡。DSRCT 患者常常在诊断时即因肿物较大、侵犯范围较广,或已经出现肝转移,而仅采取姑息性的减瘤术,以减轻临床症状,但姑息性减瘤术对 DSRCT 患者预后的影响目前尚存争议,Biswas 等进行的一项回顾性研究结果显示,采用根治性手术切除的方式能够延长 DSRCT 患者的生存期;进一步分层分析的结果提示,这种生存获益的患者群体主要是原发于腹腔外且病变局限的患者。DSRCT 是一类预后差、长期生存率低的软组织肿瘤。根治性手术治疗、全身高剂量化疗或放射治疗均能够延长 DSRCT 患者的生存期,改善预后,但采用根治性手术联合化疗或放疗及化疗联合手术的疗效更好。

二、病理特征

1. **肉眼观察** 肿块往往呈多结节状或分叶状,体积较大,最大者直径可达 40cm,多表面光滑,切面呈灰白色至灰褐色,质地坚韧或坚硬,可见出血、囊性变或坏死灶。

2. **显微镜检查** 瘤细胞由形态较为一致的小圆形、卵圆形或短梭形细胞聚集成界线清楚、大小不等、形状不一的巢状或条索状结构(图 4-16,图 4-17),部分大的瘤细胞巢中央可见灶性坏死或伴有囊性变。巢内瘤细胞排列紧密,核呈圆形或卵圆形,深染,核仁不清,核分裂象易见,胞质稀少,胞界不清(图 4-18)。周围为大量增生的致密纤维结缔组织,间质硬化(玻璃样变性),少数病例呈纤维

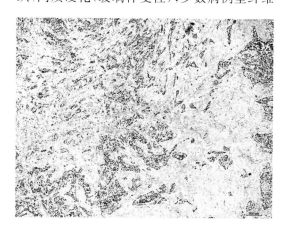

图 4-16　肿瘤组织呈片巢状、条索状结构,呈浸润性生长(HE ×40)

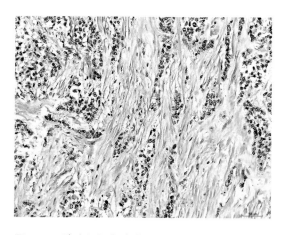

图 4-17　肿瘤组织条索状浸润生长,富于硬化间质(HE ×100)

黏液样,梭形细胞多呈平行的束状排列,形态上类似纤维/肌成纤维细胞。少数病例报道有瘤细胞形态变异,包括灶性上皮分化、瘤细胞呈空泡状或横纹肌样,排列成腺泡状或管腔样结构,甚至菊形团样结构(图4-19)。偶尔有些瘤细胞较大,多形性更明显。

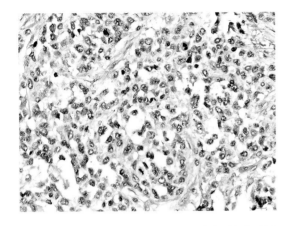

图4-18 肿瘤细胞界线不清,胞质稀少,核分裂易见(HE ×400)

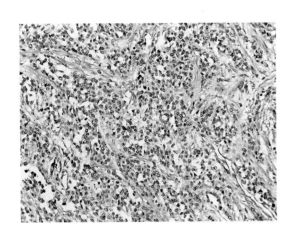

图4-19 肿瘤组织内出现菊形团结构(HE ×100)

3. 免疫表型 瘤细胞呈多向分化,但主要表达 CKAE1/AE3(图4-20)、EMA、vimentin、desmin 和 NSE(图4-21)。部分病例还可表达 CAM5.2、CgA、Syn 和 CD57 等标记,其中 vimentin 和 desmin 为特征性的核旁点状染色,由于其他类型的小圆细胞恶性肿瘤 CK 和 desmin 很少同时阳性,因此这两项指标被认为是 DSCRT 最具特异性的免疫指标,对细胞学涂片和组织学切片都具有重要诊断意义。此外,多数病例表达 WT-1,且细胞核染色,根据 WT-1 基因羧化端研制抗体 C-19,在与其他类型小圆细胞肿瘤,特别是 EWS/pPNET 的鉴别诊断中有重要作用,但少数的横纹肌样肉瘤中也有弱阳性表达。DSRCT 中瘤细胞不表达肌生成素、CK20、CK5/6、myogenin、MyoD1、calretinin 和 CD99。间质成分经常 vimentin 阳性或 SMA 阳性,提示来源于肌成纤维细胞。

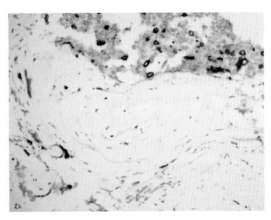

图4-20 肿瘤细胞 CK(AE1/AE3)免疫组化染色部分阳性(SP 法×400)

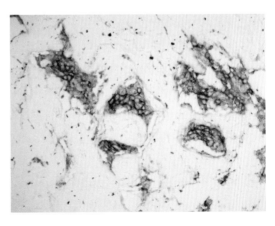

图4-21 肿瘤细胞 NSE 免疫组化染色阳性(SP 法×200)

4.细胞遗传学 90%以上病例含有特异的 t(11;22)(P13;q12),是该肿瘤的独特改变,涉及两个与其他恶性肿瘤有关的染色体区域。此种易位导致 22q12 上的 EWS 肉瘤基因(5′末端,断裂点多位于 7 号外显子,少数位于 8、9 和 10 号外显子)与 11p13 上的 WT1(3′末端,断裂点位于 7 号外显子,少数位于 8 号外显子)基因融合。有趣的是,DSRCT 最常见的原发部位,即体腔浆膜层,在胚胎期可瞬时性高表达 WT1 基因。WT1 表达于中胚叶衍生的组织,主要是那些由间充质转变为上皮的组织,并且表达于发育过程的特定阶段。该分化阶段和 DSRCT 的早期上皮性分化有关。最常检测到的 EWS/WT1 嵌合转录体是 EWS 的前 7 个外显子(编码有转录调节潜能的结构区)和 WT1 的第 8～10 号外显子(编码 DNA 结构域的最后 3 个锌指结构)融合形成的开放读码框。少数变异型可出现多余的 EWS 外显子。EWS-WT-1 融合性基因可通过 RT-PCR 检测,具有较高的敏感性和特异性,不仅适用于新鲜或冻存组织,还可适用于细针穿刺吸取、腹水离心的细胞和石蜡包埋的组织。RT-PCR 检测 EWS-WT-1 融合性基因可应用于 DSRCT 的常规病理诊断中。

三、鉴别诊断

DSRCT 是小细胞恶性肿瘤,与小细胞肿瘤鉴别的疾病很多,而 DSRCT 是具有多向分化的肿瘤,可表达上皮及间叶组织的多项免疫组化标记,另外,发生在胸膜的 DSRCT 极为罕见,容易漏诊,其与其他小细胞恶性肿瘤鉴别见表 4-3。

表 4-3 DSRCT 的鉴别诊断

	临床特点	病理特点	免疫组化
DSRCT	多发生于青少年和儿童,平均年龄 21 岁,腹腔和盆腔多见,男性多于女性,发生于胸腔比较罕见	瘤细胞小圆形、卵圆形或短梭形细胞聚集成界线清楚、大小不等、形状不一的巢状或条索状,部分大的瘤细胞巢中央可见灶性坏死,核呈圆形或卵圆形、深染,核仁不清,核分裂象易见,周围为大量增生的致密纤维结缔组织	瘤细胞主要表达 CK、desmin、vimentin 和 NSE,部分病例还可表达 CAM5.2、CgA、Syn 和 CD57 等标记,其中 vimentin 和 desmin 为特征性的核旁点状染色,特异性的 t(11;22)(p13;q12)染色体异位产生的 EWS-WT-1 融合基因
恶性间皮瘤	低度恶性间皮瘤好发于 20—40 岁女性,恶性间皮瘤多见于 60 岁以上男性,多有石棉接触病史,常表现为呼吸困难、气促和胸痛,心包积液等	恶性间皮瘤常表现为双向分化,分为双向性、上皮样、肉瘤样及促纤维组织增生性间皮瘤。组织学变化多样,而促纤维组织增生性间皮瘤最易与 DSRCT 混淆,其内可见上皮巢,此时免疫组化是鉴别的主要手段	间皮瘤除了表达 vimentin 和上皮标记外,其中 CK5/6、WT1、calretinin 和 D2-40 特异性较强。DSRCT 中 vimentin 和 desmin 核旁点状染色有重要诊断价值,必要时可检测 t(11;22)(P13;q12)

（续　表）

	临床特点	病理特点	免疫组化
胚胎性/腺泡性横纹肌肉瘤	多发生于腔道器官或四肢,胸膜罕见	除小圆细胞外,还可见形态大小不一的横纹肌母细胞,胞浆红染,而纤维组织增生玻璃样变性少见	肿瘤细胞除表达 vimentin 及 desmin 外,尚表达 SMA、MyoD1 和 myoglobin 等肌源性标记,但不表达 CK-AE1/AE3 及 NSE
小细胞差分化性滑膜肉瘤	以 15—40 岁多见,四肢关节周围最好发,但与关节滑膜无关的部位,如头颈部、腹膜、肺、纵隔、心脏、前列腺、阴道等均可发生。心包 SS 患者多表现为气促、呼吸困难和心包积液等	根据上皮细胞和梭形细胞成分比例不同可分为双相型、单相上皮型、单相纤维型及低分化型 4 个亚型,小细胞差分化性滑膜肉瘤与 DSRCT 形态较为相似,但瘤细胞常弥漫分布,大小相对一致,常缺乏纤维性玻璃样变间质	瘤细胞常表达 EMA、CK、CK7、CAM5.2、HBME1、E-cadherin、CK19、vimentin、Bcl-2、CD99 等,具有 t(x;18)(p11.2;q11.2)与 SYT-SSX 融合基因
骨外 EWS/pPNET	好发于年轻人,15—30 岁多见,很少超过 40 岁,男性略多见。主要发生脊柱旁和胸壁,Askin 瘤是儿童胸肺区好发肿瘤,故是需要鉴别的肿瘤	紧密成片或小叶状分布的小圆细胞肿瘤,小叶间可见宽窄不等的纤维间隔,瘤细胞核形规则,圆形或卵圆形,核膜清楚,染色质细致均匀,似粉尘样,核分裂象多少不等,部分瘤细胞核形不规则,在 pPNET 中常见 Homer-wright 菊形团形成。少数病例可见梭形细胞区域,肿瘤常见坏死	瘤细胞表达 vimentin 和 CD99,不同程度表达 NSE 和 Leu-7,S-100、NF 和 CgA 阴性;pPNET 与 Askin 瘤表达 CD99 及 NSE,并不同程度表达 S-100、Leu-7、NF 和 CgA。少数病例表达 CK

四、诊断思路

1. 临床诊断思路　青少年患者,男性多见,常表现为呼吸困难,胸廓不对称,听诊可有胸膜摩擦音,胸腔积液多见,B 超、CT 和 MRI 显示胸腔结节状肿块或胸膜弥漫性增厚,体积较大,实质脏器并无明确的原发性病灶,多数病例呈多灶性,临床很难做出明确诊断,常常通过手术标本、穿刺活检或脱落细胞学病理明确诊断。

2. 病理诊断思路　DSRCT 是一种分化方向尚不确定,可表达上皮、间叶和神经等多种免疫表型的软组织恶性肿瘤。由形态相对一致的小圆形、卵圆形或短梭形细胞聚集成界线清楚、大小和形状不等的细胞巢,周围间质硬化(玻璃样变性),少数病例呈纤维黏液样。瘤细胞巢中央常见坏死并可见囊性变,少数病例报道有瘤细胞形态变异,灶性上皮分化,部分呈空泡状或横纹肌样,排列成腺泡状或管腔样结构,甚至菊形团样结构。偶尔有些瘤细胞较大,多形性明显。发生在胸膜的 DSRCT 极为罕见,首先要与恶性间皮瘤鉴别,恶性间皮瘤免疫表型与 DSRCT 有部分重叠,但 calretinin 和 D2-40 特异性较强,而 DSRCT 同时表达 CK 和 desmin 可做出明确诊断。DSRCT 与胸膜转移性小细胞神经内分泌癌需要鉴别,组织形态都是小圆细胞恶性肿瘤,尤其穿刺标本是鉴别重点,小细胞癌往往具有原发灶且 TTF-1、CgA、Syn 及 CD56 阳性,而 vimentin 阴性。当细胞出现横纹肌样分化时要与胚胎性/腺泡性横纹肌肉瘤鉴别,胚胎性/腺泡性横纹肌肉瘤除了表达 desmin 外,还表达 MyoD1 和 myoglobin 等肌源性标记,但不表达上皮标记。

总之,DSRCT 是小圆细胞恶性肿瘤,其要鉴别的肿瘤很多,包括淋巴造血肿瘤、恶性黑色素瘤、骨外 EWS/pPNET、差分化性小细胞滑膜肉瘤、恶性间皮瘤、胚胎性/腺泡性横纹肌肉瘤、胸腺癌及转移性小细胞癌等,这一类肿瘤仅靠组织学很难明确诊断,辅助免疫组织化学基本能诊断明确,若免疫组化仍很难明确诊断,PCR 检测 t(11;22)(P13;q12)基因可最终确诊。

（王新云　张恒明　韩红梅　相新新）

参 考 文 献

[1] Biswas G,Laskar S,Banavali SD,et al.Desmoplastic small roundcell tumor:extra abdominal and abdominal presentations and theresults of treatment.Indian J Cancer,2005,42:78.

[2] 邢镨元,石远凯,等.促纤维组织增生性小圆细胞肿瘤的临床特征及治疗模式探讨[J].中华肿瘤杂志,2010,32(2):139-142.

[3] 魏志敏,赵鹏,孙玲玲,等.促纤维组织增生性小圆细胞肿瘤 4 例报道[J].诊断病理学杂志,2012,19(3):222-224.

第5章

心脏肿瘤WHO组织学分类概述

第一节　概　述

2015 年第 4 版 WHO 肺、胸膜、胸腺和心脏肿瘤分类的主要编写者与 2004 年第 3 版分类相同,分类中的肺肿瘤、胸腺肿瘤部分结合了多学科的意见,变化较多,而心脏分类的内容变化不大。

心脏原发性肿瘤患病率较低,其中近 75% 为良性肿瘤,最多的是黏液瘤,其次为发生于婴幼儿的横纹肌瘤。心脏肿瘤的临床症状不仅取决于肿瘤的大小,在很大程度上还取决于肿瘤发生的解剖部位。如果位于关键位置,即使很小的良性肿瘤也能导致严重的

临床后果。出现症状的肿瘤通常可选择手术切除,但猝死、栓塞、梗阻和心律失常等危险始终是存在的。儿童发生的心脏肿瘤约占所有病例的 9%,其中 93% 为良性肿瘤,横纹肌瘤占绝大部分,但也有高度恶性的低分化肉瘤。对于绝大多数儿童发生的横纹肌瘤和所谓的组织细胞样心肌病的患者,有学者建议只有在出现威胁生命的症状时才手术,因为这类肿瘤会随年龄增长而消退。2015 年 WHO 心脏肿瘤分类见表 5-1。

表 5-1　WHO(2015)心脏肿瘤组织学分类

1. 良性肿瘤和瘤样病变	
1.1 横纹肌瘤	8900/0
1.2 组织细胞样心肌病	
1.3 成熟心肌细胞错构瘤	
1.4 成人型富于细胞性横纹肌瘤	8904/0
1.5 心脏黏液瘤	8840/0
1.6 乳头状弹性纤维瘤	
1.7 血管瘤,非特指型	9120/0
1.7.1 毛细血管瘤	9131/0
1.7.2 海绵状血管瘤	9121/0

（续　表）

1.8 心脏纤维瘤	8810/0
1.9 脂肪瘤	8850/0
1.10 房室结囊性肿瘤	8454/0
1.11 颗粒细胞瘤	9580/0
1.12 神经鞘瘤	9560/0
2. 生物学行为未明性肿瘤	
2.1 炎性肌成纤维细胞瘤	8825/1
2.2 副神经节瘤	8680/1
3. 生殖细胞肿瘤	
3.1 畸胎瘤,成熟型	9080/0
3.2 畸胎瘤,未成熟型	9080/3
3.3 卵黄囊瘤	9071/3
4. 恶性肿瘤	
4.1 血管肉瘤	9120/3
4.2 未分化多形性肉瘤	8830/3
4.3 骨肉瘤	9180/3
4.4 黏液纤维肉瘤	8811/3
4.5 平滑肌肉瘤	8890/3
4.6 横纹肌肉瘤	8900/3
4.7 滑膜肉瘤	9040/3
4.8 混杂性肉瘤	
4.9 心脏淋巴瘤	
4.10 转移瘤	
5. 心包肿瘤	
5.1 孤立性纤维性肿瘤	8815/1
5.1.1 恶性	8815/3
5.2 血管肉瘤	9120/3
5.3 滑膜肉瘤	9040/3
5.4 恶性间皮瘤	9050/3
5.5 生殖细胞肿瘤	
5.5.1 畸胎瘤,成熟型	9080/0
5.5.2 畸胎瘤,未成熟型	9080/3
5.5.3 混杂性生殖细胞肿瘤	9085/3

注:形态学代码采用肿瘤学疾病国际分类(ICD-O){463B}。生物行为学编码良性肿瘤为/0,非特定、交界性或未确定生物学行为的为/1,原位癌及上皮内瘤变Ⅲ为/2,恶性为/3。

与 2004 年 WHO 分类比较,2015 年分类基本保持了原来的框架,即总的分为心脏肿瘤和心包肿瘤两部分,在心脏肿瘤中主要分为良性肿瘤和瘤样病变、恶性肿瘤,但新分类又进行了一些调整。

第二节　肿瘤类型的增减

新分类的变化之一是对列入分类的肿瘤类型做了部分增减。在心脏肿瘤中添加了"生物学行为未明性肿瘤"和"生殖细胞肿瘤"两组肿瘤。

在良性肿瘤和瘤样病变中,对于血管瘤,2004 年分类是笼统地使用血管瘤的名称,在正文部分介绍了毛细血管瘤、肌肉内血管瘤和海绵状血管瘤;新分类在血管瘤项特别增加了"非特指型"的字样,并分别列出了毛细血管瘤和海绵状血管瘤,这是因为部分心脏血管瘤可具有动静脉畸形的某些特征,包含有厚壁动脉、扩张的静脉及毛细血管,为非单一成分的集合,在实际工作中进行确切具体分类可能有一定困难。在良性肿瘤中同时新列出了颗粒细胞瘤、神经鞘瘤,因为这两种肿瘤相对于除黏液瘤、横纹肌瘤之外的心脏其他良性肿瘤,也并非罕见。这两种肿瘤都与神经鞘膜有关。颗粒细胞瘤来源于神经鞘施万细胞,由含有嗜酸性颗粒状胞质的细胞组成,并可见数量不一的胞质内圆形嗜酸性小球,这些小球周边有空晕,被认为是残存的"巨大"溶酶体。胞质内颗粒及圆形小球均抗淀粉酶消化 PAS 阳性,肿瘤与神经束关系密切,肿瘤细胞常包绕神经束,并可能与神经鞘细胞有移行过渡,具有明确组织学特点。

在心脏恶性肿瘤中,分类保留了血管肉瘤,而没有将上皮样血管内皮瘤单独列出,这是因为在 2013 年 WHO 软组织肿瘤新分类,将上皮样血管内皮瘤视为恶性的血管肿瘤,属于血管肉瘤的一种亚型。另外,新分类还剔除了恶性多形性纤维组织细胞瘤的名称,仅保留未分化多形性肉瘤,因为在 2013 年 WHO 软组织肿瘤分类中,所谓纤维组织细胞肿瘤就只是保留了良性和中间型肿瘤,没有列出恶性的纤维组织细胞肿瘤,也不再推荐使用恶性多形性纤维组织细胞瘤的名称。其他变化包括增加了心脏的骨肉瘤和混杂性肉瘤,而没有再列入脂肪肉瘤。

在心包肿瘤中,孤立性纤维性肿瘤增加了恶性类型,生物学行为编码标注为/3,体现了软组织肿瘤病理学的新认识。新增加的心包肿瘤类型还有血管肉瘤和滑膜肉瘤。

第三节　新增生物学行为未明类型心脏肿瘤

2015 年新分类中,心脏肿瘤添加了"生物学行为未明性肿瘤"类型,包括了炎性肌成纤维细胞肿瘤和副神经节瘤。

炎性肌成纤维细胞瘤在 2004 年分类被列入良性肿瘤,与心脏纤维瘤一起在"具有肌成纤维细胞分化的良性肿瘤"一节叙述。在新分类中,炎性肌成纤维细胞瘤归为新增的生物学行为未明性肿瘤,生物学编码仍标注为/1,与 2013 年 WHO 软组织肿瘤分类保持一致。在软组织分类中,炎性肌成纤维细胞瘤归类为中间性(偶有转移型)肿瘤,具有局部复发倾向,也有发生转移的报道。但发生于心脏的炎性肌成纤维细胞瘤很少,文献中还没有发生转移的报道。对炎性肌成纤维细胞瘤的免疫组化检测,所有病例均显示 vimentin 弥漫性强阳性,多数病例表达 SMA、MSA 或 desmin,特别是约 50% 的病例表达 ALK-1,成为重要的诊断参考指标。

第四节　新增心脏生殖细胞肿瘤

一般认为,正常状态下,生殖细胞由卵黄囊迁移至性腺,所以性腺是生殖细胞肿瘤最多见的部位,但生殖细胞也可在胚胎发生的早期寄居于人体的中线部位,所以,纵隔、心脏区也可是生殖细胞肿瘤的好发部位。2004年分类仅在心包肿瘤中列出了生殖细胞肿瘤,实际上,约有10%的心脏区生殖细胞肿瘤发生在心肌。新分类在心脏生殖细胞肿瘤中除列入成熟型畸胎瘤和未成熟型畸胎瘤外,还特别列出了卵黄囊瘤,因为在各个部位,卵黄囊瘤都是生殖细胞肿瘤中最常见的恶性类型。在心包肿瘤的分类中,新分类没有像2004年分类那单独列出卵黄囊瘤,而是增加了一个混杂性生殖细胞肿瘤的类型,试图反映心包生殖细胞肿瘤的复杂性,也体现了2014年WHO卵巢肿瘤分类的新内容。这样分类是否更有利于临床病例诊断工作应用,还需要实践的进一步检验。

第五节　免疫组化和分子生物学检测

2015年新分类列出的肿瘤类型,都具有一定的免疫组化表达特征,如心脏的横纹肌瘤表达myoglobin、desmin、actin、vimentin,而不表达Ki-67、PCNA等细胞增殖标志物;组织细胞样心肌病表达肌源性标志物desmin、myoglobin、myosin、actin,不表达巨噬细胞、组织细胞标志物CD68、MAC387等;伴腺样分化的黏液瘤中的上皮样成分可表达CKpan、EMA、CK7、CAM5.2等,而不表达常见的器官特异性标志物calretinin、TTF-1等。分子生物学检测SS18(SYT基因重排)是滑膜肉瘤的确诊关键。了解和熟悉这些特点,有助于心脏、心包肿瘤的正确诊断。

就像所有病理组织学分类一样,2015年WHO心脏肿瘤组织学分类也不可能囊括所有的肿瘤类型。近年我国资料已有发生于儿童的血管周上皮细胞肿瘤(PEComa)、间皮细胞/单核细胞偶发性心脏赘生物这些罕见肿瘤或肿瘤性病变的报道,也有心脏常见肿瘤某些特殊分化类型,如伴有腺样分化的心脏黏液瘤的报道。分类中没有列出的肿瘤并不等于在心脏、心包不会发生,这一点需要时刻牢记。

(徐嘉雯　王新美　李新功　张晓芳)

参 考 文 献

［1］　阮秋蓉,王红月.我国心血管病理学近十年的回顾与展望［J］.中华病理学杂志,2015,44(7):450-454.

［2］　Travis WD,Brambilla E,Burke AP,et al.WHO classification of tumors of the Lung,Pleura,Thymus and Heart［M］.Lyon:IARC Press,2015.

［3］　Travis WD,Brambilla E,Müller-Hermelink HK,et al.WHO classification of tumors.Patholugu and Genetics of Tumours of the Lung,Pleura,Thymus and Heart［M］.Lyon:IARC Press,2004.

［4］　Tai Y,Wei L,Shi H,et al.Perivascular epithelioid cell tumor of the heart in a child［J］.Pediatr Dev Pathol,2010,13(5):412-414.

［5］　Hu ZL,Lü H,Yin HL,et al.A case of mesothelial/monocytic incidental cardiac excrescence and literature review［J］.Diagn Pathol,2010,5:40-44.

第6章

心脏肿瘤

第一节 心脏黏液瘤伴腺样结构

一、临床特征

尽管发生在心脏的原发性肿瘤很少见，但心脏黏液瘤却是最为常见的心脏原发性肿瘤，约占原发性心脏肿瘤的50%。由于本病可以引起严重的血流动力学异常，发生栓塞及猝死的风险很大，且部分患者术后有复发及恶性变倾向，因此，一旦确诊应尽早手术。1%~5%的心脏黏液瘤病理检查时可见腺样结构。

心脏肿瘤的尸检发现率仅为0.001%~0.030%，且以转移性肿瘤占多数，包括心包在内为原发性肿瘤的100~1000倍。在心脏原发性肿瘤中，75%为良性肿瘤，其中50%是心脏黏液瘤。本病的临床特征包括：①多种多样，多数缺乏特异性；②与肿瘤的部位、大小及性质有关；③早期可无临床症状；④以非特异性的心悸和气短最为常见；⑤30%~40%的患者以栓塞或晕厥为首发症状；⑥超过50%的患者因肿瘤侵及瓣膜、阻塞瓣膜口及心室流出道而出现心脏杂音；⑦术前最准确的诊断方法是心脏超声检查；⑧绝大多数心脏黏液瘤术后可以治愈。

心脏黏液瘤伴腺样结构多见于女性，其临床表现与不伴腺样结构者相似，但发病年龄偏大（平均58岁），肿瘤几乎均为单发，超过80%的病例发生在左心房，常位于卵圆窝处。其治疗方法和预后同一般心脏黏液瘤。

二、病理特征

1. 肉眼观察 心脏黏液瘤伴腺样结构，单发，超过多数肿瘤位于卵圆窝处，肉眼观察时与不伴腺样结构的心脏黏液瘤无差异（图6-1）。

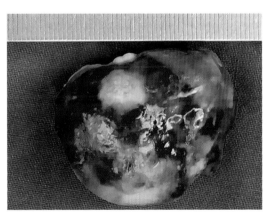

图6-1 心脏黏液瘤大体所见

2. 显微镜检查 心脏黏液瘤伴腺样结构的基本病理改变包括以下两部分：①心脏黏液瘤的基本形态结构：梭形或星芒状瘤细

胞散在分布于黏液样基质中(图 6-2,图 6-3);②所伴腺样结构的病理特征:主要位于肿瘤的基底部,单层柱状的瘤细胞胞质富含黏液,可形成明显的腺体结构(图 6-4);单层立方及单层扁平的瘤细胞巢可呈筛状结构或形成不明显的腺样结构,腺腔内可见分泌物或红细胞(图 6-5)。PAS 染色阳性(图 6-6)。

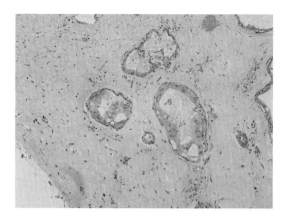

图 6-4 心脏黏液瘤中的腺体成分,柱状上皮细胞胞质内含黏液(HE×200)

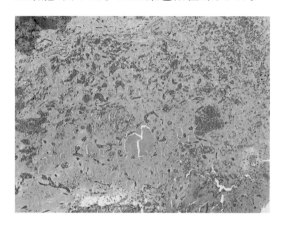

图 6-2 心脏黏液瘤的基本组织学形态结构特点(HE×400)

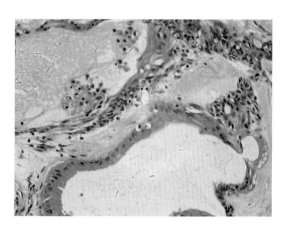

图 6-5 单层立方及单层扁平的瘤细胞巢可呈筛状结构或形成腺样结构,腺腔内可见分泌物或红细胞(HE×400)

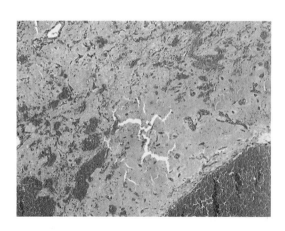

图 6-3 心脏黏液瘤,显示黏液样背景及星芒状的瘤细胞(HE×100)

3. 免疫组化 腺体阳性表达 CK7(图 6-7)、MUC1(图 6-8)CK19、CK20、EMA 及 CEA,vimentin 阴性(图 6-9)。

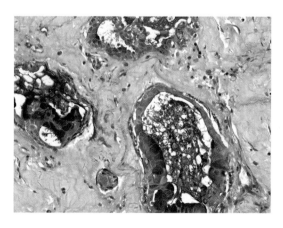

图 6-6 PAS 染色呈阳性(PAS 特殊染色×400)

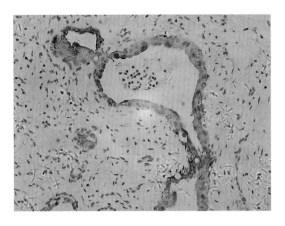

图 6-7 腺样结构 CK7 阳性(SP 法×400)

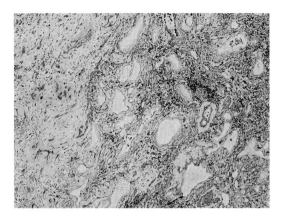

图 6-9 vimentin 腺体阴性(SP 法×100)

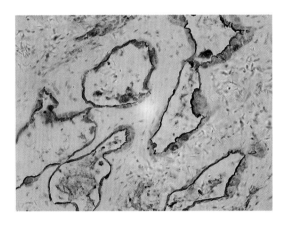

图 6-8 腺样结构 MUC1 阳性(SP 法×400)

三、鉴别诊断

多数心脏黏液瘤根据临床表现、超声心动图检查及随体位变化而变化的心脏杂音不难诊断,病理检查时看到星芒状的瘤细胞散在分布于黏液样基质中一般也不易与其他心脏肿瘤混淆。但伴有腺样结构的心脏黏液瘤在病理检查时需与以下疾病相鉴别(表 6-1)。

表 6-1 心脏黏液瘤伴腺样结构的鉴别诊断

	发病年龄	镜下表现	免疫组化
伴有腺样结构的心脏黏液瘤	30-50 岁	腺样结构主要位于肿瘤的基底部,腺体细胞呈单层柱状、单层立方或单层扁平。腺腔内可见分泌物或红细胞 周围可见梭形或星芒状黏液瘤细胞散在分布于黏液样基质中	腺上皮:CK7、MUC1、CK19、CK20、EMA 及 CEA 阳性;vimentin 阴性;PAS 染色阳性
心脏转移性肿瘤,如肺癌、胃癌	老年人	肿瘤细胞异型性明显,腺体由立方或柱状细胞组成,可产生大量黏液	肺腺癌:TTF-1、CK8/18、NapsinA 阳性;胃腺癌:CK8/18、villin 阳性
心脏横纹肌瘤	15 岁以下儿童	瘤组织疏松,细胞较大,呈卵圆形。胞质呈空泡状,富含糖原,核居中,核仁明显。核周围的胞质呈疏网状,细胞形似蜘蛛	myoglobin、desmin、vimentin 等肌源性标记阳性
心脏横纹肌肉瘤	儿童和青年人	不同分化阶段的横纹肌细胞组成在成人瘤细胞多见明显的多形性以梭形细胞为主,伴有圆形、多角形或带状细胞。瘤细胞质红染内有纵行的肌原纤维并可见横纹	myogenin、desmin、SMA 及 vimentin 等阳性

四、诊断思路

心脏黏液瘤伴腺样结构的临床诊断并不难,因为其与一般黏液瘤的表现无特殊,但其病理诊断相对困难,尤其是病史中有其他部位原发性腺癌的患者,极易想到肿瘤内转移。其实真正的肿瘤内转移很罕见,且组织学图像有相似之处。心脏黏液瘤伴有腺样结构时,腺体是良性的表现,仅凭这一点就可排除腺癌的黏液瘤内转移。需要指出的是,文献中有腺样结构癌变的报道,需注意鉴别,仔细检查有无原发癌病史是很重要的。

(尹迎春　张德贤　王新美　李新功)

参 考 文 献

[1] 商建峰,陈东,武迎,等.心脏黏液瘤伴腺样结构临床病理分析.心肺血管病杂志,2010,29(6):493-495.

[2] Eckhardt BP,Dommann-Scherrer CC,Stuckmann G,et al.Giant cardiac myxoma with malignant transformed glandular structures.Eur Radiol,2003,13(9):2099-2102.

[3] Lindner V,Edah-Tally S,Chakfé N,et al.Cardiac myxoma with glandular component:case report and review of the literature,1999,195(4):267-272.

第二节　心脏未分化多形性肉瘤

一、临床特征

未分化多形性肉瘤(undifferentiated pleomorphic sarcoma),又名恶性纤维组织细胞瘤(malignant fibrous histiocytoma,MFH),是发生于中老年人常见的软组织肉瘤,但原发于心脏者非常罕见,心脏原发性未分化多形性肉瘤只占心脏肿瘤的1.6%,世界范围内有文献记载和报道的不足100例,发病年龄为14-80岁,无性别差异;好发于左心房,最常见于后壁和房间隔,也可发生于左心室(二尖瓣)、右心房、下腔静脉、右心室(右心室隔缘肉柱/右心室流出道)、心包等。早期通常无症状,只有肿瘤影响到心脏搏动时才会出现症状。临床表现有呼吸困难、胸闷、晕厥、咳嗽、疲劳、头晕、恶心、呕吐、心功能衰竭及栓塞引起的脑卒中等;呼吸困难最常见。这些表现都是非特异性的,因此临床诊断非常困难。超声心动图、CT扫描或MRI可以发现肿块,但不能清晰地描述形态学外观,也很难确定良、恶性。

尽管有很高的复发率和远处转移的可能,外科手术仍被认为是治疗心脏未分化多形性肉瘤的首选,因为在减轻症状的同时可以获得确切的病理诊断。肿瘤切除不仅缓解了循环阻塞症状,也可为术后化、放疗创造条件,提高其远期生存率。由于肿瘤侵袭性较强,局部侵犯广泛,文献报道完全切除率不高,不完全切除的患者容易复发和转移。部分患者手术后采用放、化疗,但是患者对治疗的反应报道不一,临床效果尚不能确定,而且不良反应特别是心脏毒性相当高,所以放、化疗可能仅是一种控制手段。如果肿瘤浸润而没有转移,心脏移植不失为一种有效的治疗方法,有报道1例心脏移植后7年才出现复发。研究发现,年龄、性别、组织学类型对预后没有影响,而位于左心、低核分裂指数、没有转移的患者预后相对较好。早期发现可能提高该瘤的生存率。随着各种检测技术的进步和分子遗传学的研究进展，Xun等发现，线粒体D-环的单核苷酸多态性（SNPs）可以作为MFH患者早期监测的生物学标记。基因检测可能会成为未来早期发现该肿瘤的重要手段。

心脏未分化多形性肉瘤患者多数起源于左心房，不论手术或辅助放化疗，其预后非常差，极易复发和转移，几乎所有患者均在4年内死亡。从症状出现到死亡平均存活时间18个月，原位复发往往是致死原因，目前认为检测术后复发的重要手段是定期超声心动图检测。

二、病理特征

1. 肉眼观察　未分化多形性肉瘤发生在左心房多为巨大型肿物，呈乳头状或菜花状，有蒂，无包膜，与周围组织粘连。肿瘤切面呈灰白色、灰红色、灰黄色或棕褐色多彩性（决定于含铁血黄素、出血、黄色瘤细胞、坏死等量的多少和间质黏液变的程度），有的呈半透明或明胶样，瘤细胞被纤维组织分割而呈分叶状，有时呈囊性，质软，细腻，呈鱼肉状。

2. 显微镜检查　在软组织的未分化多形性肉瘤中，可表现为多种形态，心脏以多形性最为多见（＞90％），其次为富含巨细胞和黏液样。多形性以梭形细胞为主区，瘤细胞排列成车辐状结构（图6-10），此结构可呈灶性分布，也可广泛存在。随着梭形成纤维细胞的减少，车辐状结构也减少，甚至消失（图6-11），组织细胞增多，细胞核多形性和异型性逐渐显著，核分裂象多见，巨细胞可散在或局灶出现，也可含大量的多核巨细胞分布于瘤组织之中，巨细胞可以是单核也可以是多核；单核瘤巨细胞，核大而畸形，深染，核仁明显（图6-12）。多核瘤巨细胞一般含有3～5个细胞核，也可多达10个以上，染色质细，胞质丰富，嗜酸性。多核瘤巨细胞可以是良性，也可以是恶性，良性多核巨细胞似异物巨细胞或破骨细胞，核小，形态一致；恶性多核巨细胞，多数异型性显著，核大小不一，形态不一，核膜

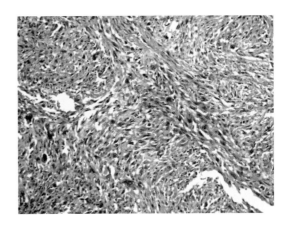

图 6-10　肿瘤细胞编织状车辐状排列（HE×100）

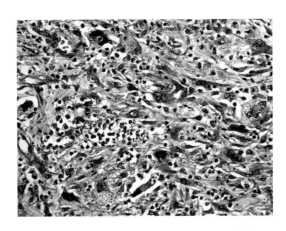

图 6-11　成纤维细胞的减少，车辐状结构减少，细胞多形性明显，单核瘤巨细胞多见，核大深染而畸形明显（HE×200）

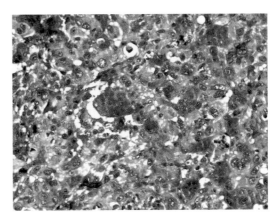

图 6-12　可见良性多核瘤巨细胞，似破骨样巨细胞，周围细胞异型性明显（HE×200）

厚,核仁明显(图 6-13,图 6-14)。黏液型MFH,现命名为黏液纤维肉瘤,并归入成纤维细胞/肌成纤维细胞性肿瘤,该病变以黏液区为主,瘤细胞稀少,梭形瘤细胞和星芒状瘤细胞稀疏散在分布于黏液基质中,少见或不见黄色瘤细胞或巨细胞,而血管增生明显,有时纤细的血管形成复杂的网状,极似黏液型脂肪肉瘤的结构,血管周有散在的炎症细胞。

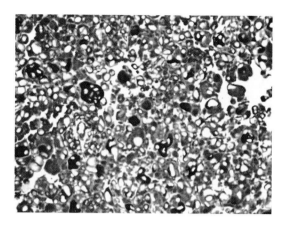

图 6-15 肿瘤细胞 vimentin 弥漫强阳性(SP 法×200)

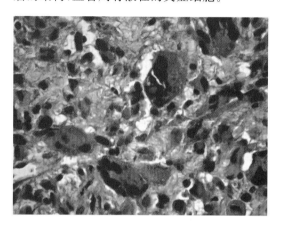

图 6-13 恶性多核瘤细胞异型性显著,核深染碳墨样,大小不一,核膜厚(HE×400)

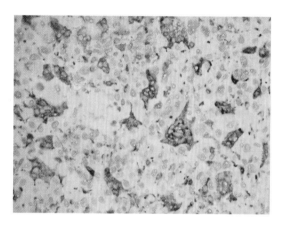

图 6-16 肿瘤细胞 CD68 阳性,以多核巨细胞为主(SP 法×200)

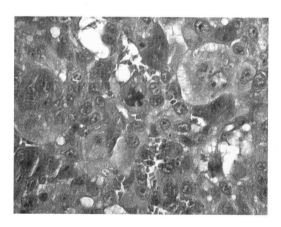

图 6-14 恶性多核巨细胞,核大小不一,核仁明显,可见病理性核分裂象(HE×400)

3. 免疫表型 免疫组化没有特异性标记,但 vimentin(图 6-15)、CD68(图 6-16)、SMA 及 AACT(图 6-17)阳性,Ki-67 增殖指数较高(图 6-18)。

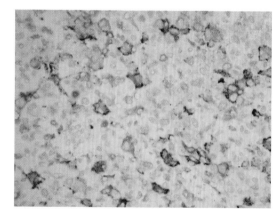

图 6-17 肿瘤细胞 AACT 阳性,以异型大细胞为主(SP 法×200)

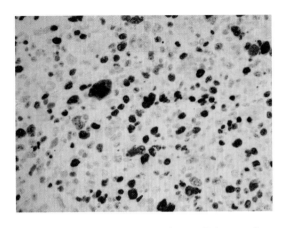

图 6-18　肿瘤细胞 Ki-67 显示高增殖指数（SP 法 ×200）

三、鉴别诊断

由于未分化多形性肉瘤具有细胞成分复杂、瘤细胞多形性和组织结构的多样性的特点，诊断时需与以下几种肿瘤鉴别，见表 6-2。

表 6-2　心脏未分化多形性肉瘤的鉴别诊断

	临床特点	病理特点	免疫表型
未分化多形性肉瘤	发病年龄 14—80 岁均可见，好发于左心房，最常见与后壁和房间隔，临床表现有呼吸困难、胸闷、晕厥、咳嗽、疲劳、头晕、恶心、呕吐、心功能衰竭及栓塞引起的脑卒中等，超声心动图、CT 扫描或 MRI 可以发现肿块	肿瘤大部分质地软、脆，切面显示胶冻状外观或鱼肉样。镜下以具有多形性，瘤细胞排列成车辐状结构，细胞核多形性和异型性显著，可见病理性多极核分裂象，常伴有良性或恶性巨细胞	免疫组化没有特异性，但表达 CD68、vimentin、AACT 及 SMA 蛋白。缺乏 S-100、desmin、MyoD-1、CD34 等蛋白表达
心脏黏液瘤	绝大多数发生于心房，尤其多见于左心房，临床表现和影像学与恶性纤维组织细胞瘤基本相似	所有图像均以黏液瘤的基质和散在的细胞成分为主，瘤细胞为长梭形、多边形或星形，核为卵圆形或细长型	免疫标记瘤细胞 vimentin 阳性，75％ 病例表达 calretimin，CD34、CD31 有时阳性
纤维肉瘤	常发生于左心房，但所有心腔均有报道。临床体征与症状取决于肿瘤发生部位	瘤细胞由梭形细胞构成，细胞排列呈束状，束与束之间以一定角度呈"人"字形排列，细胞核通常为深染的两端尖的细长形核，核分裂和坏死常见，所有类型中细胞多形性和血管结构都不明显	免疫标记 vimentin 阳性，CD68 不表达，缺乏 S-100、desmin、CD34、calretinin 等蛋白表达
黏液性/圆细胞脂肪肉瘤	心脏原发性或转移性脂肪肉瘤非常罕见	恶性纤维组织肿瘤图像中的黏液基质、星芒状细胞、丰富的薄壁血管，与黏液样脂肪肉瘤的图像相似，但黏液性/圆细胞脂肪肉瘤不会出现核异型性和多形性，可见脂母细胞，其内的血管呈分支状	免疫组织化学标记 S-100 蛋白阳性，缺乏 CD68、desmin、CD34 及 calretinin 等蛋白表达

	临床特点	病理特点	免疫表型
巨细胞型成纤维细胞瘤	多见于 10 岁以下儿童,发病部位主要为胸腹壁和背部,瘤体生长缓慢,发生在心脏少见	无典型的车辐状结构,细胞多形性和异形性不及未分化多形性肉瘤明显,间质黏液变性明显,出现特征性的内衬异型巨细胞血管样囊腔	免疫组化 SMA 往往阳性,缺乏 CD68、CD34、desmin 及 calretinin 等蛋白表达

四、诊断思路

1. 临床诊断思路　未分化多形性肉瘤发病年龄为 14－80 岁,无性别差异;好发于左心房,最常见于后壁和房间隔。早期通常无症状,只有肿瘤影响到心脏搏动时才会出现症状。临床表现有呼吸困难、胸闷、晕厥、咳嗽、疲劳、头晕、恶心、呕吐、心功能衰竭及栓塞引起的脑卒中等;呼吸困难最常见,这些表现都是非特异性的,因此临床诊断非常困难。超声心动图、CT 扫描或 MRI 可以发现肿块,但不能清晰地描述形态学外观,也很难确定良、恶性。

2. 病理诊断思路　未分化多形性肉瘤是一种高度恶性肿瘤,具有成纤维细胞或成肌细胞分化和明显细胞多形性区域。以成纤维细胞样细胞和组织细胞样细胞为主要成分,排列呈席纹状或车辐状结构,异型性非常明显,伴有数量不等的单核和多核巨细胞,间质散在多少不等的炎症细胞,肿瘤无明确分化的特征。细胞形态及组织结构表现多样化。免疫组化特异性不强,但常表达 vimentin、AACT、SMA 和 CD68 蛋白。

总之,未分化多形性肉瘤形态学没有特异性,细胞多形性明显,组织学特征和其他软组织肿瘤有重叠,仅从镜下很难确诊。免疫组化也缺乏特异性标记,必须通过免疫组化除外纤维肉瘤、滑膜肉瘤、横纹肌肉瘤、脂肪肉瘤、恶性黑色素瘤及恶性外周神经鞘膜瘤等肿瘤后才能做出明确诊断,必要时可通过基因检测排除其他肿瘤,最终确诊为未分化多形性肉瘤。

（尹迎春　王新云　相新新　姚志刚）

参 考 文 献

［1］ 何霞,季军,令文革,等.心脏原发性恶性纤维组织细胞瘤 3 例临床病理观察.诊断病理学杂志,2015,22(40):197-199.

［2］ Wahba A,Liebold A,Birnbaum DE.Recurrent malignant fibrous histiocytoma of the left atrium in a 27-year-old male.Eur J Cardiothorac Surg,1993,7(1):387-389.

［3］ Laya MB,Mailliard JA,Bewtra C,et al.Malignant fibrous histiocytoma of the heart. A case report and review of the literature. Cancer,1957,59(4):1026-1031.

［4］ Wankmuller H,Seitz K,Seitz G.Cardiac metastasis of a malignant fibrous histiocytoma occupying the right ventricle and infiltrating the myocardium. Ultraschall Med,1998,19(3):139-141.

［5］ Toda R,Yotsumoto G,Masuda H,at al.Surgical treatment of malignant fibrous histiocytoma in the left atrium and pulmonary veins;report of a case.Surg Today,2002,32(3):270-273.

［6］ Kern SE,Cowen ME,Abrams GD.Malignant fibrous histiocytoma of the heart presenting as unilateral pulmonary thromboembolism and infarct.Hum Pathol,1985,16(12):1279-1281.

[7] Uchikawa S,Nakajima M,Hirayama T,et a1. A case of a left atrial primary malignant fibrous histiocytoma.Kyobu Geka,2001,54(1): 77-79.

[8] Rohan SM,Xiao Y,Liang Y.Clear—cell papillary renal cell carcinoma:molecular and immunohistochemical analysis with emphasis on the van Hippel—Lindau gene and hypoxia—inducible factor pathway. related proteins. Mod Pathol,2011,24(9):1207-1220.

[9] 赖日权.软组织肿瘤病理学.北京:人民军医出版社,1998.

[10] 孟宇宏,张建中.肺、胸膜、胸腺及心脏肿瘤病理学和遗传学.北京:人民卫生出版社,2006.

第三节 心脏上皮样血管内皮瘤

一、临床特征

上皮样血管内皮瘤（epithelioid hemangioeoendothelioma,EHE）是 Weiss 和 Enzinger 于 1982 年首先报道的罕见肿瘤,其病因学尚不清楚。在上皮样内皮细胞肿瘤谱系中,属于一种少见的低度恶性血管源性肿瘤,各年龄组均可发病,多见于成人,女性多见。该肿瘤可发生在许多部位,多发生于深部或浅表软组织,也可见于其他器官,包括肺、肝、心脏、骨、胃、胸膜、淋巴结,甚至脑和脑膜。在肺、肝、骨常为多中心性病变,但原发于心脏甚为罕见,好发于右心房。临床表现为呼吸困难、胸痛、心脏杂音、心律失常、充血性心力衰竭和心包积液等。早期患者临床症状较少,轻微且无特异性,甚至无任何临床症状。临床诊断比较困难,需依靠病理组织学明确诊断。

影像学表现,肿瘤病变 CT 显示为实心的、非均匀低密度结节及环状的低密度边界,在增强 CT 成像中表现为低密度中心。磁共振成像（MRI）显示 T_1 加权图像的非均匀低信号病灶和 T_2 加权图像的高密度病变。

本病罕见,目前尚无统一有效的治疗手段,多数主张以手术为主的综合治疗。药物治疗以糖皮质激素及干扰素为主,配合中药治疗。对于单发或病灶较少的病例首选手术切除,术后复发率为 10%～20%。多发病灶者手术完全切除的可能性小,目前没有特异

性治疗手段。对于术后残留及无手术机会的患者,化疗是主要治疗措施。但目前尚无统一的化疗方案,且疗效不确切。文献报道的药物有环磷酰胺、异环磷酰胺、阿霉素、诺维本、卡铂、反应停、泼尼松等。上皮样血管内皮瘤对放疗低度敏感,效果不佳。有学者建议放疗 50～60Gy/25～30f 的剂量。

上皮样血管内皮瘤属于低度恶性肿瘤,其预后与肿瘤的生长部位、多发或单发、临床症状轻或重、手术切除完全与否、肿瘤的生长方式等有关。发生在表浅的软组织部位预后好,可长期生存;而发生于内脏实质器官的预后较差,据报道发生于肺者,40% 的患者生存期小于 5 年。

二、病理特征

1. 肉眼观察　上皮样血管内皮瘤送检的组织多为实性肿物,表面光滑,褐红色,质中,切面有点片状出血。

2. 显微镜检查　上皮样血管内皮瘤组织病理学特征为中心硬化、细胞稀疏区和外周细胞丰富区。中心区可有钙化与骨化。瘤细胞呈上皮样或组织细胞样,圆形或多角形（图 6-19）,三五成群呈小巢状、索状、不规则排列,分布于黏液间质中;瘤细胞内含有原始血管腔（图 6-20,图 6-21）;核分裂象、多形性及坏死少见,细胞质丰富呈嗜酸性,可见明显的细胞质内空泡（图 6-22）。

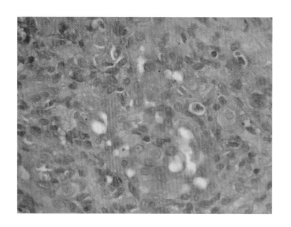

图 6-19　瘤细胞呈上皮样或组织细胞样,圆形或多角形(HE×400)

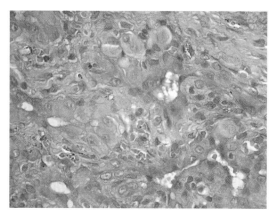

图 6-22　瘤细胞胞质丰富呈嗜酸性,可见明显的细胞质内空泡(HE×400)

核仁不明显,核分裂少见或不见,瘤细胞轻、中度异型性。间质黏液样变、玻璃样变、钙化及骨化。

3. 电镜观察　胞质内含丰富的微丝和少许的 W-P 小体。

4. 免疫表型　肿瘤细胞强表达 vimentin(图 6-23)、CD31、CD34(图 6-24)、F Ⅷ、RAg 等血管内皮标记物中的 1 项或多项,其中 CD34 的阳性率100%,20%～30%的患者局灶性表达 CK,其他标记物阴性。

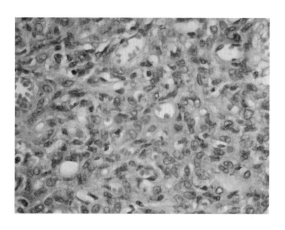

图 6-20　瘤细胞呈圆形或多角形,部分原始的血管腔内可见红细胞(HE×400)

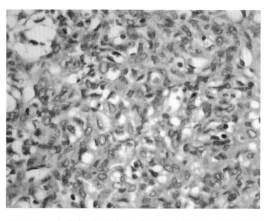

图 6-21　上皮样瘤细胞形成原始血管腔,少许管腔内查见红细胞(HE×400)

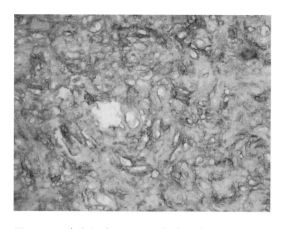

图 6-23　肿瘤细胞 vimentin 免疫组化弥漫强阳性(SP 法×400)

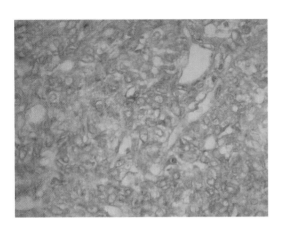

图 6-24 肿瘤细胞 CD34 免疫组化弥漫阳性(SP 法 ×400)

5. 分子遗传学　有研究显示,在上皮样血管内皮瘤患者中,染色体易位 t(1;3)(p36.3;q25)导致 WWTR1/CAMTA1 基因融合。

三、鉴别诊断

需与其他血管源性良、恶性肿瘤进行鉴别诊断,如乳头状内皮细胞增生、上皮样血管瘤、梭形细胞血管内皮瘤、血管肉瘤、网状血管内皮瘤等(表 6-3)。

表 6-3　心脏上皮样血管内皮瘤的鉴别诊断

	临床特点	病理特点	免疫表型
上皮样血管内皮瘤	多见于成年女性,好发于右心房,临床表现为呼吸困难、胸痛、心脏杂音、心律失常、充血性心力衰竭和心包积液等	肿瘤呈上皮样或组织细胞样形态,癌细胞圆形或多角形,呈小巢样索状或不规则分布,形成原始血管腔,间质有黏液样或玻璃样变性,核分裂及坏死少等	vimentin、CD31、CD34、FⅧ和 RAg 阳性
乳头状内皮细胞增生	好发于头颈部、手指和躯干的扩张静脉,多呈浅表部位坚实的小结节,直径多 <2cm,被覆表皮呈蓝色	镜下类似恶性血管肿瘤,有乳头形成、吻合的血管网及肥胖的内皮细胞,实为血栓机化、再通的表现,局限于血管腔内或界线清楚,纤维性/玻璃样变乳头轴心,常见残余机化血栓	内皮细胞表达 CD31、CD34、FⅧ、UEA-1 和 FKBP12
上皮样血管瘤	好发于头颈部(尤其耳周),大多位于皮下,少数位于真皮,位置深在者罕见。伴有嗜酸性粒细胞反应的血管淋巴组织增生	单层上皮样内皮细胞,完整的肌外周细胞/平滑肌层;可有大量炎细胞浸润,其中可见大量嗜酸性粒细胞及淋巴滤泡;病变内常有一较大血管,一般为肌性动脉	SMA 阳性
上皮样血管肉瘤	好发于中老年,男性多见。多发生于四肢深部的软组织内,以下肢多见,部分病例可发生在实质脏器,如甲状腺、肾上腺、子宫和乳腺等部位,少数病例发生于血管内	由成片的上皮样瘤细胞组成,核大、空泡状,核仁明显,可见多少不等的核分裂象,10% 的细胞内可见微小腔或空泡,偶含红细胞。部分区域可见不规则的分支状血管性腔隙	瘤细胞表达包括 CD31 和 CD34

（续　表）

	临床特点	病理特点	免疫表型
网状血管内皮瘤	好发于中青年,女性略多见。好发于四肢的远端,尤其是下肢。表现为浅表皮肤或皮下周界线不清、生长缓慢的斑块或结节状肿块。被覆皮肤多呈红色或紫色	由细长、分支状的薄壁血管组成,并形成特征性的网状结构,类似正常的睾丸网。内皮细胞多呈单层柱状排列,核圆形、深染,位于细胞的顶部,胞质少或不清,位于基底部,似鞋钉样或火柴头样向腔面突起	内皮细胞表CD31、CD34、VEGFR-3、FⅧ和UEA-1,大多数淋巴细胞为CD3阳性的T细胞

四、诊断思路

1. 临床诊断思路　上皮样血管内皮瘤多见于成人女性,好发于右心房。临床表现为呼吸困难、胸痛、心脏杂音、心律失常、充血性心力衰竭和心包积液等。早期患者临床症状较少、轻微且无特异性,甚至无任何临床症状。临床诊断比较困难,需依靠病理组织学明确诊断。

2. 病理诊断思路　上皮样血管内皮瘤是少见而易误诊的肿瘤,尤其发生在心脏上鲜有报道。其病因学尚不清楚。可发生在全身任何部位,诊断需结合病理形态特点,肿瘤呈上皮样或组织细胞样形态,癌细胞圆形或多角形,呈小巢样索状或不规则分布,形成原始血管腔,间质有黏液样或玻璃样变性,核分裂及坏死少等。免疫组化CD31、CD34、FⅧ、RAg及vimentin阳性,CK弱阳性。电镜观察胞质丰富的微丝和少许W-P小体。需与其他血管源性良恶性肿瘤进行鉴别诊断,如乳头状内皮细胞增生、上皮样血管瘤、梭形细胞血管内皮瘤、血管肉瘤和网状血管内皮瘤等。

（尹迎春　相新新　张恒明　王新云）

参 考 文 献

[1] Weiss SW, Enzinger FM. Epithelioid hemangioendothelioma: A vascular tumor often mistaken for a carcinoma. Cancer, 1982, 50: 970-981.

[2] 朱玉珍,林勤,侯毅.肺和心脏上皮样血管内皮瘤临床分析.中医药通报,2006,5(5):46-48.

[3] Tsai JW, Huang HY, Lee JC, et al. Composite haemangioendothelioma: Report of four cases with emphasis on atypical clinical presentation. Pathology, 2011, 43(2): 176-180.

[4] Allen AR, Lucilene FT, Jettie U, et al. Malignant Epithelioid Hemangioendothelioma of the Lip: A Case Report and Comprehensive Literature Review. J Oral Maxillofac Surg, 2014, 72(4): 695-701.

[5] Demir L, Can A, Oztop R, et al. Malignant epithelioid hemangioendothelioma progressing after chemotherapy and Interferon treatment: A case presentation and a brief review of the literature. J Can Res Ther, 2013, 9(1): 125-127.

[6] Tannas MR, Sboner A, Oliveira AM, et al. Identification of a disease-defining gene fusion in epithelioid hemangioendothelioma. Sci Transl Med, 2011, 3(98): 82-98.

第四节　心包滑膜肉瘤

一、临床特征

滑膜肉瘤(synovial sarcoma,SS)是一种少见的软组织恶性肿瘤,占所有软组织肿瘤的 7%～10%,1936 年由 Rnox 首次报道。SS 组织学起源尚存争议,以前更多倾向于由未分化间叶细胞发生的具有滑膜分化特点的恶性肿瘤,现学者认为 SS 既不起源于滑膜,又无滑膜分化特征,更可能起源于多潜能干细胞,后者可向间叶和上皮分化,因此传统称谓"滑膜肉瘤"并不能代表肿瘤的本质,它是一种显示一定程度上皮分化的间叶组织梭形细胞肿瘤,具有特征性的染色体异常 t(x;18)(p11.2;q11.2),并产生 SYT-SSX 融合基因。SS 可发生于任何年龄,但以 20－40 岁多见,男多于女(约 1.2:1),以四肢最好发,尤其是膝关节,全身凡有关节滑膜、滑囊、腱鞘均可受累,但与关节滑膜无关的部位,如头颈部、腹壁、腹膜、肺、纵隔、心脏、结肠、前列腺、阴道、脾、肾、胃等也可发生。原发于心包的 SS 更为罕见,目前国内报道不足 10 例。临床表现主要由心腔阻塞、栓塞和填塞引起的气促、呼吸困难,偶可伴胸痛等临床症状。

胸部 X 线片往往显示心脏呈普大型。B超示心包可见中等量积液或胸腹腔积液,肿块边界欠清,内部回声欠均匀。CT 检查发现心包内见软组织肿块,密度欠均匀,可表现为心房及心室略受压,增强后肿块呈不均匀中度强化表现,肿块一般与心房、室壁或心包分界欠清。心脏滑膜肉瘤早期临床表现及大部分辅助检查缺乏特异性,易误诊,最终确诊需依据组织病理学、免疫组织化学和细胞遗传学检查。

滑膜肉瘤早期发现及时治疗可延长生存期,其首选治疗方式为手术治疗,但由于大部分患者确诊较晚,手术切除率相当低。术后辅助放、化疗可以明显改善预后,虽然放疗可以有效的预防局部复发,但其不良反应往往是患者不能接受的,立体定向放射治疗是目前一种精确放疗技术,其定位准确,靶区边缘剂量梯度大,可以较好的保护靶区周围的正常组织,不失为一种好的治疗手段。对已广泛侵犯心脏的患者,心脏移植可能是唯一出路。基因治疗有一定的效果,期望将来基因治疗能有效延长患者的生存时间,改善患者的生活质量。总之,心包原发性 SS 预后相对较差,预后与年龄、性别、肿瘤的大小、核分裂及是否侵及神经血管等因素有关。

二、病理特征

1. **肉眼观察**　大体往往呈结节状或不规则形,表面无包膜,切面实性多见,也可呈囊性多房,部分可呈胶冻样、鱼肉样、质软,局灶见出血、坏死。

2. **显微镜检查**　病理形态具有上皮和梭形细胞成分,两者比例不定,而根据肿瘤组织中上皮细胞和梭形细胞成分比例不同可将滑膜肉瘤分为双相型、单相上皮型、单相纤维型及低分化型 4 种亚型。①双向型 SS:由比例不等的梭形细胞及上皮样细胞组成,两种细胞有移行,上皮样细胞胞质丰富,核椭圆形,形成腺样腔隙(图 6-25),腔内可含有黏液,也可呈乳头结构,常为单层,偶见双层,还可形成实性条索、巢状或圆形簇状结构,网状纤维染色可显示包绕上皮细胞巢周围,梭形细胞具有一致性,相对较小,呈梭形或胖梭形,核椭圆形、浅染,核仁不明显,胞质稀少且细胞界线不清,核分裂象常超过 2 个/10HPF。梭形细胞排列形式多样,可疏密交替分布,也可呈栅栏状类似恶性外周神经鞘膜瘤,还可以出现钙化和骨化,当钙化较广泛时提示预后较好(图 6-26)。另外,Enzinger

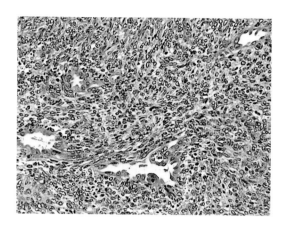

图 6-25 均匀一致的梭形细胞与上皮样细胞有移行,上皮样细胞形成假腺样结构或裂隙,上皮样细胞胞质略嗜酸性(HE×200)

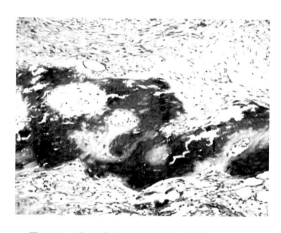

图 6-26 瘤细胞出现广泛钙化骨化(HE×200)

等认为肥大细胞也是 SS 的一个典型特征,在梭形细胞区域尤为多见。②单相上皮型 SS:较为罕见,主要由上皮样细胞组成(图6-27),呈弥漫性、腺样或乳头状排列,部分类似于腺癌,通过多取材可见局灶梭形细胞成分,但也可见纯上皮样成分者。③单相纤维型 SS:是滑膜肉瘤最常见的类型,也最容易误诊,由梭形或胖梭形相对一致的梭形细胞组成,交织短条索状或旋涡状排列,分化差者可以呈鱼骨样或"人"字形排列,类似于纤维肉瘤,广泛取材可见小灶性上皮样区域,完全梭形细胞的病例光镜下与其他梭形

细胞肿瘤很难鉴别。④低分化型 SS:低分化肿瘤具有更高的侵袭性和转移性,而62%的滑膜肉瘤病例可出现差分化的区域,组织学上包括三种形态学亚型,分别为分化差的大细胞、小细胞(图 6-28)及高度恶性的胖梭细胞,还可见横纹肌样细胞,三种细胞均异型性明显,核分裂多见,常>10/10HPF,并常伴有坏死。

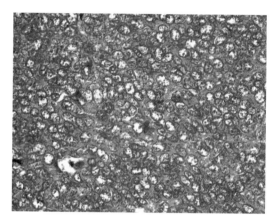

图 6-27 瘤细胞广泛上皮样镶嵌样排列,大小相对一致,部分可见小核仁(HE×400)

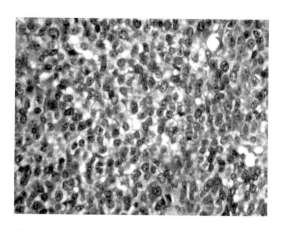

图 6-28 瘤细胞由均匀一致的小蓝细胞组成,大小如中等大小淋巴细胞,部分可见核仁,需要与小细胞恶性肿瘤鉴别(HE×400)

3. 免疫表型 双相型 SS 的上皮样细胞表达 CK、CAM5.2、EMA、CK7、HBME1、CK19、E-cadherin 和 vimentin,双相型和单

相型滑膜肉瘤梭形细胞对 CK、CAM5.2、EMA、CK7 及 CK19 表达因病例而不同,往往灶性表达,而 EMA(图 6-29)表达往往高于其他细胞角蛋白。梭形细胞表达 vimentin(图 6-30)和 BCL-2(图 6-31),约 30% 表达 S-100,62% 表达 CD99(图 6-32)(上皮样细胞胞质阳性,梭形细胞包膜阳性),瘤细胞还可表达 calponin 和 h-caldesmon,calponin 对滑膜肉瘤的诊断有一定价值,70% 滑膜肉瘤表达 calretinin,特别是双相型的梭形细胞、单相纤维型及低分化型。滑膜肉瘤一般不表达 CD34,也不表达 desmin,少许表达 a-SMA

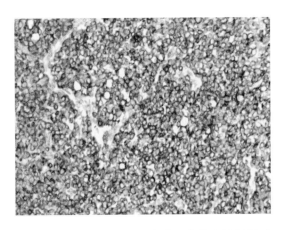

图 6-31　肿瘤细胞 BCL-2 免疫组化染色弥漫性或部分阳性(SP 法×400)

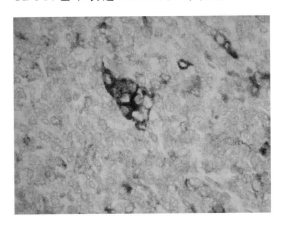

图 6-29　肿瘤细胞 EMA 免疫组化染色灶性或散在阳性(SP 法×400)

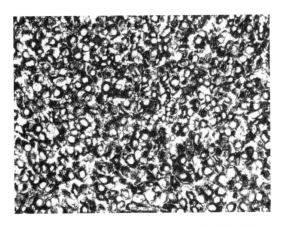

图 6-30　肿瘤细胞 vimentin 免疫组化染色弥漫性阳性(SP 法×400)

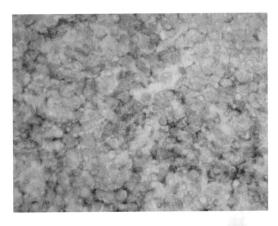

图 6-32　大部分肿瘤细胞 CD99 免疫组化染色阳性,上皮样细胞定位于细胞质(SP 法×400)

和 MSA。最近有学者观察了 p27 和 cyclinD1 在滑膜肉瘤中的表达及其意义,结果发现 p27 阳性者术后平均存活时间明显长于阴性表达者,p27 阳性表达与肿瘤的组织学分级及转移成负相关关系;cyclinD1 与肿瘤转移成正相关关系。

4. 细胞遗传学　90% 以上滑膜肉瘤具有 t(x;18)(p11.2;q11.2)染色体异常,使位于 X 号染色体的(SSX1、SSX2 或 SSX4)与位于 18 号染色体 SYT 基因发生融合,产生 SYT-SSX 融合性基因。目前国内外公认的看法是,t(x;18)(p11.2;q11.2)与SYT-SSX融合基因是滑膜肉瘤的特异性分子遗传学特征。绝大多数研究者在其他肿瘤未检测到这种染色体易位和SYT-SSX融合基因的存在。FISH对确诊滑膜肉瘤诊断的灵敏度为96.7%,排除非滑膜肉瘤诊断的特异度为100%,在可疑滑膜肉瘤中,FISH与RT-PCR结果的一致率为83.6%,79.7%经RT-PCR或FISH证实为SYT-SSX阳性,应用FISH技术检测SYT-SSX融合基因具有高度的灵敏度和特异度,FISH与RT-PCR结果可以互相证实,互相补充,有助于滑膜肉瘤疑难病例的诊断。

三、鉴别诊断

与滑膜肉瘤相鉴别的肿瘤很多,其组织形态多样,极易与其他软组织肿瘤混淆,必要时需通过免疫组织化学和基因检测才能确诊。另外,发生在心包的滑膜肉瘤极为罕见,诊断时不易想到,非常容易漏诊,其与其他软组织肿瘤鉴别见表6-4。

表6-4　心包滑膜肉瘤的鉴别诊断

	临床特点	病理特点	免疫组化
滑膜肉瘤	以15～40岁多见,四肢关节周围最好发,但与关节滑膜无关的部位,如头颈部、腹膜、肺、纵隔、心脏、前列腺、阴道等均可发生。心包SS患者多表现为气促、呼吸困难和心包积液等	根据上皮细胞和梭形细胞成分比例不同可分为双相型、单相上皮型、单相纤维型及低分化型4个亚型,上皮样细胞呈巢状、灶状、腺样及乳头样排列,梭形细胞往往具有一致性	上皮样瘤细胞表达EMA、CK、CAM5.2、HBME1、CK7、E-cadherin、CK19和vimentin;梭形细胞表达vimentin和BCL-2,calretinin、CD99、h-caldesmon和calponin也具有较高阳性率
间皮瘤	低度恶性间皮瘤好发于20—40岁女性,恶性间皮瘤多见于60岁以上男性,多有石棉接触病史,常表现为呼吸困难、气促和胸痛,心包积液等	恶性间皮瘤也表现为双向分化,分为双向性、上皮样、肉瘤样及促纤维组织增生性间皮瘤。组织学变化多样,发生在心包腔或胸膜腔的恶性肿瘤首先应排除恶性间皮瘤	间皮瘤除了表达vimentin和上皮标记外,其中CK5/6、WT-1、calretinin和D2-40特异性较强,必要时可检测t(x;18)(p11.2;q11.2)与SYT-SSX融合基因
纤维肉瘤	以30—60岁成年人多见,好发四肢,尤其大腿。多数肿瘤位于深部软组织,多表现为缓慢生长的肿块,发生于心包者罕见	瘤细胞具有一致性,往往呈"人"字形或鱼骨样排列,核分裂多见,常有坏死	肿瘤细胞表达vimentin,灶性表达actins,不表达EMA、CK、CK7、CAM5.2、CK19及Bcl-2,SYT-SSX融合基因阴性
孤立性纤维性肿瘤	40—60岁为发病高峰,好发于胸膜,其他器官都可发生。影像学表现边界清楚的肿块	瘤细胞丰富区和稀疏区交替存在,梭形细胞有多种排列方式,多呈血管外皮瘤样排列,瘤细胞间有绳索样胶原纤维,核分裂和坏死少见	瘤细胞表达Bcl-2、vimentin及CD99,CD34具有特异性,但不表达上皮标记

（续 表）

	临床特点	病理特点	免疫组化
转移性肿瘤	好发于老年人，往往有纵隔或肺肿瘤病史，影像学一般可见原发灶	瘤细胞以梭形多见，排列模式多种多样，细胞异型性较大，缺乏一致性，核分裂和坏死多见，可见灶性上皮样细胞巢	瘤细胞灶性表达上皮标记，vimentin 阳性，缺乏 cal-retinin、CD99、h-caldesmon 和 calponin 表达

四、诊断思路

1. 临床诊断思路　青壮年患者，常因活动后胸闷气促就诊，临床表现主要由心腔阻塞、填塞引起的呼吸困难及气促，偶可伴胸痛等临床症状。影像学缺乏典型特征，B 超示心包中等量积液或胸腹腔积液，肿块边界欠清，内部回声欠均匀。但 CT 可以提示病变形态特征，一般而言，瘤体呈稍低于肌肉密度的不均匀软组织肿块，部分可见分叶，边界欠清；钙化常提示分化程度高，由于 SS 多为血供丰富的肿瘤，增强后可呈显著不均匀强化。但最终确诊仍需要病理检查。

2. 病理诊断思路　SS 是具有双向分化的恶性肿瘤，根据上皮细胞和梭形细胞成分比例不同分为双相型、单相上皮型、单相纤维型及低分化型 4 种组织亚型。镜下观察时，关键点在于上皮样细胞和梭形细胞有移行。其中，上皮样细胞胞质丰富，核椭圆形，形成腺样腔隙或乳头结构，腺样结构没有基底膜可与腺癌鉴别，上皮样细胞还可形成实性条索、巢状或圆形簇状结构；梭形细胞往往具有一致性，排列形式多样，可呈栅栏状类似恶性外周神经鞘膜瘤，同时有 30% SS 表达 S-100 蛋白，此时应注意与恶性外周神经鞘膜瘤相鉴别，但 SS 的 EMA 等上皮样标记灶性阳性可与恶性外周神经鞘膜瘤鉴别，当单相纤维型 SS 与恶性外周神经鞘膜瘤鉴别困难时可检测 t(x；18)(p11.2；q11.2)与 SYT-SSX 融合基因。发生于心包的 SS 还需与恶性间皮瘤鉴别，间皮瘤也是呈双向分化的肿瘤，有时和 SS 鉴别非常困难，形态学很难确诊，而免疫组化上皮标记、vimnentin 和 calretinin 免疫表型等又具有较多重叠性，但间皮瘤表达 WT-1 和 D2-40 及 SS 表达 calponin 有助于两肿瘤的鉴别。而部分 SS 呈血管外皮瘤样排列，需与孤立性纤维性肿瘤鉴别，但孤立性纤维性肿瘤比较特异性表达 CD34，但滑膜肉瘤 CD34 一般不表达。此外，低分化的小圆形细胞 SS 需要与分化原始的横纹肌肉瘤、淋巴瘤及骨外尤因肉瘤/原始神经外胚层肿瘤（EWS/PNET）等小细胞恶性肿瘤相鉴别，这些可分别用 desmin、LCA 及 NSE 或 EWS-FLI-1 融合性基因检测加以鉴别。

总之，滑膜肉瘤临床表现缺乏特异性，组织学形态多样，需要与 SS 鉴别的肿瘤很多，无论从临床，还是组织病理学都很难对 SS 做出明确诊断，必须结合免疫组织化学，必要时检测 t(x；18)(p11.2；q11.2)与 SYT-SSX 融合基因才能最终确诊。在判读免疫组化标记时，仔细观察 SS 的 EMA 灶性表达特点非常重要，多数病例因为 EMA 的弱阳性或小灶性表达被忽视而导致误判，从而失去正确诊断滑膜肉瘤的机会。

（尹迎春　张恒明　韩红梅　王新云）

参 考 文 献

［1］ Zhang L，Qian J，Li z，et al. Primary synovial sarcoma of the heart［J］. Cardiol J，2011，18 (2)：128-133.

［2］ Gupta S，Radotra BD，Javaheri SM，et al. Lymphangionma circumscriptum of the penis mimicking venereal lesions［J］. J Eur Acad Demlatol Venereol，2003，17(5)：598-600.

［3］ Fisher C，Montgomery E，Healy V. Calponin and h-caldesmon expression in synovial sarcoma，the use of calponin in diagnosis［J］. Hislo-pathology，2003，42(6)：588-593.

［4］ 孙燕，孙保存，刘岩雪，等. 荧光原位杂交检测 SYT-SSX 融合基因对滑膜肉瘤的诊断价值［J］. 中华病理学杂志，2008，37(10)：660-664.

［5］ 晋薇，于国，丁华，等. p27 和 cyclinD1 在滑膜肉瘤中的表达及临床意义［J］. 诊断病理学杂志，2015，22(6)：343-346.

［6］ 朱娜，宿杰·阿克苏，曾海英，等. 原发性心脏滑膜肉瘤 7 例临床病理分析. 临床与实验病理学杂志，2015，31(9)：1044-1046.

第7章

胸腺肿瘤WHO组织学分类概述

第一节　概　述

纵隔内具有多种器官和结构,可能发生的肿瘤类型也十分多样。纵隔被人为划分为上、前、中、后几个部分。肿瘤在纵隔内的位置常是做出诊断的重要线索。上纵隔多见胸腺瘤和胸腺囊肿、淋巴瘤、甲状腺病变、甲状旁腺肿瘤;前纵隔多见胸腺瘤和胸腺囊肿、生殖细胞肿瘤、甲状腺病变、甲状旁腺肿瘤、淋巴瘤、副神经节瘤、血管瘤、脂肪瘤;中纵隔常见心包囊肿、支气管源囊肿、淋巴瘤;后纵隔常见神经源性肿瘤,如神经鞘瘤、神经纤维瘤、神经节瘤、神经母细胞瘤、副神经节瘤等,以及胃肠源性囊肿。许多纵隔肿瘤患者不出现临床症状,偶尔在X线检查时发现。当出现症状时,常为肿瘤压迫或侵犯邻近组织所

致,如胸痛、咳嗽、呼吸困难、上腔静脉压迫综合征及肺动脉狭窄表现等。2015年胸腺肿瘤组织学分类(以下简称2015年新分类)主要变化体现在胸腺上皮性肿瘤,包括以下几个方面:①肿瘤性质问题:以往认为胸腺瘤多数是良性的,2015年新分类指出,除了微小胸腺瘤(生物学编码由1改为0)和伴有淋巴样间质的微小结节型胸腺瘤(生物学编码保留原来的1)外,其余的胸腺瘤编码均由1改为3,即绝大多数胸腺瘤是恶性的;②新增加的类型:不典型胸腺瘤和B3型胸腺瘤变型;③废弃的类型:2015年新分类废弃了混合性胸腺瘤;④关注胸腺瘤各亚型的细胞学诊断及鉴别诊断(表7-1)。

表 7-1　WHO(2015)胸腺肿瘤组织学分类

1. 上皮性肿瘤	
1.1 胸腺瘤	
1.1.1 A 型胸腺瘤,包括非典型变体	8581/3
1.1.2 AB 型胸腺瘤	8582/3
1.1.3 B1 型胸腺瘤	8583/3
1.1.4 B2 型胸腺瘤	8584/3
1.1.5 B3 型胸腺瘤	8585/3

（续　表）

1.1.6 伴淋巴间质的微小结节胸腺瘤	8580/1
1.1.7 化生型胸腺瘤	8580/3
1.1.8 其他罕见胸腺瘤	
1.1.8.1 显微镜下胸腺瘤	8580/0
1.1.8.2 硬化型胸腺瘤	8580/3
1.1.8.3 脂肪纤维腺瘤	9010/0
1.2 胸腺癌	
1.2.1 鳞状细胞癌	8070/3
1.2.2 基底细胞样癌	8123/3
1.2.3 黏液表皮样癌	8430/3
1.2.4 淋巴上皮瘤样癌	8082/3
1.2.5 透明细胞癌	8310/3
1.2.6 肉瘤样癌	8033/3
1.2.7 腺癌	
1.2.7.1 乳头状腺癌	8260/3
1.2.7.2 伴腺样囊性癌样特征性胸腺癌	8200/3
1.2.7.3 黏液腺癌	8480/3
1.2.7.4 腺癌,非特指型	8140/3
1.2.8 NUT 癌	8023/3
1.2.9 未分化癌	8020/3
1.2.10 其他罕见胸腺癌	
1.2.10.1 腺鳞癌	8560/3
1.2.10.2 肝样腺癌	8576/3
1.2.10.3 胸腺癌,非特指型	8586/3
2. 胸腺神经内分泌肿瘤	
2.1 类癌	
2.1.1 典型类癌	8240/3
2.1.2 非典型类癌	8249/3
2.2 大细胞神经内分泌癌	8013/3
2.2.1 混合性大细胞神经内分泌癌	8013/3
2.3 小细胞癌	8041/3
2.3.1 混合性小细胞神经内分泌癌	8045/3

（续　表）

2.4 混合性胸腺癌	
3. 纵隔生殖细胞肿瘤	
3.1 精原细胞瘤	9061/3
3.2 胚胎性癌	9070/3
3.3 卵黄囊瘤	9071/3
3.4 绒毛膜癌	9100/3
3.5 畸胎瘤	
3.5.1 畸胎瘤,成熟型	9080/0
3.5.2 畸胎瘤,未成熟型	9080/1
3.6 混合性生殖细胞肿瘤	9085/3
3.7 伴有体细胞型恶性肿瘤的生殖细胞肿瘤	9084/3
3.8 伴有造血恶性肿瘤的生殖细胞肿瘤	9086/3
4. 纵隔淋巴瘤	
4.1 原发性纵隔大 B 细胞淋巴瘤	9679/3
4.2 胸腺结外边缘区黏膜相关淋巴组织（MALT）B 细胞淋巴瘤	9699/3
4.3 其他成熟 B 细胞淋巴瘤	
4.4 T 淋巴性白血病/淋巴瘤	9837/3
4.5 间变大细胞淋巴瘤和其他罕见成熟 T 和 NK 细胞淋巴瘤	
4.5.1 ALK 阳性间变大细胞淋巴瘤	9714/3
4.5.2 ALK 阴性间变大细胞淋巴瘤	9702/3
4.6 霍奇金淋巴瘤	9650/3
4.7 B 细胞淋巴瘤,未分类,特征介于弥漫性大 B 细胞和传统霍奇金淋巴瘤之间	9596/3
5. 纵隔组织细胞和树突状细胞肿瘤	
5.1 朗格汉斯细胞病变	
5.1.1 胸腺朗格汉斯细胞组织细胞增生症	9751/1
5.1.2 朗格汉斯细胞肉瘤	9756/3
5.2 组织细胞肉瘤	9755/3
5.3 滤泡树突细胞肉瘤	9758/3
5.4 指突树突状细胞肉瘤	9757/3
5.5 成纤维细胞网状细胞肿瘤	9759/3
5.6 不确定性树突状细胞肿瘤	9757/3
5.7 粒细胞肉瘤和髓外急性白血病	9930/3

（续　表）

6. 纵隔软组织肿瘤	
6.1 胸腺脂肪瘤	8850/0
6.2 脂肪瘤	8850/0
6.3 脂肪肉瘤	
6.3.1 高分化	8850/3
6.3.2 去分化	8858/3
6.3.3 黏液型	8852/3
6.3.4 多形性	8854/3
6.4 孤立性纤维性肿瘤	8815/1
6.4.1 恶性	8815/3
6.5 滑膜肉瘤	
6.5.1 滑膜肉瘤,非特指型	9040/3
6.5.2 滑膜肉瘤,梭形细胞型	9041/3
6.5.3 滑膜肉瘤,上皮细胞型	9042/3
6.5.4 滑膜肉瘤,双相型	9043/3
6.6 血管肿瘤	
6.6.1 淋巴管瘤	9170/0
6.6.2 血管瘤	9120/0
6.6.3 上皮样血管内皮细胞瘤	9133/3
6.6.4 血管肉瘤	9120/3
6.7 神经源性肿瘤	
6.7.1 外周神经性肿瘤	
6.7.1.1 节细胞神经瘤	9490/0
6.7.1.2 节细胞神经母细胞瘤	9490/3
6.7.1.3 神经母细胞瘤	9500/3
7. 胸腺异位性肿瘤	
7.1 甲状腺异位性肿瘤	
7.2 甲状旁腺异位性肿瘤	
7.3 其他罕见异位肿瘤	

注:形态学代码采用肿瘤学疾病国际分类(ICD-O){463B}。生物行为学编码:良性肿瘤为/0,非特定、交界性或未确定生物学行为的为/1,原位癌及上皮内瘤变Ⅲ为/2,恶性为/3

第二节 胸腺瘤

胸腺瘤是起源于胸腺上皮或显示向胸腺上皮细胞分化的肿瘤,部分肿瘤内存在的淋巴细胞为非肿瘤性的成分。肿瘤形态多样,成分复杂,2015 年新分类包括 A 型、非典型 A 型、AB 型、B1 型、B2 型和 B3 型,反映了不同胸腺瘤在形态、功能、遗传学的不同特点。免疫标记物对胸腺瘤的诊断与鉴别诊断有一定的帮助作用,PAX-8、FOXN1、CD205 和 p63 不仅在各型胸腺瘤中表达,也可用于与其他纵隔肿瘤的鉴别诊断;CD40、AIRE、HLA 等较少见于 B3 型胸腺瘤。另外,β5t、DSG3、Notch1 在胸腺瘤的鉴别诊断中也有一定的价值。

一、A 型胸腺瘤

此型胸腺瘤被认为起源于正常髓质上皮细胞,是一种器官性胸腺上皮性肿瘤,占所有胸腺瘤的 4%～19%,平均发病年龄为 61 岁。通常认为此型为良性或生物学行为未定的肿瘤,但有局部复发、可发展为进展期肿瘤或远处转移的报道。为此,2015 年新分类归为恶性肿瘤。

A 型胸腺瘤常界线清楚,包膜完整,切面呈灰白色或棕褐色,小叶结构不清,小叶间白色纤维带不明显,平均直径为 10.5cm。

显微镜观察,肿瘤细胞呈梭形或卵圆形,核仁不明显,核形态温和;瘤细胞排列成实性片块,缺乏特征性结构或呈车辐状排列,缺乏淋巴细胞。肿瘤中很少或没有淋巴细胞浸润,小叶结构不明显,也没有其他类型所见的明显分割纤维带。背景血管可显示血管瘤样改变。充满蛋白液体和淋巴细胞的血管周围间隙是胸腺瘤器官样分化的特征之一,比其他类型胸腺瘤少见。核分裂＜4 个/2mm。无 Hassall 小体,免疫组化染色是辅助诊断的重要手段,其中缺乏或仅有少量的 TDT 阳性 T 淋巴细胞是主要的因素。

2015 年新分类中,在 A 型胸腺瘤和 AB 型胸腺瘤之间新增加的非典型 A 型胸腺瘤是值得关注的,尽管存有争议,但当 A 型胸腺瘤伴有一定的细胞丰富、生长活跃、核分裂≥4 个/2mm 及出现坏死时,应归入非典型 A 型胸腺瘤,其中坏死与肿瘤的侵袭性有关。

鉴别诊断方面为 2015 年新分类关注的重点,A 型胸腺瘤应与 AB 型、梭形细胞 B3 型和梭形细胞胸腺癌进行鉴别。在 A 型胸腺瘤与 AB 型胸腺瘤鉴别时,只要注意了 TDT 阳性的 T 淋巴细胞的分布特点,一般不难鉴别。A 型胸腺瘤与梭形细胞癌的鉴别要点是,后者 CD5 和 CD117 阳性。对于梭形细胞 B3 型胸腺瘤与非典型的 A 型胸腺瘤的鉴别要点是后者 CD20 阳性。

二、AB 型胸腺瘤

患者可伴有重症肌无力,多数患者通过影像学检查偶尔发现。此型一般认为是良性肿瘤,复发和转移极其罕见。

肉眼观察肿瘤呈结节状,包膜完整,切面灰褐色,有被纤维组织分割的大小不一的结节。

显微镜观察,肿瘤由淋巴细胞较少的 A 型和富于淋巴细胞的 B 型成分混合而成。两种结构界线可以不清,也可相当清楚。其 B 型区与 B1、B2 或 B3 有所不同,该区罕见髓质分化,尤其缺乏胸腺小体,细胞主要由小多角形上皮细胞组成,胞核小圆形、卵圆形或梭形,染色质分散淡染,核仁不明显。

免疫组化染色时注意观察 TDT 阳性的 T 淋巴细胞,如果＞10%的范围内出现了可计数的 TDT 阳性的 T 淋巴细胞,或者任意范围内出现了大量不可计数的 TDT 阳性的 T 淋巴细胞,应诊断为 AB 型胸腺瘤。这里需要注意的是,取材要全面,再就是不再使用A型胸腺瘤伴B1、B2等报告格式。

三、B型胸腺瘤

1. B1型胸腺瘤　少见,多发生于前上纵隔,也可发生于颈部、胸膜和肺等罕见部位。肿瘤常因伴有重症肌无力的自身免疫性疾病而发现。此型肿瘤比A型和AB型侵袭性略强,复发病例低于10%。

大体病理检查时肿块常灰色,包膜较厚且完整,可见明显的纤维间隔。

显微镜观察肿瘤由类似正常胸腺的内皮质区组成,淋巴细胞占优势(高度密集分布的未成熟T淋巴细胞),并显示高度器官样分叶状结构,伴有厚薄不一的无细胞纤维带分隔。伴随的多量小淋巴细胞呈小团块状分布。其血管周围间隙不如其他B型胸腺瘤常见。另一个关键形态特征是总是出现髓质分化区域。

鉴别诊断方面,与胸腺增生的区别是,B1型为过度增生的皮质区伴少量髓质分化,并有较明显的纤维分隔,胸腺小体很少见或缺如。与T淋巴母细胞性淋巴瘤的区别是B1型胸腺瘤免疫组化显示显著的细胞角蛋白网和CDK6低表达,而淋巴瘤肿瘤细胞分化不成熟,有间隔或包膜浸润。

免疫组化标记瘤细胞表达细胞角蛋白类似正常皮质上皮细胞,CK19弥散阳性,CK7、CK14、CK18局灶阳性,混杂的T淋巴细胞相对不成熟。上皮细胞AIRE阳性。

2. B2型胸腺瘤　肿瘤多数位于前纵隔,常伴有重症肌无力,为中度恶性,比B1型恶性潜能高,但比B3型侵袭力弱。

大体病理显示肿瘤包膜完整或界限不清,平均直径6.3cm。可侵犯周围脂肪和邻近器官。切面质实,黄褐色结节状,有白色纤维分隔。

显微镜观察,肿瘤常分叶状,瘤细胞肥胖,大多角形,核大、泡状,染色质稀疏,可见明显的中位核仁,类似正常胸腺皮质上皮细胞。细胞常围绕血管周围间隙或纤维间隔呈栅栏状排列,髓质分化少见。淋巴细胞量多,甚至可超过上皮细胞数量,与上皮成分混杂。记住以下特点有助于诊断和鉴别诊断:①肿瘤的小叶不规则,常见≥3个细胞的多角形上皮细胞簇;②纤维间隔细小;③瘤细胞核仁小而明显,缺乏异型性;④可见典型的血管周围间隙(一个中性血管和其周围的腔隙构成,腔隙内含蛋白液及淋巴细胞);⑤髓质岛少见。

免疫组化染色显示瘤细胞CK19、CK5/6、CK7、AE1/3、Cam5.2和CD57阳性。上皮细胞间主要是未成熟的T细胞。

应与B1型胸腺瘤鉴别,后者淋巴细胞虽丰富,但上皮细胞核和核仁小且数量少,多为大的分叶,无上皮细胞簇,常见髓质岛。

3. B3型胸腺瘤　临床最常见症状为重症肌无力和局部压迫症状。中度恶性,侵袭力较强。肿瘤常无包膜,可侵犯纵隔脂肪或邻近器官。平均直径7.6cm,切面质硬,灰白结节状,有白色纤维分隔。

显微镜观察,瘤细胞呈小叶状,主要由上皮细胞构成,淋巴细胞稀少,细胞呈实性片状或表皮样结构。瘤细胞中等大小,核圆,常有核折叠或核沟。细胞常围绕血管周间隙或沿间隔呈明显的栅栏状排列。常见B2型和B3型混合区域,而胸腺癌混合B3型者很少见。肿瘤性上皮细胞CK19、CK5/6、CK7、CK10、CK8,AE1/3、CD57阳性,局灶性EMA阳性,上皮内大部分淋巴细胞是未成熟的T细胞。

B3型与B2型鉴别,B2型淋巴细胞多,肿瘤性上皮细胞不融合成片,不表达EMA。低级别胸腺鳞状细胞癌显示更明显的表皮样分化,细胞间桥易见,上皮内缺乏未成熟的淋巴细胞。A型胸腺瘤非典型程度低,较少见上皮细胞围绕血管周间隙栅栏状排列。

4. 罕见胸腺瘤　①微小胸腺瘤:通常指

直径＜1mm 的多灶性上皮增生,主要发生在伴有重症肌无力的患者,肉眼检查常没有明确的肿块。肿瘤可发生在皮质或髓质。镜下肿瘤表现明显异质性,上皮细胞大小一致或呈多角形、卵圆形、肥胖梭形,显示明显多形性。上皮间常没有未成熟 T 淋巴细胞。②

硬化性胸腺瘤:肿瘤表现为经典胸腺瘤的特征,间质有丰富的胶原。③脂肪纤维腺瘤:发生于伴有纯红细胞发育不全的患者。镜下肿瘤具有窄长的上皮细胞带,互相连接,周围为丰富的纤维性间质,构成类似于乳腺纤维腺瘤的结构。

第三节　胸腺癌

胸腺癌曾称 C 型胸腺瘤,为恶性、侵袭性上皮性肿瘤。显示明显异质性,不具有胸腺上皮性肿瘤的器官样和多样性的特点。胸腺发生的癌可以是鳞癌、基底细胞样癌、黏液表皮样癌、淋巴上皮癌、肉瘤样癌、透明细胞癌、腺癌、神经内分泌癌、未分化癌、伴 t[15;19]易位的癌等,组织形态学与其他部位同类肿瘤相似。

1. 鳞状细胞癌　是胸腺癌中最常见的亚型,为前纵隔特有且常伴有胸痛的肿瘤。显微镜观察特点为具有明显异型性、体积较大的癌细胞呈巢分布,癌巢间为广泛玻璃样变性的纤维分隔。肿瘤中无胸腺瘤中常见的 TDT 阳性的未成熟 T 淋巴细胞浸润。免疫组化多数癌细胞为 CD5、MUC1、CD70 和 CD117 阳性,约 60%的胸腺癌表达神经内分泌标记。而其他器官的鳞癌 CD5、CD70 阴性。

2. 基底细胞样癌　罕见,多数发生在 50 岁左右,半数病例伴有多房性胸腺囊肿。恶性度较高,30%病例有肺和肝转移。肿瘤大小不一,多数边界清楚。可有出血囊性变。伴多房性胸腺囊肿时常为附壁结节样病变。显微镜观察可见小到中等大小的上皮性瘤细胞排列呈索状、岛状、巢状,边缘细胞呈明显的栅栏样排列,癌细胞胞质少,双染或偏嗜碱性染色,类似皮肤基底细胞癌。免疫组化显示癌细胞表达角蛋白和 EMA,也可表达 CD5。

3. 黏液表皮样癌　较罕见,发生在老年患者,临床一般无症状,不伴有肌无力。结节状,切面灰白色,可有黏液光泽。瘤细胞包括鳞状细胞、黏液细胞和中间型细胞。鳞状细胞异型性不显著,成片分布,可形成囊状结构,内衬黏液上皮。

4. 淋巴上皮瘤样癌　罕见,为高度恶性的胸腺癌类型,好发生于前纵隔。实性,包膜不完整。切面灰黄色,可见坏死。类似鼻咽的淋巴上皮癌,癌细胞具有未分化合体性生长特征,核大,空泡状,具有 1 个或多个嗜酸性大核仁。可见淋巴细胞、浆细胞浸润,并可有淋巴小结形成。瘤细胞 AE1 阳性而 AE3 阴性,Bcl-2 常阳性。淋巴细胞表达 CD3、CD5。

5. 肉瘤样癌　少见,肿瘤中部分或全部成分在形态学上类似软组织肉瘤,主要发生在前纵隔,多在诊断后 3 年内死亡。无包膜,切面灰白色,质地细腻,可有出血坏死。肿瘤坏死明显,肉瘤样和癌性成分紧密混合。肉瘤性成分以横纹肌肉瘤最常见,偶见骨肉瘤成分。

6. 胸腺神经内分泌肿瘤　是主要或完全由神经内分泌细胞构成的胸腺上皮性肿瘤,包括典型类癌、非典型类癌、小细胞和大细胞低分化神经内分泌癌等类型,与其他部位发生者类似。

7. 混合性胸腺癌　2015 年新分类弃用了"混合性胸腺上皮性肿瘤",以往的"混合性胸腺上皮性肿瘤"是指包含两种或两种以上不同组织学类型的胸腺瘤和胸腺癌(包括神经内分泌癌)成分的混合性肿瘤。2015年新分类中的混合性胸腺癌是指肿瘤中含至少一种胸腺癌成分,伴有任何其他胸腺上皮性肿瘤的类型(包括胸腺瘤和胸腺癌),含有小细胞或大细胞神经内分泌癌成分者除外。

第四节　纵隔生殖细胞肿瘤

纵隔是生殖细胞肿瘤的好发部位。出于治疗目的,纵隔生殖细胞肿瘤可分为纯精原细胞瘤、恶性非精原细胞瘤样生殖细胞肿瘤和畸胎瘤。纵隔恶性非精原细胞瘤样生殖细胞肿瘤预后比性腺的同类肿瘤差。伴有克隆性相关造血恶性肿瘤的生殖细胞肿瘤是纵隔特有的情况。

1. 精原细胞瘤　几乎所有病例均发生在男性,多发生于前纵隔,虽少见周围组织侵犯,但常有远处转移。局限性纵隔肿块,多数边界清楚,切面略分叶或结节状,灰黄色,质细腻。与性腺的同类肿瘤形态学一致。肿瘤细胞圆形、多角形,核圆形或卵圆形,有明显核仁。有明显的淋巴细胞、浆细胞浸润,并可有肉芽肿反应。瘤细胞PLAP多阳性,可表达vimentin,CD117阳性常见于细胞膜或核周高尔基体。

2. 胚胎性癌　可以独立存在,也可以作为混合性生殖细胞肿瘤的一个成分,常发生局部扩散和远处转移。尽管分化差,但应用目前的化疗方案可以缓解或治愈,所以病理医师不应把它轻易归入"未分化恶性肿瘤"一类中。肿瘤常体积巨大,侵犯周围组织器官,切面灰白色,细腻,有大片出血坏死。由具有上皮形态的原始大细胞组成,瘤细胞胞质丰富,透明或颗粒状,呈实性、乳头状和腺样排列。可见广泛坏死,而淋巴细胞浸润少见。瘤细胞CD30(Ki-1)常表达膜阳性伴不等量胞质着色。

3. 卵黄囊瘤　纵隔卵黄囊瘤可发生于婴幼儿期或在青春期后。在婴幼儿,卵黄囊瘤是唯一的纵隔生殖细胞肿瘤类型。在青春期后,卵黄囊瘤在纵隔的发病率高于睾丸,患者几乎均为男性。实性,质地较软,切面灰白色。结构多样,较常见的包括由扁平或立方上皮衬覆形成的微囊或疏网状结构,由肿瘤细胞包绕血管中心形成的类似肾小球样的Schiller-Duval小体,大小不一的圆球形红染透明小体。另外还有黏液瘤样、肝样、肠型、多囊型等许多亚型,各有特点。瘤细胞表达AFP强阳性,也表达低分子量角蛋白。

4. 绒毛膜癌　大多数发生于20－30岁,不发生于儿童。肿瘤具有高度侵袭性,早期即可转移。广泛出血坏死的巨大肿瘤,质地软。显示滋养层分化,由合体滋养细胞、细胞滋养细胞及中间型滋养细胞构成。非典型性显著,破坏血管壁,有广泛出血、坏死。瘤细胞表达广谱CK、CAM5.2,合体细胞样瘤细胞β-hCG阳性,而细胞滋养细胞PLAP常阳性。

5. 畸胎瘤　包括成熟型及未成熟型两类。成熟型畸胎瘤由多个胚层分化的成熟组织构成。未成熟畸胎瘤包含多种胚性未成熟组织,其分级依据未成熟神经组织的数量。

6. 混合性生殖细胞肿瘤　是由两种或两种以上生殖细胞肿瘤成分构成的肿瘤,诊断中应列出每种成分及其大概比例,患者几乎均为男性。

7. 伴有体细胞型恶性成分的生殖细胞肿瘤　伴发的体细胞恶性成分可以是癌、肉瘤或二者兼有。这种恶性成分应该至少有一个低倍视野大小,应该是可以分辨的独立成分。

8. 伴有造血恶性肿瘤的生殖细胞肿瘤　非精原细胞瘤性生殖细胞肿瘤引起造血恶性肿瘤,这些造血恶性肿瘤与生殖细胞肿瘤具有克隆性相关,这种情况仅发生于纵隔,而在其他性腺发生的非精原细胞瘤性生殖细胞肿瘤从未发现。患者均为青少年或青壮年男性。与其他非精原细胞瘤性生殖细胞肿瘤无区别。均为非精原细胞瘤性生殖细胞肿瘤,以卵黄囊瘤或伴卵黄囊瘤成分的混合性生殖

细胞肿瘤多见。造血恶性肿瘤包括急性白血病、恶性组织细胞增生症、骨髓增生异常综合征、肥大细胞增生症等。白血病可弥漫或局灶浸润生殖细胞肿瘤,也可形成瘤块(髓性肉瘤)。无论纵隔生殖细胞肿瘤有无造血恶性肿瘤浸润,都可能出现纵隔外表现。

第五节 纵隔淋巴瘤及造血性肿瘤

纵隔淋巴瘤原发于胸腺或纵隔淋巴结。由于胸腺是 T 淋巴细胞产生和分化的器官,所以胸腺淋巴瘤在许多方面具有特殊性。纵隔淋巴结发生的淋巴瘤可能是系统性淋巴结内淋巴瘤的组成部分。

1. 纵隔原发性大 B 细胞淋巴瘤 胸腺 B 细胞淋巴瘤相对较少,可能为胸腺髓质血管周围间隙特化胸腺 B 细胞起源,纵隔原发性大 B 细胞淋巴瘤具有独特的临床、免疫表型和基因型特点。主要发生于青壮年女性,不同于其他部位弥漫性大 B 细胞瘤,平均发病年龄为 70-79 岁,且男性好发。肿瘤广泛侵袭,界线不清,切面灰白色,细腻,可见坏死。有时可见残留的胸腺组织。瘤细胞表达 CD19、CD20、CD22 和 CD79a。半数病例表达 Bcl-6,CD30 常弱表达。

2. 胸腺结外边缘区 B 细胞淋巴瘤,黏膜相关淋巴组织型 罕见,肿瘤常伴发自身免疫性疾病,预后良好,恶性度低。包膜多完

整,切面灰白色,细腻。正常胸腺小叶结构消失,有残留的胸腺小体,并常有衬覆上皮的小囊腔。大量中心细胞样或单核样小 B 细胞弥漫浸润,可有散在的反应性淋巴滤泡。肿瘤细胞浸润残余的胸腺小体或囊腔内衬上皮,形成"淋巴上皮病变"。

3. 前体 T 细胞淋巴母细胞淋巴瘤/白血病 此类肿瘤是一种向 T 细胞谱系分化的淋巴母细胞肿瘤,可累及纵隔、胸腺、纵隔淋巴结,也可累及骨髓、外周血。最常见于大龄儿童、青少年及壮年,男性好发。临床上如果存在纵隔肿块,骨髓中母细胞少于 25% 时诊断为淋巴瘤,超过 25% 则诊断为白血病。患者起病急,常伴有胸腔积液或心包积液。瘤细胞小到中等大,胞质少,核圆形、卵圆或扭曲状,染色质细,核仁小或模糊,可出现满天星样结构。TdT 阳性。分类为前体 T 淋巴母细胞淋巴瘤的最低标准为 CD7 和 CD3(胞质)阳性。

第六节 纵隔间叶组织肿瘤

纵隔间叶肿瘤除胸腺脂肪瘤外难以确定起源自胸腺还是其他纵隔成分,这些肿瘤的病理学特点与发生于其他部位的同类肿瘤一致。

1. 胸腺脂肪瘤 发生于前纵隔,唯一能确定为胸腺起源的间叶性肿瘤。多数患者无症状,当肿瘤体积较大时,可能出现肌无力等症状。体积较大,界线清楚,有包膜,切面淡

黄色,质软,可见灰白色条索。由成熟脂肪细胞组成,内含散在的岛状胸腺组织。

2. 脂肪瘤 为纵隔最常见的良性间叶肿瘤,内部不含胸腺实质成分。

3. 脂肪肉瘤 是前纵隔最常见的肉瘤,常见于成人,儿童罕见,镜下多为高分化脂肪肉瘤,部分病例见大量淋巴细胞浸润。

4. 孤立性纤维性肿瘤 少见,是局部侵

袭性纵隔肿瘤,肿瘤由实性梭形细胞成分和弥漫性硬化成分按不同比率混合。瘤细胞常表达 CD34、CD99 及 bcl-2。参见胸膜肿瘤章节。纵隔的孤立性纤维性肿瘤常表现出核分裂象增加,可见细胞异型性和凝固性坏死,提示高度肉瘤样转化倾向。

5. 横纹肌肉瘤　纵隔横纹肌肉瘤最常见于胸腺生殖细胞肿瘤内,偶可原发。要与含有肌样细胞的横纹肌瘤样胸腺瘤鉴别。

6. 滑膜肉瘤　成人多发,儿童少见,需要与间皮肿瘤、胸腺肉瘤样癌等鉴别。检测 SYT-SSX 嵌合 RNA 转录子有助确诊滑膜肉瘤。

7. 脉管瘤　纵隔淋巴管瘤是常见的儿童肿瘤,海绵状血管瘤及毛细血管瘤等少见。

8. 平滑肌肿瘤　可为平滑肌瘤或平滑肌肉瘤,无特殊表现。

9. 神经性肿瘤　除神经鞘瘤、恶性外周神经鞘膜瘤可以发生在前纵隔外,其余神经性肿瘤几乎全部发生在中和后纵隔。神经母细胞瘤最常见于婴幼儿,成人则常见节神经母细胞瘤、节神经瘤、副神经节瘤。

10. 异位性组织及其肿瘤　主要是异位的甲状腺和甲状旁腺及其发生的肿瘤。

11. 纵隔转移瘤　最常见的转移性肿瘤为来自肺、甲状腺、乳腺、前列腺等部位的癌。

（尹迎春　吕蓓蓓　许雅丽　王新美）

参 考 文 献

[1] Weis CA, Yao X, Deng Y, et al. The impact of thymoma histotype on prognosis in a worldwide database. J Thorac Oncol, 2015, 10 (2): 367-372.

[2] Travis WD, Brambila E, Burke AP, et al. WHO classification of tumours of the lung, pleura, thymus and heart. 4th ed. Lyon: IARC Press, 2015.

[3] Green AC, Marx A, Ströbel P, et al. Type A and AB thymomas: histological features associated with increased stage. Histopathology, 2015, 66(6): 884-891.

[4] Rennspiess D, Pujari S, Keijzers M, et al. Detection of human polyomavirus 7 in human thymic epithelial tumors. J Thorac Oncol, 2015, 10(2): 360-366.

[5] Marx A, Ströbel P, Badve SS, et al. ITMIG consensus statement on the use of the WHO histological classification of thymoma and thymic carcinoma: refined definitions, histological criteria, and reporting. J Thorac Oncol, 2014, 9 (5): 596-611.

[6] Roden AC, Yi ES, Jenkins SM, et al. Diagnostic significance of cell kinetic parameters in World Health Organization type A and B3 thymomas and thymic carcinomas. Hum Pathol, 2015, 46 (1): 17-25.

[7] Walts AE, Hiroshima K, Marchevsky AM. Desmoglein 3 and p40 immunoreactivity in neoplastic and nonneoplastic thymus: a potential adjunct to help resolve selected diagnostic and staging problems. Ann Diagn Pathol, 2015, 19 (4): 216-220.

[8] 苏家均, 陈玉, 徐方平, 等. 胸腺瘤临床病理学与分子病理学研究进展. 中华病理学杂志, 2015, 44(9): 683-685.

[9] 杜军, 周晓军. 新版 WHO(2015)胸腺上皮性肿瘤分类解读. 诊断病理学杂志, 2015, 22(8): 449-451.

第 **8** 章

胸腺肿瘤

第一节　AB 型胸腺瘤

一、临床特征

AB 型胸腺瘤是一种起源于胸腺上皮或显示向胸腺上皮分化的肿瘤，主要由上皮细胞和淋巴细胞组成，好发部位是前上纵隔，其患病率占纵隔肿瘤的 15%～21.7%，占前纵隔肿瘤的 47%，几乎可以发生在任何年龄（29－82 岁），发病高峰在 55 岁。儿童和青少年极其罕见，多数报道男性稍占优势。胸腺瘤病因尚不明确，可能与基因易感性、病毒感染等多因素相关。胸腺瘤起病较隐匿，临床表现复杂多样，多以气促、胸痛、胸闷等呼吸系统疾病为首发症状，少数无症状者因体检发现纵隔肿块而获得诊断，其合并症的发生率高，约 40% 的患者伴有各种合并症，约 14% 的患者伴重症肌无力。有报道称可以出现围肿瘤期纯红细胞发育不全症。

胸部 CT 是 AB 型胸腺瘤最有效的检查方法，为发生于胸骨后血管前间隙的类圆形肿块，边界清，可有分叶，大部分肿瘤生长不对称，而居于前纵隔的一侧，多为软组织密度，多较均匀，可有囊性变，亦可以有钙化。

胸腺瘤生物学行为普遍良好，大部分患者存活期可达 10 年以上，但也有少部分患者经多学科综合治疗后预后仍较差，数月内便复发转移。故一经诊断，均需要积极治疗。手术仍然是主要的治疗方式。术前应仔细了解临床资料及影像学资料，明确肿瘤大小、部位、与周围组织的关系。胸腺瘤的预后与多种因素有关，多数学者认为与 WHO 组织学分型、临床分期及其手术切除的完整性有关，胸腺瘤是一种多细胞类型的肿瘤，具有潜在恶性，目前大多数学者的观点认为胸腺瘤的良、恶性诊断无法单纯依靠病理学诊断来确定，需结合术中肿瘤包膜有无浸润、邻近器官及胸膜有无被侵犯、淋巴结有无转移来综合判断，与性别、年龄、有无重症肌无力无关。侵袭性生长的患者尽量在完全手术切除后辅以放射治疗、化疗及其他治疗。对常规治疗方法失败的胸腺瘤患者，利用分子生物学技术可以筛选合适的患者进行基因指导下的个体化治疗。肿瘤的个体化治疗是肿瘤治疗的趋势，可以根据不同患者的不同状况选择最合适的治疗方案。血清中含有多种肿瘤生物信息，这些信息可以前瞻性地预测药物治疗的效果，指导肿瘤用药，为肿瘤的个体化治疗提供依据。

二、病理特征

1. 肉眼观察　大体检查，AB 型胸腺瘤通常包膜完整,切面显示多个黄色、大小不等的结节,结节由白色纤维带分隔,肿瘤平均大小 7.7cm。

2. 显微镜检查　在胸腺瘤方面虽然有各种各样的分类法,但能正确地反映出胸腺瘤的恶性度和预后的却不多。在此基础上,2015 年世界卫生组织(WHO)胸腺瘤分类为 A 型、不典型 A 型、AB 型、B1、B2、B3 及 B3 型胸腺瘤变型。①A 型胸腺瘤:丰富而形态温和的梭形和卵圆形(偶尔多角形)上皮细胞;肿瘤组织中未成熟 T 细胞稀少或缺乏(图 8-1)。②AB 型胸腺瘤:其形态学特征为淋巴细胞稀少的 A 样区域及富于淋巴细胞的 B 样区域交错排列;上皮细胞形态温和,呈梭形或卵圆形(偶尔多角形);灶性或弥漫分布大量未成熟 T 细胞(图 8-2)。③B1 型胸腺瘤,其关键形态学特征为类似于未退化的正常胸腺皮质;总是存在髓质分化区(图 8-3)。④B2 型胸腺瘤:其关键形态学特征为多角形上皮细胞成簇出现(≥3 个细胞);大量未成熟 T 细胞混杂其中(图 8-4)。⑤B3 型胸腺瘤:其关键形态学特征为多角形上皮细胞为主,呈实性片状生长,HE 染色低倍下呈现为红色区域;混有稀少未成熟 T 细胞。B3 型胸腺瘤变型:上皮细胞可灶性呈梭形,

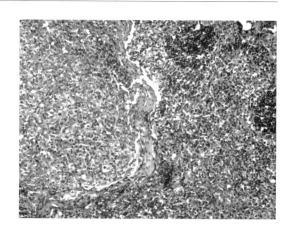

图 8-2　AB 型胸腺瘤,淋巴细胞稀少的 A 样区域及富于淋巴细胞的 B 样区域交错排列(HE×100)

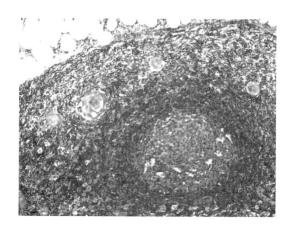

图 8-3　B1 型胸腺瘤,类似于未退化的正常胸腺皮质;总是存在髓质分化区(HE×100)

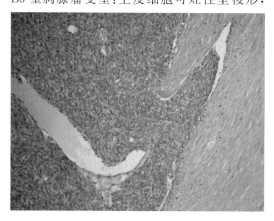

图 8-1　A 型胸腺瘤,丰富而形态温和的梭形和卵圆形(偶尔多角形)上皮细胞,其间散在少量未成熟淋巴细胞(HE×100)

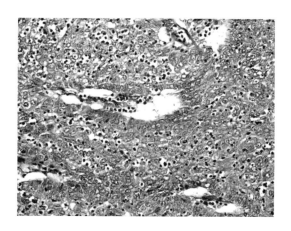

图 8-4　B2 型胸腺瘤:多角形上皮细胞成簇出现(≥3 个细胞);大量未成熟 T 细胞混杂其中(HE×100)

或伴有间变特征,这些特殊的病例仍具有 B3
型胸腺瘤的典型特征。

3. 免疫表型 AB 型胸腺瘤细胞角蛋白
(CK)表达谱类似于 A 型胸腺瘤(图 8-5),但
B 型区上皮细胞常常表达 CK14。在 A 型区
和 B 型区均可见 CD20 阳性肿瘤细胞(图 8-
6)。伴随的淋巴细胞是 CD3 和 CD5 阳性的
T 细胞,包括不同比例的 CD1a、CD99 阳性
未成熟 T 细胞(图 8-7)。髓质分化灶中的淋
巴细胞是特殊的 CD5 阳性 T 细胞。B 细胞
常常缺乏。伸长的成纤维细胞样 A 型细胞

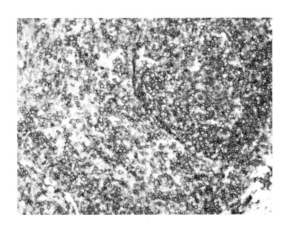

图 8-7 AB 型胸腺瘤:A 型区和 B 型区均可见 CD99
染色阳性的肿瘤细胞(SP 法×100)

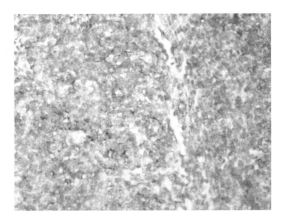

图 8-5 AB 型胸腺瘤:B 型区上皮细胞 CK 染色阳
性(SP 法×100)

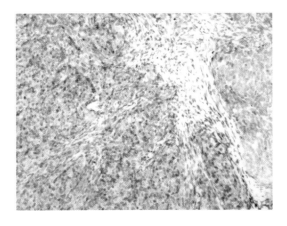

图 8-6 AB 型胸腺瘤:A 型区和 B 型区均可见 CD20
染色阳性的肿瘤细胞(SP 法×100)

为波形蛋白、EMA 染色强阳性及 CK 染色弱
阳性,但不表达 CD5。Bcl-2 和 CD57 表达不
恒定,通常表达较弱,P53 蛋白和 Ki-67 极低
或者缺乏。与 A 型胸腺瘤区相反,B 型区很
少产生层粘连蛋白和Ⅳ型胶原。一些学者认
为一些 AB 型不易与 A 型胸腺瘤区别,也可
能是 A 型胸腺瘤发生率差异大(5%～30%)
的原因之一。为便于两者的区别,特提出了
以 TDT 阳性细胞的计数为标准的区别方
法,具体如下。TDT 阳性细胞的计数标准:1
级,没有或仅有少量 TDT 阳性 T 细胞(容易
计数),诊断 A 型胸腺瘤。2 级,所给活检中
具有中等量的 TDT 阳性 T 细胞(如果必须
计数,可以数得清),且所占成分≤全部所获
组织的 10%者,诊断 A 型胸腺瘤。3 级:所
给活检中具有中等量的 TDT 阳性 T 细胞,
但所占成分＞全部所获组织的 10%,或含有
更多量(无法计数)TDT 阳性 T 细胞区域
(不论该成分在全部所获组织中所占比例多
少),均应诊为 AB 型胸腺瘤。

4. 细胞遗传学 在 AB 型胸腺瘤中发
现 6 号染色体缺失伴有或不伴有 6 号染色体
环形成。另外,个别病例中描述了多发性复
杂性染色体畸变,与 B 型胸腺瘤中见到的一
样,少数 AB 型胸腺瘤中发现了 5q21-22

（APC）的杂合丢失。一组大样本研究显示，约 50% 的胸腺瘤病例存在 GTF2I 突变，主要集中于 A 型及 AB 型胸腺瘤，且与良好预后有关。该基因突变类型非常一致，均为第 7 号染色体上 c.74146970T＞A 的点突变，属功能性突变，可使相应蛋白 TFⅡ-Ⅰ 表达增高。

三、鉴别诊断

AB 型胸腺瘤在临床上是比较罕见的肿瘤之一，缺乏恶性潜能，死亡率低。容易误诊为其他良恶性疾病，其与其他疾病鉴别见表 8-1。

表 8-1　AB 型胸腺瘤的鉴别诊断

	临床特点	病理特点	免疫组化
AB 型胸腺瘤	发病年龄 29～82 岁，平均 55 岁，胸痛及胸前不适，全身表现（发热或体重减轻），重症肌无力是最显著的表现。无症状者因体检发现纵隔肿块而获得诊断，CT 表现为圆形或类圆形软组织肿块，边缘清晰，包膜完整，周围脂肪层存在，可偏向一侧，增强后多数均质强化，可有钙化	大小以 5～10cm 多见，多数位于包膜内，少数浸润包膜或邻近脏器。淋巴细胞分布不均导致低倍镜下双相形，其形态学特征为淋巴细胞稀少的 A 样区域及富于淋巴细胞的 B 样区域交错排列；上皮细胞形态温和，呈梭形或卵圆形（偶尔多角形）；灶性或弥漫分布大量未成熟 T 细胞	A 型区不同分子量的 CK 均显示不同程度的表达，B 型区上皮细胞常常表达是 CKpan。在 A 型区和 B 型区均可见 CD20⁺ 肿瘤细胞。伴随的淋巴细胞是 CD3 和 CD5 阳性的 T 细胞，CD99 阳性的未成熟 T 细胞。具有中等量的 TDT 阳性 T 细胞
A 型胸腺瘤	发病年龄 32－83 岁，平均 61 岁，可有胸痛及胸前不适，约 24% A 型胸腺瘤患者伴有重症肌无力。低丙种球蛋白血症是其典型表现。影像学检查显示肿瘤呈圆形、椭圆形或不规则形，部分边缘清晰，部分可以浸润生长	大小以 5～10cm 多见，多数位于包膜内，少数浸润包膜或邻近脏器。丰富而形态温和的梭形和卵圆形（偶尔多角形）上皮细胞；肿瘤组织中未成熟 T 细胞稀少或缺乏。不典型 A 型胸腺瘤变型可表现出一定程度异型性的 A 型胸腺瘤，如细胞丰富、核分裂象增加（≥4/10HPF）及出现局灶坏死	除了 CK20 阴性外，其他不同分子量的 CK 均显示不同程度的表达，可以见到局灶型 CD20 阳性细胞。没有或仅有少量 TDT 阳性 T 细胞
纵隔型肺癌	表现为纵隔旁肿块，并可向纵隔内浸润生长，纵隔胸膜掀起征是纵隔肿瘤与肺内肿瘤相鉴别的重要征象，此外，如能发现肿块内有支气管影及肺血管影也是诊断纵隔型肺癌的有力证据	病例特点容易鉴别，缺乏淋巴细胞丰富的 B 型胸腺瘤成分和典型 A 型胸腺瘤，一般呈巢状分布，肉瘤样癌细胞异型性较大，核分裂丰富，缺乏大量淋巴样间质	肺腺癌中敏感性最高的抗体是 MOC-31 和 BG8（各为 93%），特异性最高的抗体是 CEA（97%）和大部分腺癌 TTF-1 阳性

（续　表）

	临床特点	病理特点	免疫组化
恶性外周神经鞘膜瘤	肿瘤好发于后纵隔,影像学位置很重要,与神经关系密切,缺乏重症肌无力等临床表现	镜下以梭形细胞为主,可伴有灶性淋巴细胞浸润,当 AB 型胸腺瘤以 A 型胸腺瘤为主而取材有限时鉴别比较困难,但恶性外周神经鞘膜瘤异型性较大,有坏死和核分裂	肿瘤细胞大部分表达 S-100 蛋白,缺乏上皮 CK 蛋白表达,AB 型胸腺瘤间质浸润的淋巴细胞 TDT 和 CD99 往往阳性

四、诊断思路

1. 临床诊断思路　AB 型胸腺瘤可发生于任何年龄,常见于 29－82 岁,病程初期临床症状不典型,可有发热、体重减轻、胸闷、胸痛等。临床最常见的是并发重症肌无力,也是很多患者的首要临床症状。若常规胸部 X 线片检查阴性,而临床有重症肌无力等相关症状时,应建议 CT 排查。CT 征象为发生于胸骨后血管前间隙的类圆形肿块,大小 1～10cm,边缘较光滑,可分叶,大部分肿瘤生长不对称,而居于前纵隔的一侧,肿瘤多为软组织密度,多较均匀,可有囊性变。增强扫描时肿瘤均匀或不均匀性轻度强化。CT 结果应综合其他表现进行鉴别诊断以期做出早期正确诊断,避免误诊和漏诊。

2. 病理诊断思路　AB 型胸腺瘤大都包膜完整,切面呈结节状。在组织学上表现为弥散分布的结节状生长类型,由淋巴细胞较少的 A 型胸腺瘤和富于淋巴细胞的 B 型胸腺瘤混合组成。A 型胸腺瘤成分中,A 型胸腺瘤所有的组织学特征都可以见到,应注意鉴别。然而,B 型区是独特的,有别于 B1、B2 或 B3 型胸腺瘤。B 型区肿瘤细胞主要由小多角形上皮细胞组成,胞核小圆形、卵圆形或梭形,淡染,染色质分散,核仁不明显。具有 A 型胸腺瘤特征的大而具有核仁的空泡上皮细胞只是偶能见到。不像 A 型胸腺瘤区域那样,B 型区显示网状纤维包绕肿瘤结节,而不是围绕单个肿瘤细胞。

总之,AB 型胸腺瘤的诊断需要取材充分,肿瘤较大时需要多点取材,当肿瘤细胞以梭形细胞成分为主时,需要与间叶组织来源的软组织肿瘤进行鉴别,仅凭组织形态学很难做出明确诊断,需要免疫组化染色才能最终确诊,必要时辅助基因遗传学才能做出明确诊断。

（张保华　崔海燕　张恒明　李　静）

参 考 文 献

[1] Weis CA,Yao X,Deg Y,et al.The impact of thymoma histotype on prognosis in a world-wide database[J].J Thorac Oncol,2015,10(2):367-372.

[2] 张杰,朱蕾."国际胸腺恶性肿瘤兴趣组织关于 WHO 胸腺瘤和胸腺癌组织学分类应用共识"的解读.中华病理学杂志[J].2015,44(3):153-157.

[3] Petrini I,Meltzer PS,Kim IK,et al.A specific missense mutation in GTF2I occurs at high frequency in thymic epithelial tumors[J].Nat Genet,2014,46(8):844-849.

第二节　伴淋巴样间质的微结节型胸腺瘤

一、临床特征

伴有淋巴样间质的微结节型胸腺瘤（micronodular thymoma with lymphoid stroma，MNT）是一种很罕见的胸腺肿瘤，可能来源于胸腺的髓质。目前文献报道不足 70 例，国内报道 3 例。MNT 约占胸腺原发肿瘤的 3%，发病年龄最小者 41 岁，最大者 80 岁，平均 63 岁。男女比例约为 1∶0.8。绝大多数发生在前纵隔，很少有临床症状，常在体检时被发现，仅少数患者有胸痛等症状，可能与肿瘤的局部侵犯有关。另有个别患者有重症肌无力或低丙种球蛋白血症。良性 MNT 未见复发，恶性者可以致死，不过目前的病例观察发现，恶性 MNT 可能仅是一种低度恶性肿瘤。良性 MNT 的预后很好，手术切除后即可治愈，目前未见复发病例；恶性者需完整切除肿瘤，由于本病罕见，缺乏大宗病例统计数据，有待进一步观察。

二、病理特征

1. 肉眼观察　MNT 可呈囊实性，多数良性 MNT 呈多房囊性；囊腔直径大小不等，囊内可含淡黄色液体，内壁可附有胶冻样物。恶性者多呈实性外观，切面灰白色，可侵犯周围肺及胸膜组织。肿瘤直径 2～10cm。

2. 显微镜检查　MNT 的典型特征是多量肿瘤细胞形成微结节，并伴有大量的淋巴组织分割（图 8-8）。其中良性 MNT 的上皮细胞呈卵圆形或梭形，形态温和（图 8-9），与 A 型胸腺瘤很相似，但上皮成分内淋巴细胞很少。相反，上皮成分周围有丰富的淋巴细胞，可以出现生发中心。肿瘤内无纤维间隔，无明显血管周围间隙。最值得一提的是，部分病例可见胸腺小体。恶性 MNT 除了呈浸润性生长和实性外观外，组织学上可见邻近

胸膜和肺组织的浸润；肿瘤细胞的特征表现在非典型泡状核、坏死、核分裂象 5～14 个/10HPF。可见嗜酸性核仁。

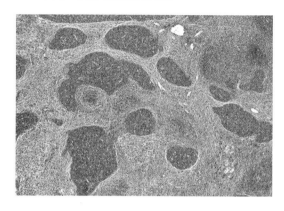

图 8-8　肿瘤细胞形成微结节，并伴有大量的淋巴组织分割（HE×100）

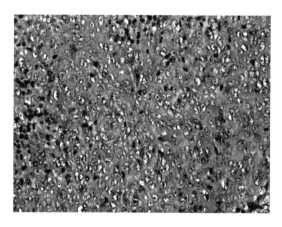

图 8-9　良性 MNT 卵圆形或梭形的上皮细胞，上皮成分内淋巴细胞很少（HE×400）

3. 免疫表型　①MNT 的上皮成分：弥漫阳性表达 CK5/6（图 8-10）和 p63（图 8-11），CK（图 8-12）及 CK19 也阳性，但 EMA 和 CD5 阴性；可表达 CD117 和 CD1a；②淋巴细胞成分多数表达 CD20（图 8-13），CD3 很少，且 TdT 阴性。

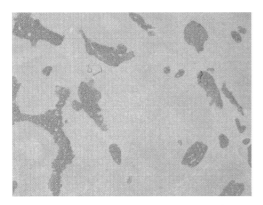

图 8-10 肿瘤上皮成分 CK5/6 免疫组化染色弥漫阳性(SP 法×100)

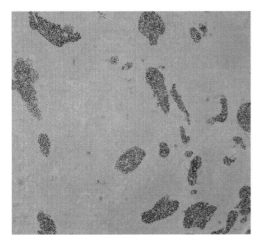

图 8-11 肿瘤上皮成分 P63 免疫组化染色弥漫阳性(SP 法×100)

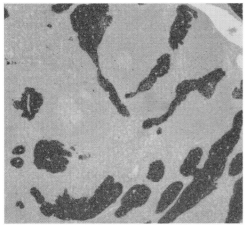

图 8-12 肿瘤上皮成分 CK 免疫组化染色阳性(SP 法×100)

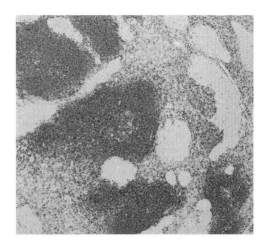

图 8-13 淋巴细胞成分 CD20 免疫组化染色阳性(SP 法×100)

三、鉴别诊断

尽管与 MNT 相鉴别的疾病不多,但 MNT 的鉴别诊断很重要,因为本病是一个从良性到恶性的谱系过程,在前纵隔位置,一是要与胸腺淋巴上皮瘤样癌、原发性黏膜相关淋巴组织淋巴瘤(MALT 淋巴瘤)鉴别,后者为 B 细胞淋巴瘤,可见残存的胸腺小体及淋巴上皮病变,多不难鉴别(表 8-2)。

此外,MNT 最重要的是与胸腺上皮性肿瘤(thymic epithelial tumour,TET)相鉴别。TET 可简单分为胸腺瘤和胸腺癌,但在实际工作中,不仅存在分类困难,而且生物学性质也难以判断。例如,A 型和 AB 型在 2004 年 WHO 肿瘤分类中属于良性范畴,但众多研究发现,均存在复发和转移风险。尽管已在 A 型和 B 型之间增加了 AB 型,但部分病例出现坏死和少数核分裂象,此时就难以归类到上述范畴,于是胸腺瘤专家组新增加了一个不典型 A 型胸腺瘤(表 8-3)。

表 8-2　MNT 与淋巴上皮瘤样癌、胸腺原发性 MALT 淋巴瘤鉴别

	临床特点	病理特点	免疫组化
MNT	发病年龄 41—80 岁，平均 63 岁。多发于前纵隔，少有临床症状	良性者可呈囊实性，多房囊性，内壁可附有胶冻样物。恶性者多呈实性外观，切面灰白色，可侵犯周围肺及胸膜组织。典型特征是多量肿瘤细胞形成微结节，并伴有大量的淋巴组织分割。良性 MNT 上皮细胞呈卵圆形或梭形，形态温和，部分病例可见胸腺小体。上皮成分内淋巴细胞少，但上皮成分周围有丰富的淋巴细胞，可以出现生发中心。肿瘤内无纤维间隔，无明显血管周围间隙。恶性 MNT 可见邻近胸膜和肺组织的浸润。肿瘤细胞出现非典型泡状核、坏死、核分裂象、嗜酸性核仁	①上皮成分 阳性：p63、CK5/6、CK、CK19、CD117、CD1a 阴性：EMA、CD5 ②淋巴细胞成分 阳性：CD20、CD3（局灶） 阴性：TDT
淋巴上皮瘤样癌	发病高峰年龄分别为 14 岁和 48 岁。男性是女性的 2 倍多。好发于前纵隔，通常侵入邻近器官。常见淋巴结、肺、肝和骨转移	肿瘤实性，黄白色，伴有坏死。通常包膜不完整。肿瘤由淋巴浆细胞间质内呈巢或汇合成条索状的癌细胞组成，可见生发中心、嗜酸性粒细胞和肉芽肿改变。肿瘤细胞有大空泡状核，染色质分散，一个或多个明显的嗜酸性核仁，细胞界线不清；核拥挤或出现重叠。淋巴细胞不仅在间质出现，而且也可以与癌细胞混合。核分裂易见。通常可见肿瘤坏死灶	阳性：基于 AE1 的酸性 CKs、Bcl-2、CD3、CD5 阴性：基于 AE3 的碱性 CKs、CK7、CK20、CD1a、CD99
胸腺原发性 MALT 淋巴瘤	平均年龄 61 岁，女性稍多于男性。胃肠道尤其是胃是最好发部位。患者常有自身免疫性疾病史	肿瘤由形态多样的小 B 细胞组成，包括边缘带细胞（中心细胞样细胞）、单核样细胞、小淋巴细胞，也可见到散在的免疫母细胞和中心母细胞样细胞。当肿瘤细胞浸润上皮时，可形成典型的淋巴上皮病变	阳性：单一型轻链（克隆性轻链）、CD2、CD79a 阴性：CD5、CD10、CD23

表 8-3　TET 的分类

分类	说明	生物学行为
A 型	又称梭形细胞胸腺瘤，缺乏皮质特异性抗体	低度恶性潜能
不典型 A 型	介于 AB 型与 B 型之间，核分裂≥4/10HPF，凝固性坏死	低度恶性潜能
AB 型	介于 A 型与 B 型之间，表达皮质和髓质标志物	低度恶性潜能
B 型	进一步分为 B1、B2 及 B3 型	低度恶性到偏恶性
C 型	即为胸腺癌	恶性

　　因 MNT 很少见，目前尚缺乏足够认识，易与 TET 混淆，尤其是与 A 型和 AB 型相混淆（表 8-4），故应注意鉴别。

表 8-4　MNT 与部分 TET 的鉴别诊断

	大体特征	镜下特征	免疫组化
MNT	多数良性 MNT 呈多房囊性；恶性者多呈实性外观，切面灰白色	上皮成分与淋巴组织分界清楚，有微结节特征，富于淋巴组织区域无上皮成分，即缺乏上皮细胞的淋巴基质	上皮细胞：p63、CK5/6、CK19 阳性，CD5 阴性 淋巴细胞：CD20 阳性
A 型	结节状，包膜完整，切面分叶状	瘤细胞梭形或卵圆形，缺乏异型性；淋巴细胞成熟，少。无微结节特征	p63 梭形细胞阳性
AB 型	结节状，包膜完整，切面分叶状	由 A 型区和富含淋巴细胞的 B 样成分构成。T 淋巴细胞不成熟	p63 梭形细胞阳性，有 TdT 阳性 T 淋巴细胞
B1 型	分叶状，包膜可完整，可见纤细的纤维分隔	上皮细胞少，散在分布，有或无核仁。T 淋巴细胞不成熟。常见 Hassall 小体，呈正常胸腺样结构及髓质岛持续存在；缺乏血管周隙（PVS）	上皮细胞：p63、CK19 及 CD5 阳性 淋巴细胞：TdT 阴性 T 淋巴细胞

四、诊断思路

MNT 的临床表现及影像学检查均缺乏特异性，显微镜下观察，在前纵隔位置的肿瘤，典型特征是多量肿瘤细胞形成微结节，并伴有大量的淋巴组织分割。不熟悉者很容易诊断成胸腺瘤或转移癌。结节中央的上皮细胞形态温和，周围的淋巴组织可见淋巴滤泡是与其他病变鉴别诊断的要点；免疫组化标记上皮细胞：p63、CK5/6、CK19 阳性，CD5 阴性，Ki-67 不高，淋巴细胞标记：CD20 阳性，TDT 阴性可与胸腺瘤鉴别。

2004 年的 WHO 分类中根据其形态学特点分为 A、AB、B1、B2 及 B3 型胸腺瘤，以及胸腺癌和其他少见类型的胸腺肿瘤。经过 10 余年的应用后发现了很多问题，如重复性差和定义模糊等。为此，一个由 18 位病理医生、2 位外科医生和 1 位肿瘤科医生组成的国际胸腺肿瘤协作组在 2011 年 12 月对 2004 年的 WHO 胸腺上皮性肿瘤分类进行了修订，并达成了以下共识：①保留 2004 年胸腺上皮性肿瘤框架；②增加新的组织学类型；③纠正了某些错误概念；④规范异质性肿瘤的病理报告格式；⑤对部分难以分类的中间型病例建议使用形态学描述以补充诊断；⑥对于典型类型的胸腺上皮性肿瘤采用主要诊断标准和次要诊断标准以取代以往的单纯描述。

本次对 WHO（2004）胸腺上皮性肿瘤的修订首先纠正了过去的一些错误概念，指出 A 型和 AB 型胸腺瘤并不是良性肿瘤，而是具有低度恶性潜能的肿瘤，因为将 A 型胸腺瘤作为良性肿瘤对待不仅阻碍了侵袭性 A 型胸腺瘤的推广，而且也误导了 A 型胸腺瘤的临床治疗和预后判断，因为 A 型胸腺瘤既可发展为进展期胸腺瘤，也可以发生转移。并根据大量的研究结果，首次提出了不典型性 A 型胸腺瘤的概念，它的病理诊断标准暂定为：①核分裂象≥4 个/10HPF；②可见真性肿瘤性坏死（凝固性坏死）；③其他标准，如细胞核及核仁增大、细胞数量增多及 Ki-67 指数增高等目前尚难以定论。其次，是否将 A 型胸腺瘤细分为 A1 型、A2 型和 A3 型三型的时机认为尚未成熟。

（王强修　王新美　徐嘉雯　李新功）

参 考 文 献

［1］ Tateyama H，Saito Y，Fujii Y，et al. The spec-trum of micronodular thymic epithelial tumours with lymphoid B-cell hyperplasia. Histopathology，2001，38(6)：519-527.

［2］ 冷冬妮，王海，吴波，等.伴有淋巴样间质的微结节型胸腺瘤临床病理特征.医学研究生学报，2010，23(3)：246-248.

［3］ 陈骏，陈亭亭，吴鸿雁，等.伴淋巴样间质的微结节型胸腺瘤2例并文献复习.临床与实验病理学杂志，2014，30(7)：766-770.

［4］ 孟云霄，卢朝辉，毕娅兰，等.胸腺上皮样肿瘤的诊断与鉴别诊断.中华病理学杂志，2014，47(7)：493-497.

［5］ 夏秋媛，印洪林.胸腺上皮样肿瘤的分子病理研究进展.医学研究生学报，2013，26：314-318.

［6］ Ströbel P，Hartmann E，Rosenwald A，et al. Corticomedullary differentiation and matura-tional arrest in thymomas. Histopathology，2014，64(4)：557-566.

［7］ Marx A，Ströbel P，Badve SS，et al. ITMIG consensus statement on the use of the WHO histological classification of thymoma and thy-mic carcinoma：refined definitions，histological criteria，and reporting. J Thorac Oncol，2014，9(5)：596-611.

第三节　胸腺类癌

一、临床特征

胸腺类癌是一种少见肿瘤，属于神经内分泌细胞肿瘤中的高分化神经内分泌癌。类癌可进一步分为典型和非典型类癌，常发生于消化道及肺，发生于胸腺者罕见。1972年Arrigoni等首次提出胸腺非典型类癌，与发生在肺部类癌相反，胸腺类癌绝大多数表现为非典型类癌，主要发生于成人，男性为多，男女之比为2∶1～7∶1。发病年龄18－82岁。男性平均48岁，女性平均55岁；偶可见于儿童，发病年龄8－12岁。大部分研究认为与呼吸系统、消化系统类癌相比，胸腺类癌恶性度高，局部侵犯及远处转移发生早。胸腺类癌早期症状不明显，部分患者为体检时发现。症状缺乏特异性，大多数患者呈纵隔内占位压迫症状，表现为咳嗽、胸痛、呼吸困难；往往就诊较晚，20%～40%的患者在就诊时已出现胸壁、肺、肝、脑等转移。由于肿瘤分泌肾上腺皮质激素（ACTH），约1/3病例出现库欣综合征，在极少数情况下，可出现其他的副肿瘤综合征。根据有无内分泌异常，分为不合并和合并内分泌异常型。

临床影像学CT常表现为前上纵隔类圆形、椭圆形或不规则形软组织肿块，体积常较大，最大径2～12cm，肿瘤边界一般不清，可见周围浸润，压迫或侵犯血管和心包；平扫呈稍低密度或与邻近肌肉密度相近，可见坏死、囊性变，偶见钙化，增强肿瘤多呈轻至中度不均匀强化；少见征象有胸腔积液、肿瘤邻近胸膜增厚、心包增厚及肺、胸廓外转移等。体积小的肿瘤多表现为不同程度均匀强化，当肿瘤巨大时，可出现特征性的"地图样"强化，部分肿瘤内见增粗杂乱血管影，动脉早期强化为主。

胸腺类癌是一种发生在前纵隔的罕见恶性肿瘤，偶见于邻近甲状腺的异位胸腺。该病预后较差，手术是首选治疗手段。

二、病理特征

1. 肉眼观察　胸腺类癌呈实性，界线清楚，但无包膜，可表现为局限性或大体上的侵袭性,体积为 2~20cm(平均 8~10cm);肿瘤切面灰白色质硬,可见沙砾样质地,通常缺乏胸腺瘤特征性分叶状生长结构;早期发现伴发库欣综合征的肿瘤较小(直径 3~5 cm)。70%病例可见出血和坏死。

2. 显微镜检查

(1)典型类癌:瘤细胞呈实性片状、带状、腺样及小梁状生长,可有菊形团形成(图 8-14 至图 8-16)。瘤细胞大小较一致,核圆形,部分偏位,核染色质细颗粒状,胞质少,嗜酸性,核分裂少见。间质富含血管,一般无坏死。

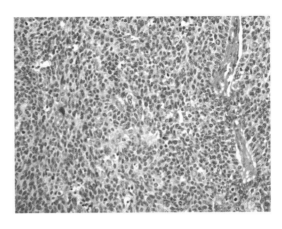

图 8-16 瘤细胞呈实性片状,可见菊形团形成(HE×200)

(2)非典型类癌:非典型类癌具有典型类癌结构特点,更常表现出明显的核多形性、核分裂象增多(图 8-17)和(或)出现坏死灶(包括粉刺样坏死)(图 8-18,图 8-19),核增殖指数增高,包括:①坏死区和非坏死肿瘤区最多每 10HPF 多达 10 个核分裂象;②缺乏坏死,核分裂象 2~10 个/10HPF。还可出现少见的间变型细胞、灶性的融合性生长方式(所谓的淋巴瘤样改变)或广泛的间质纤维组织增生。不典型类癌中钙化很常见,可达 30%。不典型类癌有许多亚型,梭形细胞型最常见,

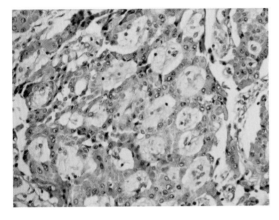

图 8-14 肿瘤细胞大小相对一致,呈腺样排列(HE×200)

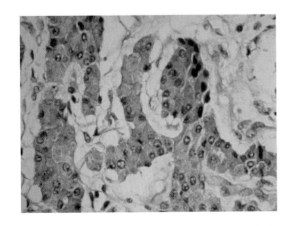

图 8-15 肿瘤细胞略嗜酸性,呈条索状及梁状排列,部分瘤细胞团周围可见深染的支持细胞样细胞(HE×400)

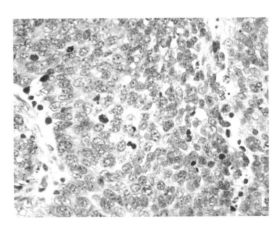

图 8-17 肿瘤细胞核多形性、核分裂象增多(HE×400)

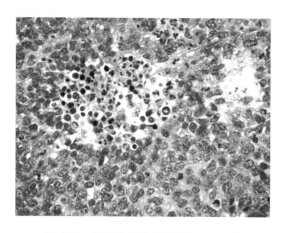

图 8-18　肿瘤出现点状坏死(HE×400)

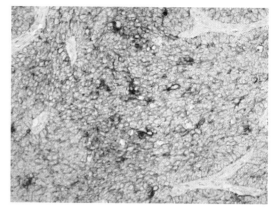

图 8-20　肿瘤细胞 CK 免疫组化染色弥漫性阳性
(SP 法×200)

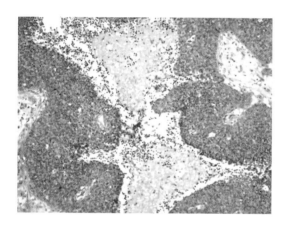

图 8-19　肿瘤出现灶状坏死(HE×200)

图 8-21　肿瘤细胞 Syn 免疫组化染色弥漫性阳性
(SP 法×200)

其余有色素性、伴有淀粉样物质、嗜酸细胞型、黏液性、血管瘤样、伴肉瘤样变和各亚型混合型。

3.免疫表型及电镜　CK、NSE、CgA、CD56 及其他激素标记阳性(图 8-20,图 8-21)。电镜可见指突状细胞突起、局灶性基板、很少的连接、无复合桥粒或张力原纤维、胞质内有致密核心的神经分泌颗粒,有时见核周微丝团。

三、鉴别诊断

胸腺类癌罕见,但恶性度高,早期发现、诊断和治疗意义重大,影像学表现有一定特征,需与其他很多疾病鉴别(表 8-5)。

表 8-5　胸腺类癌的鉴别诊断

	临床特点	病理特点	免疫表型
胸腺类癌	好发于老年男性,部分病人有库欣综合征,少数患者可出现其他的副肿瘤综合征	瘤细胞大小较一致,呈实性片状、带状、腺样及小梁状生长,非典型类癌在癌细胞团的中心见有坏死和钙化,核分裂象多见,可达 2～10 个/10HPF	CK、NSE、CgA、CD56 及其他激素标记阳性
伴有神经内分泌细胞的胸腺癌	多发生于成人	肿瘤细胞有上皮细胞形成模糊的实性片状或表皮样结构组成	其神经内分泌阳性标记细胞仅有散在细胞表达
转移性神经内分泌癌	多有原发肿瘤病史,肺或胃肠道神经内分泌癌	肿瘤形态学与非典型类癌鉴别困难	神经内分泌标记阳性,肺来源的多 TTF-1 阳性
胸腺瘤	几乎所有的胸腺瘤都发生在成人,儿童十分少见。X 线胸片呈分叶状,可见钙化	有肿瘤性上皮和非肿瘤性淋巴细胞混合组成	上皮成分不同分子量 CK 可不同程度(＋)(CK20 除外),淋巴细胞主要 CD3、CD5(＋)
纵隔孤立性纤维性肿瘤	肿瘤界线清楚,大小不一,平均直径 6cm,大者可达 30cm,多呈分叶状	瘤组织由疏密不等的成纤维细胞构成,有些区域胶原和网状纤维丰富,致瘤细胞疏密不等,之间可见裂隙	瘤细胞 CD34、vimentin、Bcl-2、CD99 通常(＋),偶尔 desmin、SMA 可阳性

四、诊断思路

1. 临床诊断思路　胸腺类癌大部分早期症状不明显,往往就诊较晚,肿瘤较大时表现为纵隔占位压迫症状、咳嗽、胸痛、呼吸困难等,缺乏特异性。约 1/3 病例伴有异位 ACTH 综合征,血皮质醇、促肾上腺皮质激素(ACTH)升高,且伴有高血压、高血糖等。其影像学有一定特点,但与很多纵隔占位性病变很难鉴别,而术前很难获得明确的病理组织学诊断依据,大多数病例通过术中快速病理及术后标本确诊。

2. 病理诊断思路　胸腺类癌绝大多数为非典型类癌,组织学特点典型,瘤细胞排列呈带状小梁状、实性巢状、扇形、菊形团样腺体等“器官样”结构,小梁状和菊形团样最常见,瘤细胞形态一致,多角形,染色质细颗粒状,胞质嗜酸性颗粒状。表现出明显的核多形性、核分裂象增多和(或)出现坏死灶(包括

粉刺样坏死),核增殖指数增高。大体标本大部分无包膜有坏死钙化灶。结合角蛋白及神经内分泌标记 NSE、CgA、CD56 阳性常可明确诊断。但本病与纵隔转移性神经内分泌癌,特别是与肺神经内分泌癌纵隔转移灶鉴别有时相当困难,TTF-1 对鉴别肺转移性神经内分泌癌有帮助,但 TTF-1 阴性不能排除胃肠道或胰腺来源的转移性神经内分泌癌。此时应排除患者身体其他部位原发肿瘤后诊断。胸腺类癌变异型较多,部分可与典型类癌合并,其中伴有淀粉样物质的类癌,瘤细胞通常呈梭形,且降钙素(CT)免疫组化染色阳性,与甲状腺外髓样癌无法区分。胸腺类癌常与胸腺神经内分泌小细胞癌、胸腺瘤或胸腺癌混合,尤其是鳞状细胞癌、腺鳞癌或未分化癌。伴发肉瘤样肿瘤区域的类癌很少见,其临床过程为高度侵袭性。

（张保华　韩红梅　杨海萍　张恒明）

参 考 文 献

[1] Arrigoni MG, Woolner LB, Bernatz PE. Atypical carcinoid tumors of the lung. J Thorac Cardiovasc Surg, 1972, 64(1):413-421.

[2] Waghray A, Sherpa L, Carpio G, et al. Mediastinal massin a 25-year-old man [J]. Chest, 2014, 146(2):47-51.

[3] Kikuchi R, Mino N, Okamoto T, et al. Simultaneous doublet hymiccarcinoids: arareinitial manifestationo fmultiple endocrine neoplasia-type 1[J]. General thoracic andcardiovascular

surgery, 2011, 59(1):68-72.

[4] Goto K, Kodama T, Matsuno Y, et al. Clinicopathologic and DNA cytometric analysis of carcinoid tumors of the thymus. [J]. Mod Pathol, 2001, 14(10):985-994.

[5] Moran C A, Suster S. Neuroendocrine carcinoma(carcinoid tumor) of the thymus: A clinicopathologic analysis of 80 cases[J]. Am J Clin Pathol, 2000, 114(1):100-110.

第四节 纵隔原发性精原细胞瘤

一、临床特征

纵隔原发性精原细胞瘤是一种罕见的低度恶性生殖细胞源性肿瘤,1951年由Friemen在相关文献中描述。多见于前纵隔,占所有纵隔肿瘤的1%～5%;以25—30岁男性最多见。其组织发生:一些学者认为是发生迷走的卵黄囊内胚层原始生殖细胞在机体遭到致瘤因素侵袭时,进一步分化所形成的生殖细胞肿瘤;另一些学者认为,其来自纵隔的胸腺始基细胞。

纵隔原发性精原细胞瘤临床表现各异,主要为纵隔肿块压迫局部的症状,如胸闷、胸痛、咳嗽、呼吸困难、面部水肿、颈静脉怒张、上腔静脉阻塞综合征等,部分患者可伴发热、体重下降。影像学表现 X线片可见上纵隔增宽,侧位见病变位于前纵隔,边缘较光整,呈分叶状,密度均匀,气管略有推移;CT示前纵隔区域呈分叶状、边缘略不规则的实性肿块,与邻近结构间脂肪层消失,常侵及胸膜、上腔静脉及心包等邻近器官组织,密度均匀,无钙化及脂肪密度,少数边界清楚,增强肿块呈均匀或不均匀强化;MRI示病变呈均质的短 T_1 和长 T_2 信号。患者可伴有血清

乳酸脱氢酶(LDH)、人绒毛膜促性腺激素(β-hCG)的轻度升高,但甲胎蛋白(AFP)水平一般不升高,可能与其恶性程度较低有关。个别患者甲胎蛋白（AFP）明显升高,可能提示肿瘤分化程度低,预后相对较差。

纵隔原发性精原细胞瘤对放化疗均敏感,提倡采用手术、化疗、放疗为一体的综合治疗模式。5年生存率为50%～80%,10年生存率为65%～69%。

二、病理特征

1. 肉眼观察　大体上,大多数边界清楚,切面灰褐色或苍白色,鱼肉样,质地均一,略分叶或多结节状,可见点状灶性出血和微黄色坏死灶,瘤体大小为 1～20cm（平均4.6cm）。

2. 显微镜检查　精原细胞瘤由圆形或多角形、形态均一的瘤细胞组成,细胞核居中,圆形或椭圆形,轻微成角,并含有一个或多个大的居中的核仁,胞质丰富,通常富含糖原,透明(图8-22)或轻微嗜酸性染色或明显细胞多形性(图8-23)。肿瘤细胞呈融合性生长,形成多结节簇状、层状、索状、线状或不规则小叶状(图8-24)。在瘤细胞团之间,常

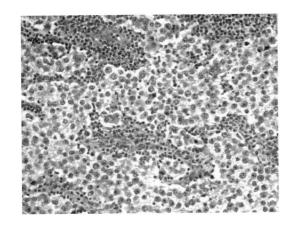

图 8-22　瘤细胞由圆形或多角形、形态均一的瘤细胞组成,胞质丰富,通常富含糖原(HE×200)

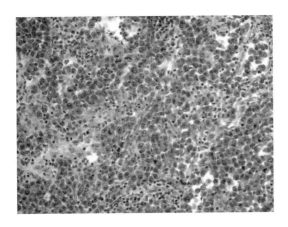

图 8-23　部分肿瘤细胞胞质嗜酸性染色及细胞多形性(HE×200)

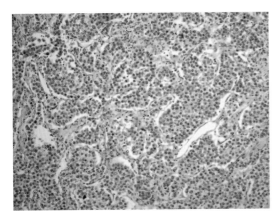

图 8-24　肿瘤细胞呈融合性生长,成簇状、层状、索状、线状或不规则小叶状(HE×100)

见纤细的纤维间隔及明显的炎性细胞背景(图 8-25),主要为成熟小淋巴细胞、浆细胞浸润,偶见嗜酸性粒细胞,这种浸润在纤维间隔内及其周围较密集,但也可与瘤细胞混杂。在一些病例中,可见合体滋养层巨细胞散在整个瘤组织中,常位于毛细血管和或病灶微出血点附近区域,但是无绒毛膜癌样细胞滋养层细胞或融合性小结节。在 25% 的病例中,可在肿瘤内或周边发现残留胸腺组织。

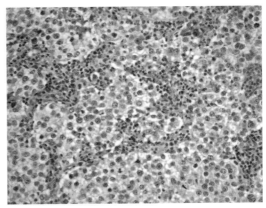

图 8-25　瘤细胞间可见炎性细胞背景(HE×200)

3. 免疫表型　80%～90% 的纵隔精原细胞瘤 PLAP 阳性(图 8-26),70% vimentin 阳性,CD117 阳性常见于细胞膜或核周高尔基体(图 8-27)。超过 70% 病例显示全角蛋

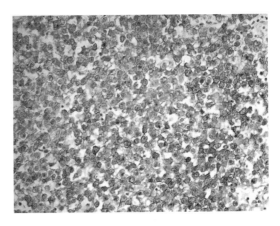

图 8-26　肿瘤细胞免疫组化 PLAP 染色弥漫阳性(SP 法×200)

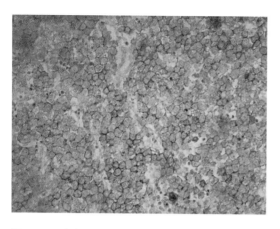

图 8-27　肿瘤细胞 CD117 免疫组化染色弥漫阳性（SP 法×200）

白染色，Oct4 阳性，β-hCG 的免疫染色显示散在的合体型滋养层细胞阳性，约 5% 病例中个别精原细胞瘤细胞亦为阳性，CEA/EMA/AFP 为阴性。由于存在丰富糖原，纵隔精原细胞瘤通常为抗淀粉酶的 PAS 染色阳性。

4. 遗传学　大部分患者存在等臂染色体 12p，故 FISH 可检测到 12p 染色体异常。

三、鉴别诊断

原发性纵隔精原细胞瘤缺乏特异性，影像学可见前纵隔占位，临床表现主要为纵隔肿块压迫局部的症状，应注意以下几种疾病鉴别（表 8-6）。

表 8-6　纵隔精原细胞瘤的鉴别诊断

	临床特点	病理特点	免疫表型
纵隔精原细胞瘤	多见于青年男性，前纵隔占位并伴有局部肿块压迫症状	融合性生长或多结节簇状、层状、索状、线状及不规则小叶状排列的圆形或多角形均一的瘤细胞，核居中，一个或多个大的居中的核仁，浆丰富，富含糖原，透明或轻微嗜酸性染色。瘤细胞团之间常见纤细的纤维间隔及炎细胞背景	PLAP、vimentin、CD117、全角蛋白、Oct4 阳性，CEA/EMA/AFP 为阴性
侵袭性胸腺瘤、胸腺癌	好发于前上纵隔，形态学常呈卵圆形、分叶状、轮廓不规则软组织肿块，可伴钙化，常向周围结构侵犯，可伴类肿瘤综合征表现	胸腺瘤由肿瘤性上皮和非肿瘤性淋巴细胞混合组成，而胸腺癌肿瘤上皮成分有明显的异形性	Keratin 阳性，也表达 Leu7 和 CEA，thymulin 和 Thymosinal 激素阳性
畸胎类肿瘤	年轻人多见，CT 表现主要为瘤内可见多成分组织，钙化及脂肪成分有助于鉴别	可见复层鳞状上皮，含有皮脂腺、毛发，还可见神经组织、胃肠道组织、软骨、呼吸道组织、胰腺组织等	不同胚层来源的组织表达各自特征性的标记
结节硬化型霍奇金淋巴瘤	多数淋巴瘤患者在颈部及纵隔其他区域伴有肿大淋巴结；可有肺部浸润、胸膜或心包种植；但少数为完全局限于胸腺的淋巴瘤	呈纤维分隔的结节状，纤维隔与肿瘤成分界线不清，可见特征性腔隙性 R-S 细胞	LCA、CD20、EMA 阴性，CD15、CD30 阳性

（续　表）

	临床特点	病理特点	免疫表型
纵隔神经内分泌癌	中老年男性多见,好发于前纵隔,表现为较大软组织肿块呈浸润生长,密度不均匀,可伴上腔静脉综合征、心包积液和胸腔积液及内分泌改变,如库欣综合征等临床表现	瘤细胞有相对特征性的器官样结构,可见菊形团或菊形团样结构	CK 阳性,NSE、CgA、syn 等神经内分泌标记阳性

四、诊断思路

1. 临床诊断思路　青年男性发生于前纵隔以分叶状、边缘不规则、密度均匀,与邻近结构脂肪层消失为主要特点的肿瘤,肿瘤内部及边缘无钙化,肿瘤内部可有点片状坏死灶,伴有上腔静脉综合征,或伴淋巴结转移、胸膜种植转移,同时伴有 LDH 及 β-hCG 升高的患者,应高度怀疑纵隔精原细胞瘤的可能。

2. 病理诊断思路　镜下见瘤细胞圆形或多角形、形态均一的瘤细胞,胞核居中,圆形或椭圆形,含有一个或多个大的居中的核仁,胞质丰富,通常富含糖原,透明或轻微嗜酸性染色或明显细胞多形性。肿瘤细胞呈融合性生长,形成多结节簇状、层状、索状、线状或不规则小叶状。在瘤细胞团之间,常见纤细的纤维间隔及明显炎细胞背景。免疫组化 PLAP、vimentin、CD117、Oct4 染色阳性,β-hCG 显示散在的合体型滋养层细胞阳性,CEA、EMA、AFP 为阴性。

综上所述,如前纵隔内出现大的不规则软组织肿块,肿瘤浸润生长,大血管周围脂肪间隙消失,肿瘤内部及边缘无钙化,肿瘤内部可有点片状坏死灶,伴有上腔静脉综合征,或伴淋巴结转移、胸膜种植转移,应该考虑到纵隔原发性精原细胞瘤的可能,但最终明确诊断仍需依靠病理及免疫组化。

（韩红梅　尹迎春　许发美　徐嘉雯）

参 考 文 献

[1] 魏耀宁,赵民.原发性纵隔精原细胞瘤 1 例[J].西北国防医学杂志,2011,32(5):393.

[2] 王官良,罗华荣,沈双双,等.纵隔原发性精原细胞瘤的 CT 表现与病理对照[J].医学影像学杂志,2013,23(12):1941-1943.

[3] 余龙海,侯晓彬.原发性纵隔精原细胞瘤 6 例报告及文献分析[J].中国社区医师,2011,01(13):135-136.

第五节　纵隔胚胎性癌

一、临床特征

胚胎性癌是一种高度恶性生殖细胞瘤,常发生于性腺,特别是男性睾丸。纵隔胚胎性癌极罕见,绝大多数发生于前纵隔,少数发生于后纵隔。大多数靠近胸腺,当肿瘤体积小时,往往完全位于胸腺内。

纵隔胚胎性癌好发于 20—30 岁,以男性多见。临床常观察到一种不典型的起病过程，如咳嗽、咳痰、发热、胸痛等。当肿瘤长大，可出现相应压迫症状，如胸闷、呼吸困难、吞咽困难，甚至出现声音嘶哑及上腔静脉压迫综合征等。男性乳腺发育少见，无症状者亦罕见。25％患者在表现出临床症状时已有肺转移，几乎所有患者都出现血清 AFP 水平升高，而血清 β-hCG 水平升高仅见于伴有绒毛膜癌成分的患者。少数患者可出现先天性睾丸发育不全的特征。

影像学表现无特异性，胸部 X 线片及 CT 示纵隔肿块影，其内密度不均，可见斑片状钙化及略低密度影，病灶强化不均匀，周围血管及软组织受推挤改变，常伴有邻近脏器心包膜、上腔静脉等侵犯，周围脂肪间隙消失。

纵隔胚胎性癌的治疗应首选根治性手术，但手术切除率低及残存肿瘤发生率较高。胚胎性癌由于对放射线不敏感，所以常规放疗方法很难收到令人满意的治疗效果。放疗可以提高部分病例的局部控制率。单纯放射治疗仅用于晚期患者或不宜手术切除、范围较广的浸润患者。且纵隔胚胎性癌不像显微镜下相似的睾丸相应的肿瘤那样对化疗有良好的反应，因此，肿瘤复发更常见，患者生存期更短。

二、病理特征

1. 肉眼观察　肿瘤侵袭性生长，周界不清，质软，颗粒状，灰白色、灰粉色或灰褐色，常伴局部出血和坏死，可见钙化，偶尔有纤维间隔和界线不清的囊或裂隙。

2. 显微镜检查　肿瘤排列结构多样，有实性（图 8-28）、伴或不伴间质纤维血管束的胚泡样乳头结构（图 8-29）、裂隙或腺样结构（图 8-30，图 8-31）。瘤细胞未分化，部分呈上皮性表现，类似于胚胎早期的被覆上皮。细胞大，多角形或呈柱状，核不规则呈泡状，也可深染，一个或多个大的不规则核仁，核膜

清楚。胞质丰富，含有细颗粒或透明，胞质染色呈嗜碱、嗜双色或嗜酸性。细胞界线不清楚，细胞拥挤，胞核紧邻甚至重叠，核分裂包括异常核分裂常见（图 8-32）。合体滋养层细胞单个或呈小堆散在分布于瘤细胞中（图 8-33）。实性肿瘤的周边部细胞退变或凋亡形成类似于绒癌的双向分化特征。间质多少不等，在肿瘤周围纤维更丰富，或多或少的有淋巴细胞浸润。不像肉芽肿性反应那样，嗜酸细胞罕见。

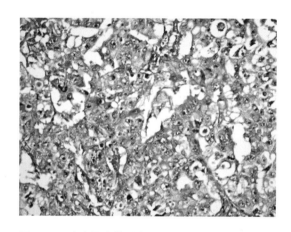

图 8-28　肿瘤呈实性结构，肿瘤细胞大，多角形，核不规则呈泡状，一个或多个大的不规则核仁（HE×400）

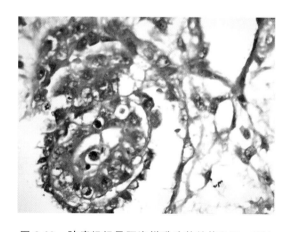

图 8-29　肿瘤组织呈胚泡样乳头状结构（HE×400）

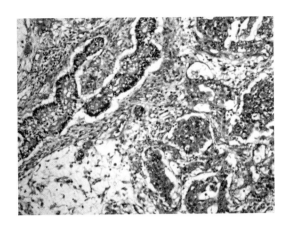

图 8-30　肿瘤组织呈腺样结构(HE×200)

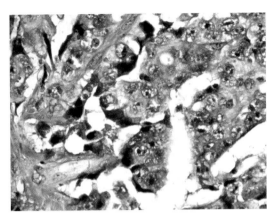

图 8-33　合体滋养层细胞单个或呈小堆散在分布
于瘤细胞中(HE×400)

3. 免疫表型　免疫组化标记物可反映胚胎性组织起源,大多数对 CD30(图 8-34)、角蛋白(图 8-35)、OCT4 及 CD57(Leu7)反应阳性。EMA、CEA 和 vimentin 不表达。胎盘碱性磷酸酶(PLAP)局灶膜和(或)浆染色。AFP 和 HPL 散在细胞阳性(图 8-36)。TP53 阳性表达达 50% 的肿瘤细胞(图 8-37)。hCG 在合体滋养细胞表达。

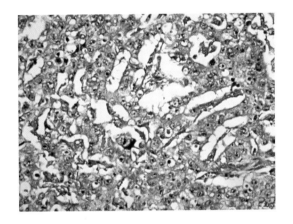

图 8-31　肿瘤组织呈裂隙样结构(HE×200)

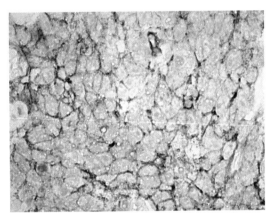

图 8-34　肿瘤细胞 CD30 弥漫阳性(SP 法×400)

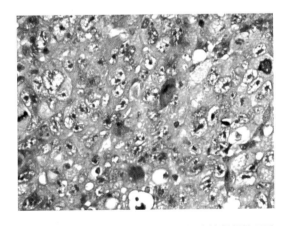

图 8-32　细胞界线不清楚,细胞拥挤,胞核紧邻甚至重
叠,核分裂包括异常核分裂常见(HE×400)

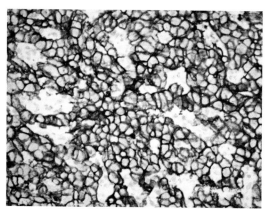

图 8-35　肿瘤细胞 CK8/18 弥漫阳性(SP 法×200)

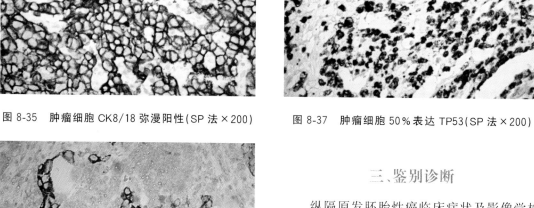

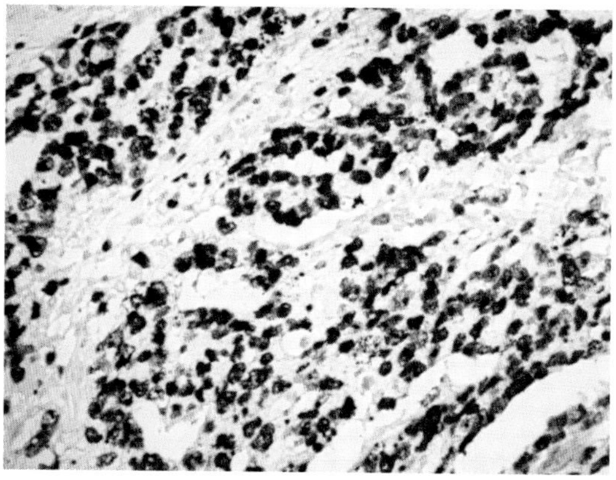

图 8-37　肿瘤细胞 50% 表达 TP53(SP 法×200)

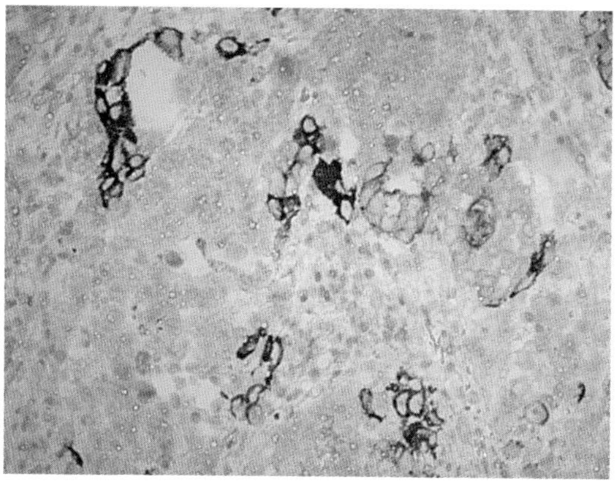

三、鉴别诊断

　　纵隔原发胚胎性癌临床症状及影像学检查均不特异,除需要与纵隔其他生殖细胞肿瘤或混合性生殖细胞肿瘤鉴别外,纵隔其他原发与转移肿瘤均需鉴别(表 8-7)。

图 8-36　肿瘤细胞 AFP 散在细胞阳性(SP 法×200)

表 8-7　纵隔胚胎性癌的鉴别诊断

	临床特点	病理特点	免疫表型
纵隔胚胎性癌	多见于青年男性,起病过程不典型,病情进展快,X 线片及 CT 表现密度不均,常伴周围器官侵犯	肿瘤排列结构多样,瘤细胞未分化,细胞大,核不规则呈泡状,一个或多个不规则核仁,胞质丰富	角蛋白、胎盘碱性磷酸酶(PLAP)、CD30、OCT4 及 CD57(Leu7)反应阳性
纵隔混合性生殖细胞肿瘤	所有成人患者均为男性,儿童中以男性多见,大多数患者表现为全身和局部状,影像学显示巨大的不均一团块	有明显的类胚状体样结构,不同的生殖细胞肿瘤可以以任意形式组合出现在混合性生殖细胞肿瘤中	胚胎性癌成分角蛋白、胎盘碱性磷酸酶(PLAP)、CD30、OCT4 及 CD57(Leu7)反应阳性,卵黄囊瘤成分 PCK、CEA 阳性,AFP 部分阳性,精原细胞瘤成分 PLAP、CD117 阳性

（续　表）

	临床特点	病理特点	免疫表型
纵隔畸胎瘤	多见于青壮年,男女无差异,X线及CT表现为混杂密度软组织肿块影,可见囊变、软组织、脂肪及钙化	体积大小不一,大多数为囊性,包膜完整,组织结构均为成熟组织,囊内壁有复层鳞状上皮,含有皮脂腺、毛发,还可见神经组织、胃肠道组织、软骨、呼吸道组织、胰腺组织,还可见到胰岛	上皮成分CK阳性,神经组织S-100,GFAP阳性,软骨组织S-100阳性
胸腺瘤	X线片及CT表现为密度均匀的类圆形或分叶状肿块影,可伴有囊变、坏死、出血及钙化	有肿瘤性上皮和非肿瘤性淋巴细胞混合组成	上皮成分不同分子量CK可不同程度(＋)(CK20除外),淋巴细胞主要CD3、CD5(＋)

四、诊断思路

1. 临床诊断思路　纵隔胚胎性癌恶性程度高,多发生于青年男性,但是临床表现及胸部CT等影像学检查对诊断该病均无特异性。术前很难获得明确的病理组织学诊断依据,大多数病例通过术中快速病理及术后标本确诊。

2. 病理诊断思路　纵隔原发胚胎性癌作为一种浸润性、大量坏死性肿瘤,病灶内可见钙化及囊性区,光镜下见多灶状不成熟腺样结构,细胞显著异型,OCT4和CD30是诊断胚胎癌敏感和相对特异的标志物,常可明确诊断。但是CD30反应可能在化疗后消失。当纵隔病变表现为低分化恶性肿瘤时,尤其患者是年轻男性时,应着重考虑生殖细胞肿瘤的可能性,而不应轻易的归入"未分化恶性肿瘤"一类。否则患者就失去应用目前的化疗方案缓解或治愈的机会。部分胚胎癌病例有向卵黄囊瘤、滋养叶细胞和畸胎瘤等分化的成分。当合体细胞区域广泛时,胚胎性癌可能酷似绒毛膜癌,但是缺乏由合体滋养层和细胞滋养层混合形成的双向丛状结构,同时纯胚胎性癌缺乏类似绒毛膜癌的弥漫性β-hCG阳性反应;卵黄囊瘤可以通过其较多变的生长模式(最常见微囊样和网状)、更小的细胞体积、出现Schiller-Duval小体及缺乏CD30表达与胚胎性癌相区别;胚胎性癌与精原细胞瘤之间的区别之处在于更大程度的细胞核多形性、病灶独特的上皮特征(如腺体形成)、均匀的细胞角蛋白强染色、常见的CD30表达及CD117反应阴性;纵隔转移的肺部巨细胞性精原细胞瘤在形态上酷似胚胎性癌,区别要点在于大多数胚胎性癌患者年龄较轻,表达CD30和血清肿瘤标记物(如AFP、β-hCG)。生殖细胞来源的不同类型肿瘤可混合出现,为混合性生殖细胞肿瘤,诊断时应具体写出哪几种成分的混合。纵隔任何生殖细胞肿瘤都应该先排除睾丸、卵巢原发的生殖细胞肿瘤转移的可能性。

（张保华　韩红梅　孙晓宇　郑　瑶）

参 考 文 献

[1] 张晓东,许乙凯,段刚.颅内生殖细胞肿瘤的MRI诊断与鉴别诊断.实用放射学杂志,2007,

23(1):10-13.

[2] Hartmann JT，Einhorn L，Niehols CR，et al.

Second line chemotherapy in patients with relapsed extra gonadal nonseminomatous germ cell tumors：results of an international multicenter analysis. J Clin Oncol，2001，19（6）：1461-1648.

[3] Cheng L，Zhang S，Talerman A，et al. Morphologi c，immunohistochemical，and fluorescence in situ hybridization study of ovarian

embryonal carcinoma with comparison to solid variantof yolk sac tumor and immature teratoma.Hum Pathol,2010,41(5);716-723.

[4] 张天泽，徐光炜.肿瘤学（中册）[M].天津：天津科学技术出版社，1996.

[5] 蔡祖龙，赵绍宏.胸部 CT 和 MRI[M].北京：人民卫生出版社，2009.

第六节 纵隔卵黄囊瘤

一、临床特征

纵隔卵黄囊瘤是性腺外卵黄囊瘤最常发生的解剖部位，是一种高度恶性的生殖细胞肿瘤。纵隔卵黄囊瘤多发生于成年及青春期少年，发病年龄 14－63 岁，以男性为主。临床常观察到一种不典型的起病过程，如咳嗽、咳痰、发热、胸痛等。当肿瘤达到一定大小时可出现胸部压迫症状，如胸闷、憋气、吞咽困难，甚至出现声音嘶哑及上腔静脉综合征等。累及部位几乎仅限于前上纵隔。胸部 CT 可见团块状影，可侵袭心包膜、上腔静脉等。90％患者出现甲胎蛋白（AFP）升高，血清 AFP 检测对该病诊断和治疗效果评判具有重要价值，但确诊需要穿刺或手术后病理诊断及免疫组化检测。纵隔卵黄囊瘤恶性程度高，预后差，肿瘤早期即向周围组织、淋巴管和血管浸润，发生转移较早，平均生存期为 6～12 个月。手术完整切除和肿瘤对化疗反应较好是取得较好治疗效果的重要因素。

二、病理特征

1. 肉眼观察 肿瘤边界清楚或包膜完整，呈囊实性，直径为 5～12cm，切面灰黄色，质中或脆，部分伴有出血、坏死或囊性变，囊腔大小不一，内含稀薄液体、黏液样物或血性液体。

2. 显微镜检查 常见微囊、网状、腺泡-腺管、S-D 小体、乳头状、巨囊等形态，尤以 S-D 小体、透明小体与基底膜样物质具有特征性。多种组织学形态往往混合存在，也可以一种或两种为主。其中微囊或网状结构是卵黄囊瘤最常见的组织结构。肿瘤细胞有中量淡染或透明的胞质，细胞核深染或为泡状，核仁突出，核分裂活跃，有不同程度的细胞异型性（图 8-38 至图 8-45）。

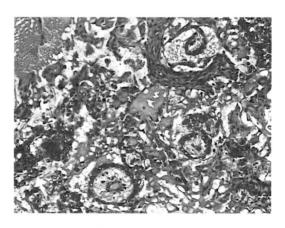

图 8-38 S-D 小体：血管周围套状结构，状似幼稚的肾小球样结构(HE×100)

3. 免疫表型 CK（AE1/AE3）几乎在所有的纵隔卵黄囊瘤中均呈阳性（图 8-46）。纵隔卵黄囊瘤与发生于性腺卵黄囊瘤免疫表型相似，但是 AFP 的敏感性不高，呈局部弱阳性，阳性率约为 70％（图 8-47）。新型的干细胞标志物 SALL4 蛋白质在生殖细胞肿瘤中的表达具有高的敏感性和特异性，在卵黄囊瘤中比 AFP 更具敏感性。PLAP 在

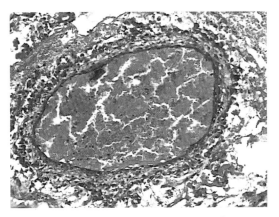

图 8-39　S-D 小体:乳头中央为纤维组织与毛细血管轴,表面被覆放射状排列的立方或矮柱状原始上皮细胞(HE×200)

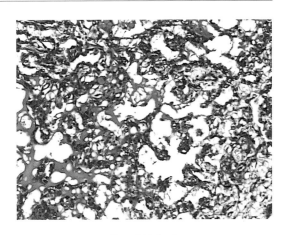

图 8-42　基底膜样物质(HE×200)

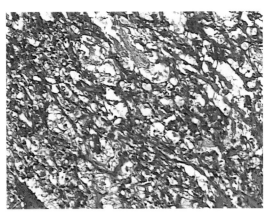

图 8-40　微囊或网状结构:瘤细胞在疏松的黏液样基质中排列成微囊、筛网或迷宫样结构,内衬原始上皮细胞(HE×100)

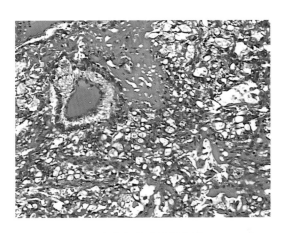

图 8-43　S-D 小体与基底膜样物质(HE×200)

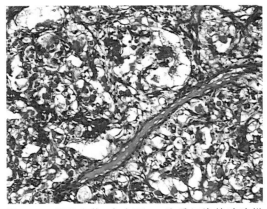

图 8-41　透明小体:大小不一,均质红染的玻璃样小体位于肿瘤细胞间(HE×100)

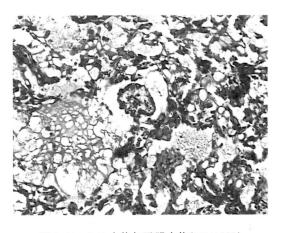

图 8-44　S-D 小体与透明小体(HE×200)

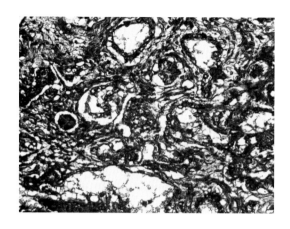

图 8-45　腺泡-腺管结构(HE×100)

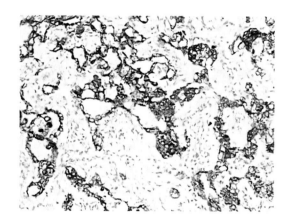

图 8-46　CK 免疫组化染色阳性(SP 法×200)

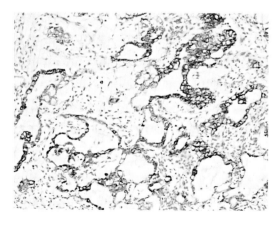

图 8-47　AFP 免疫组化染色阳性(SP 法×200)

40%～80%的卵黄囊瘤病例中呈阳性,但其敏感性不及 CD117,后者可以补充 PLAP 的不足。在少数梭形细胞型卵黄囊瘤中 vimentin 呈阳性,但是在胚胎性癌中呈阴性。利用 CD117(图 8-48)结合 CK(AE1/AE3)和 AFP 的阳性表达可鉴别实体型卵黄囊瘤与精原细胞瘤。除了罕见的卵黄囊瘤含有合体滋养叶巨细胞外,所有的纵隔卵黄囊瘤均不表达 hCG。

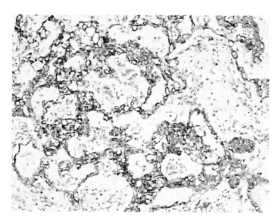

图 8-48　CD117 免疫组化染色阳性(SP 法×200)

4. 特殊染色　透明小体和基膜样物质 PAS 染色阳性,并抗淀粉酶消化。

三、鉴别诊断

纵隔是生殖细胞肿瘤最常受累的部位之一,仅次于性腺。纵隔卵黄囊瘤临床特点呈不典型的起病过程,当肿瘤达到一定大小时可出现胸部压迫症状,累及部位几乎仅限于前纵隔。胸部 CT 可见团块状影,术前诊断存在挑战。纵隔是性腺外卵黄囊瘤最常发生的解剖部位,且常常混杂 1～2 种其他类型的生殖细胞肿瘤。纵隔卵黄囊瘤由复杂多样的上皮性结构组成,应与其他类型生殖细胞肿瘤,如精原细胞瘤、胚胎性癌及其他纵隔肿瘤如多房性胸腺囊肿等鉴别。此瘤预后不良,即使包膜完整手术切除后存活时间较短,同时应注意与肺腺癌转移及间皮瘤鉴别(表 8-8)。

表 8-8　纵隔副脊索瘤的鉴别诊断

	临床特点	病理特点	免疫组化
卵黄囊瘤	纵隔卵黄囊瘤好发于青少年及成年男性,发病年龄 14 - 63 岁,90％患者血清 AFP 水平升高,但血 β-hCG 正常	常见微囊、网状、腺泡-腺管、S-D 小体、乳头状、巨囊等形态,尤以 S-D 小体、透明小体与基底膜样物质具有特征性	CK(AE1/AE3)、SALL4、AFP、PLAP 和 CD117 阳性表达,不表达 CD30
胚胎性癌	纵隔胚胎性癌常好发于青年男性,几乎所有患者出现内分泌异常症状,血清 AFP 升高,而 β-hCG 升高仅见于伴有绒癌患者	大体切面常显示大面积坏死和出血,组织学形态上呈实性、乳头样和腺样排列生长,由具有上皮形态的原始大细胞组成,瘤细胞胞质丰富,透明或颗粒状,细胞境界不清,常见明显的单核仁或多核仁	免疫组化标记 PLAP、CK、AFP、hCG、CD30 呈阳性,而在卵黄囊瘤中 CD30 呈阴性
精原细胞瘤	纵隔精原细胞瘤大多发生于青少年及成年男性（13 - 79 岁）,前纵隔多见,少量可见后纵隔。超过 1/3 患者通常血清 β-hCG 中等程度升高	瘤细胞较大,大小一致,松散排列,常被含淋巴细胞的间质分隔呈巢状。细胞边界清楚,细胞核圆形,核仁清楚	PLAP、CD117 呈阳性,CK（AE1/AE3）罕见阳性

四、诊断思路

1. 临床诊断思路　卵黄囊瘤通常发生在 7 个月至 3 岁儿童的性腺,是儿童恶性生殖细胞肿瘤最常见的组织类型。10％ ～ 15％的卵黄囊瘤发生在性腺外,纵隔卵黄囊瘤是是一种少见的高度恶性生殖细胞肿瘤,是性腺外卵黄囊瘤最常发生的解剖部位。纵隔原发性卵黄囊瘤大多数为青少年及成年男性,发病年龄 14 - 63 岁,大多数原发纵隔的卵黄囊瘤都发生在前纵隔,少数也可出现在后纵隔及心包内。临床表现出的症状与局部肿块相关,经常出现胸痛、呼吸困难、寒战、发热及上腔静脉综合征。胸部 CT 可见团块状影,可侵袭心包膜、上腔静脉等。90％患者出现甲胎蛋白（AFP）升高,血清 AFP 检测对该病诊断和治疗效果评判具有重要价值,临床表现及胸部 CT 等对该病诊断无特异性,确诊需要穿刺或手术后病理诊断及免疫组化检测。手术难以切除干净。通过手术及放化疗可达到延长生存期的目的。

2. 病理诊断思路　纵隔卵黄囊瘤由原始的肿瘤细胞构成,形成的组织结构与胚胎结构相似,与发生于性腺卵黄囊瘤同样具有多种组织学亚型,常见微囊、网状、腺泡-腺管、S-D 小体、乳头状、巨囊等形态,尤以 S-D 小体、透明小体与基底膜样物质具有特征性。免疫组化 CK（AE1/AE3）、SALL4、AFP、PLAP 和 CD117 阳性表达,不表达 CD30。

对于原发纵隔卵黄囊瘤需要在体检、高分辨率超声或 MRI 检查除外睾丸或卵巢肿瘤转移后才能明确诊断。同时,纵隔卵黄囊瘤诊断必须结合患者年龄、性别、形态学特点（尤其是疏松网状结构和 S-D 小体）、免疫表型,必要时检测血清学 AFP 检查综合考虑。

（侯震波　张保华　王新云　张恒明　崔海燕）

参 考 文 献

[1] Gao D,Li J,Guo C C,et al.SALL4 is a novel diagnostic marker for testicular germ cell tumors [J].Am J Surg Pathol,2009,33(7):1065-1077.

[2] Lroy X,Augusto D,Leteurtre E,et al.CD30 and CD117 (c-kit)use in combination are useful for distinguishing embryonal carcinoma from seminoma [J].J Histochem Cytochem,2002,50(2):283-285.

[3] Nogales F,Talerman A,Kubik-Huch R A,et al. WHO classification of tumors:pathology and genetics of tumors of the breast and female genital organs[M].Lyon:IARC Press,2003:165-166.

[4] Mckenney J K,Heerema-Mckenney A,Rouse R V,et al.Extrag onadal germ cell tumors :a review with emphasis on pathologic features,clinical prognostic variables and differential diagnostic considerations[J].Adv Anat Pathol,2007,14(2):69-92.

第七节　原发性纵隔大 B 细胞淋巴瘤

一、临床特征

原发性纵隔大 B 细胞淋巴瘤（primary mediastinal large B-cell lymphoma PMBCL）是起源于胸腺髓质 B 细胞,具有独特的临床病理特征的一种非霍奇金淋巴瘤（non. Hodgkin's lymphoma,NHL）。1980 年 Lichtenstein 等报道了首例,后逐渐认识到其具有独特的临床和病理学特点,1994 年 Real 分类及后来的 WHO 分类把它归为弥漫大 B 细胞淋巴瘤(diffuse large B-cell lymphoma,DLBCL)的一种亚型,成为一独立的淋巴瘤类型。

PMBCL 较少见,1997 年国际淋巴瘤研究组(ILSG)分析了 8 个国家(以欧美国家为主)的 1378 例 NHL,其中 PMBCL 占 2.4%。发病高峰年龄 30－40 岁,以年轻女性为主的特点与其他类型弥漫性大 B 细胞淋巴瘤区别开来,后者平均发病年龄 70－79 岁,且男性好发,但积极治疗后的生存率两者相似。这些肿物多好发于前纵隔,生长速度较快,肿块直径＞10 cm 的情况较多见,多伴有呼吸系统及局部胸腔内(肺、胸壁、胸膜、心包)浸润症状。50% 患者在发病时可有上腔静脉综合征的症状及体征,如面部水肿、颈静脉怒张,有时可伴有上肢水肿和(或)深静脉血栓。近 20% 的患者伴有全身症状,主要为发热及体质量减轻,70% 的患者可出现乳酸脱氢酶(LDH)升高。文献报道该病典型的临床表现为由迅速增大的纵隔肿块所引起,47% 合并上腔静脉综合征,73% 纵隔肿块超过10cm,邻近器官侵犯达 57%;初治时多局限于胸腔,胸腔以外的远处播散并不常见,但在复发的患者中,易累及肾、肾上腺、肝、卵巢和中枢神经系统,但骨髓浸润少见。

二、病理特征

1. **肉眼观察**　肿块多体积较大,表面粘连,切面灰白色,鱼肉状,常伴有大小不等的灰黄色坏死灶。

2. **显微镜检查**　肿瘤呈弥漫性生长,肿瘤细胞体积为中等到大(2～5 倍于小淋巴细胞),胞质丰富,部分透明,核大不规则的圆形或卵圆形(偶见分叶核核仁通常较小),核分裂象多见(图 8-49)。一种经常可见的特点是明显纤维化,由不规则胶原带将瘤组织分隔成不同大小的细胞区间(图 8-50)。纤维成分较多使得完成化疗后仍然可以有残留肿块存在,需要进一步鉴别肿块的性质。而肿瘤细胞的高增殖率是肿块生长迅速且肿块中常存在坏死区的原因。

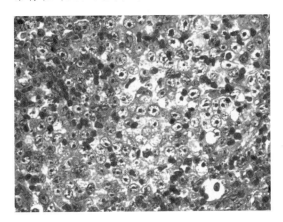

图 8-49　肿瘤细胞胞质丰富,部分透明,核仁小且明显(HE×200)

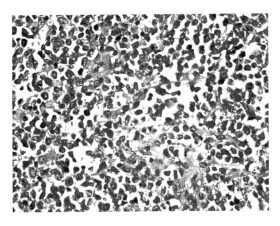

图 8-50　肿瘤细胞被纤维成分分隔(HE×100)

3. 免疫表型　所有 PMBCL 病例均表达 B 细胞抗原,如 CD19、CD20(图 8-51)、CD22 和 CD79a(图 8-52),而且 CD23 多数为阳性,80% 的病例有 Bcl-2 表达,CD5、CD10、CD21,和 HLA-DR 极少表达或不表达,表面免疫球蛋白亦存在表达缺失。HLA Ⅰ类及 HLA Ⅱ类分子低水平表达或不表达,其分子机制可能与基因缺失无关,因其 mRNA 表达正常。CD30 普遍表达,但为弱阳性,这有时也造成与结节硬化型霍奇金淋巴瘤鉴别的

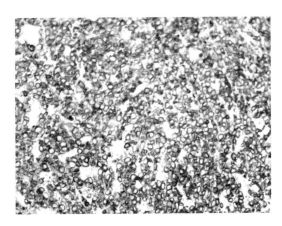

图 8-51　肿瘤细胞 CD20 免疫组化弥漫性表达(SP 法×100)

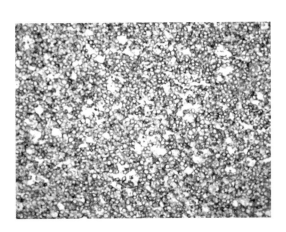

图 8-52　肿瘤细胞 CD79a 免疫组化弥漫性表达(SP 法×100)

困难。

4. 细胞遗传学及分子生物学　PMBCL 最常见的染色体改变为+9p、+2p、+12q 和 +Xq,其中 9p 染色体(含有 JAK2、PDLI、PDL2)扩增可见于 75% 的病例,而 2p 染色体(含有 REL、bcl-11a)的扩增可见于 50% 的病例。这些基因学异常在经典型 HL 中有较高的发生率,但在其他类型的 DLBCL 中不常见,表明 PMBCL 和经典型 HL 的生物学关系密切。除此之外,Rosenwald 等发现 MAL 和 FIGI 基因也可以用来鉴别 PMBCL 和其他类型的 DLBCL。在分子生物学方面,

PMBCL 也有自己的特点，TP53 的错义突变及 c-myc 的重排和点突变仅见于少于 20% 的病例，CDKN2A 的失活仅见 15% 的病例，bcl-2 易位和 RAS 基因突变至今未被发现，33% 的病例存在包含转录抑制因子 Bcl-6 的易位。但 PMBCL 存在一些其他异常，如与胸腺内 T 细胞晚期分化有关的膜绑定蛋白 MAL 在 70% 的 PMBCL 中为阳性，在其他类型 DLBCL 中其阳性率只有 3%，在 CHL 中有 10%～20% 的阳性表达。另一个 PM-BCL 特征性分子学标志物是 IL-4 诱导基因 FIGI 编码的单肽，其在正常淋巴组织及其他类型的 DLBCL 中低表达，而在 PMBCL 中呈高表达。

三、鉴别诊断

PMBCL 主要应与结节硬化型霍奇金淋巴瘤（NSHL）及纵隔灰区淋巴瘤（MGZL）相鉴别，另外还要与间变性大细胞淋巴瘤（ALCL）、B 型胸腺瘤及纵隔精原细胞瘤相鉴别，主要鉴别点见表 8-9。

表 8-9　纵隔大 B 细胞淋巴瘤的鉴别诊断

	临床特点	病理特点	免疫表型
PMBCL	好发于前纵隔；30—40 岁年轻人；女性患病率较高	肿瘤细胞大小不等，核形不一，胞质丰富，纤维成分分割	CD15 阴性，CD20 几乎所有均阳性，CD30 80% 弱阳性，MAL70% 阳性
NSHL	好发于前纵隔；30—40 岁年轻人；女性患病率较高	结节，纤维条带和陷窝细胞，嗜酸性粒细胞和中性粒细胞常常较多	CD15 75%～80% 阳性，CD20 30%～40% 阳性，CD30 几乎所有均阳性，MAL 10%～20% 阳性
MGZL	好发于前纵隔；30—40 岁年轻人；男性患病率高于女性	圆形、多叶核大细胞，胞质丰富，胞质淡染或透明，间质有胶原纤维束围绕单个或小群肿瘤细胞	形态学类似 NSHL 的，则 CD20 阳性，CD15 阴性；形态学类似 PMBCL 的，则 CD20 阴性，CD15 阳性。复合肿瘤无论表型类似 NSHL 还是 PM-BCL，slg 阴性，MAL30%～40% 阳性
ALCL	纵隔病变少见；20—30 岁；男性多见	主要由淋巴样细胞组织，细胞较大，胞质丰富，多形性（经常是马蹄铁样核）	ALK 60%～85% 阳性；大细胞 CD30 阳性；大多数 EMA 阳性；少数肿瘤 CD15 阳性；CD3 阴性
B 型胸腺瘤	B1 型：好发前上纵隔，无性别差异 B2：好发前纵隔，无性别差异 B3 型：无性别差异	B1 型：肿瘤细胞少而小，周围围绕非肿瘤性 T 淋巴细胞 B2 型：肿瘤细胞大，染色质稀疏，中位核仁 B3 型：肿瘤细胞呈小叶状，由厚的纤维和透明性变的间隔分割，上皮内淋巴细胞稀少	B1 型：CK19 弥漫性阳性、CK7、CK18、CK14 局灶性阳性 B2 型：CK19、CK5/6、CK7 阳性 B3 型：CK19、CK5/6、CK7、CK10、CK8 阳性，EMA 局灶性阳性

（续　表）

	临床特点	病理特点	免疫表型
纵隔精原细胞瘤	前纵隔多见；20－40 岁年轻人；男性多见	一致的肿瘤细胞被纤细的纤维分割成片状、条索状或柱状，伴有淋巴细胞浸润，偶尔可见浆细胞或嗜酸性粒细胞	PLAP 和 CD117 阳性，AFP、inhibin 和 CD30 阴性

四、诊断思路

1. 临床诊断思路　PMBCL 发病以年轻女性为主。发病高峰年龄 30－40 岁。肿物多好发于前纵隔，生长速度较快，肿块直径＞10 cm 的情况较多见，多伴有呼吸系统及局部胸腔内（肺、胸壁、胸膜、心包）浸润症状。50％患者在发病时可有上腔静脉综合征的症状及体征。

2. 病理诊断思路　PMBCL 形态学可见弥漫增生的肿瘤细胞，体积中到大，并伴有轻重不等的胶原纤维增生；免疫组织化学表达 B 细胞标志物（CD20、Pax-5、CD79a 等），不表达 T 细胞标志物，或基因重排结果显示仅

有 B 细胞单克隆增生。PMBL 特异性表现是形态学上具有硬化特点，但胶原纤维含量多少不等。有研究认为，PMBL 硬化是由于纵隔组织的免疫反应所造成，是该部位的组织学特点，而不能反映肿瘤性病变。值得注意的是，有极少数病例可与 NSHL 同时存在（所谓的复合性淋巴瘤），这对该病的诊断造成一定的困难。

综上所述，PMBCL 是一种具有独特临床特征的 DLBCL，由于其本身的独特性，其病理诊断、免疫学特征、基因特征应引起临床工作者的关注，以期望能进行更深入的研究。

（韩红梅　郑　瑶　尹迎春　徐慧蓉）

参 考 文 献

[1] 王雅杰，石秀敏，高素君.原发性纵隔大 B 细胞淋巴瘤研究进展[J].白血病.淋巴瘤，2011，5(20)：317-319.

[2] 董菲，克晓燕.原发性纵隔大 B 细胞淋巴瘤研究进展[J].白血病.淋巴瘤，2012，4(21)：243-245.

[3] Zhu YJ，Huang JJ，Xia Y，et al.Primary mediastinal large B-cell lymphoma（PMLBCL）in Chinese patients：clinical characteristics and prognostics factors.Int J Hematol，2011，94：178-184.

[4] Perrone T，Frizzera G，Rosai J.Mediastinal diffuse large-cell lymphoma with sclerosis. A clinicopathologic study of 60 cases.Am J Surg Pathol，1986，10：176-191.

第八节　纵隔前体 T 淋巴母细胞淋巴瘤/白血病

一、临床特征

前体 T 淋巴母细胞淋巴瘤（T lymphoblastic lymphoma，T-LBL）/白血病（ALL）

是一类来源于不成熟前体淋巴细胞的高度侵袭性肿瘤，临床进展迅速，预后较差，约占所有非霍奇金淋巴瘤的 2％。WHO 分类根据免疫表型可分为 T-LBL 及 B-LBL（B 淋巴母

细胞淋巴瘤)两类,累及骨髓时临床表现为急性淋巴细胞白血病(ALL)。T 淋巴母细胞型 NHL 占儿童青少年 NHL 的 30%,好发于男性青少年,病因不明,起病隐匿,大多都是在无意间发现浅表淋巴结肿大并呈进行性发展。常伴有生长迅速的纵隔肿块和胸腔积液,白细胞计数升高,病程短,病变进展快,病死率高。可以累及身体多个部位。临床表现复杂,不同部位受累,可表现不同临床症状,但主要以浅表淋巴结无痛性肿大和纵隔肿块为主。表现为颈、纵隔淋巴结迅速肿大,75% 的病例表现为前纵隔肿块,胸腔渗出,典型表现为呼吸窘迫、咳嗽、喘息、面部肿胀(上腔静脉压迫综合征)。

影像学特征是肿瘤多位于纵隔的上中部,常为双侧病变,病变多呈多发结节状,部分淋巴瘤容易融合呈分叶状团块,增强扫描呈轻中度强化,易包绕血管;前纵隔淋巴瘤少见,影像学多表现为前纵隔巨大肿块,边缘呈分叶状,周边有大小不等的淋巴结与肿块融合或孤立存在。

T-LBL 没有有效的治疗方案,预后差,T-LBL 的预后取决于患者的年龄、临床分期和 LDH 水平,其临床及生物学特性与急性 T 淋巴细胞白血病相似,国外多采用大剂量化疗配合自体干细胞移植或骨髓移植,患者 5 年生存率可达 50%～90%,儿童患者治疗效果优于成年患者。研究表明,T-LBL 在确诊后 7 个月内进行规范治疗生存率较高。一些特异作用于 T 细胞的新药和 T 细胞特异性单克隆抗体,可用于复发难治 T-LBL 患者以提高二次缓解率。新的化疗药物和治疗手段,包括供者淋巴细胞输注在高度恶性患者中的作用,有待于临床试验的进一步证实。

二、病理特征

1. 肉眼观察　大体往往呈分叶状团块,表面欠光滑,周边可有大小不等的淋巴结与肿块融合或孤立存在,切面灰白色,细腻,质软。

2. 显微镜检查　病理形态上,病变多数呈弥漫浸润性生长模式,常见瘤细胞侵犯淋巴结被膜、血管和(或)结外纤维组织。低倍镜下见多结节或"假滤泡"结构,有时可以酷似滤泡淋巴瘤,可见到"星空"现象。瘤细胞形态单一,多数为小到中等大小。胞质少,淡染(图 8-53)。核为圆形或卵圆形,小淋巴母细胞染色质非常致密、核仁不明显;大的淋巴母细胞染色质细而弥散、核仁相对明显。核分裂象易见(图 8-54)。大多数病例瘤细胞间质成分较少。但部分病例可以见到间质成分增多。

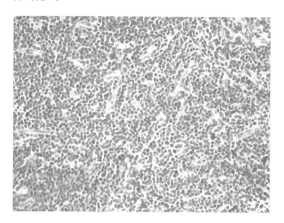

图 8-53　T 淋巴母细胞淋巴瘤细胞形态一致,小至中等大小,胞质少而淡染;细胞核圆形或椭圆形,染色质细腻,核仁不明显(HE×100)

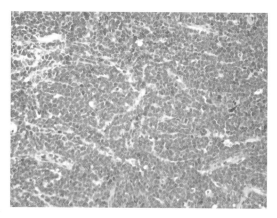

图 8-54　T 淋巴母细胞淋巴瘤细胞核圆形或椭圆形,核膜不同程度卷曲(HE×200)

3. 免疫表型　免疫表型是诊断淋巴瘤的重要指标之一,在淋巴母细胞淋巴瘤的诊断和分类中更是不可或缺。用于淋巴母细胞淋巴瘤诊断的抗体种类多样,并随着认识的不断深入变化。免疫表型上,绝大多数病例表达 TdT(94.5%)(图 8-55)、CD7(96.3%)(图 8-56)、CD99(96.7%)(图 8-57);也有很多病例表达 CD3(72.2%)、CD5(76.9%)、CD43(88.9%)、CD34(49.0%);部分病例表达 CD10(32.9%);但不表达 MPO(0)、CD20(1.0%)、Pax-5(4.4%)、CD79a(7.1%);绝大多数病例(97.3%)Ki-67 增殖指数为30%~80%(图 8-58)。

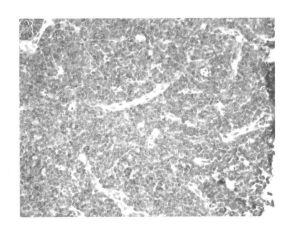

图 8-57　T 淋巴母细胞淋巴瘤细胞表达 CD99,阳性信号位于细胞质(SP 法×200)

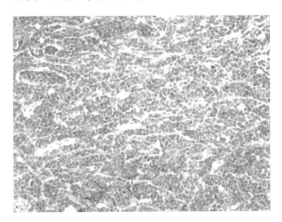

图 8-55　T 淋巴母细胞淋巴瘤细胞弥漫强表达 TdT,阳性信号位于细胞核(SP 法×200)

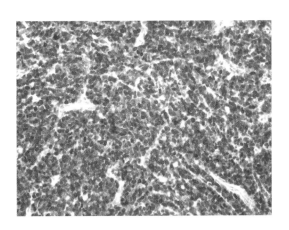

图 8-58　T 淋巴母细胞淋巴瘤细胞弥漫强表达 Ki-67,阳性信号位于细胞核(SP 法×200)

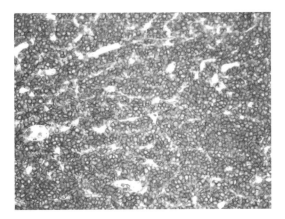

图 8-56　T 淋巴母细胞淋巴瘤细胞弥漫强表达 CD7,阳性信号位于细胞质(SP 法×200)

4. 遗传学　TCR 基因重排检测是诊断 T-LBL 的重要手段之一,超过 90% 的病例中存在 α 和 δ(14q11.2)、β(7q35)、γ(7q14-15)等位点 T 细胞受体基因易位及配对基因的一些变化。约 20% 的病例同时出现 IGH 基因的重排。约 50% 的病例存在激活性突变,涉及 NOTCH1 基因(编码一种早期 T 细胞发育的关键蛋白)的细胞外异二聚体结构域和(或)C-末端 PEST 结构域。NOTCH1 直接的下游靶标可能为 C-MYC,后者可以促进肿瘤细胞的生长。

三、鉴别诊断

与前体 T 淋巴母细胞淋巴瘤相鉴别的肿瘤很多,其细胞形态单一,极易与其他淋巴造血系统肿瘤混淆,必要时需通过免疫组织化学和基因检测才能确诊。另外,由于淋巴瘤病理学进展快,分类复杂,部分临床及病理医师对各种淋巴瘤的病理特征,包括低度、中度和高度恶性的淋巴瘤类型认识不足,导致了某些淋巴瘤患者(包括 LBL)的漏诊与误诊,T-LBL 与其他肿瘤鉴别见表 8-10。

表 8-10　前体 T 淋巴母细胞淋巴瘤的鉴别诊断

	临床特点	病理特点	免疫组化
前体 T 淋巴母细胞淋巴瘤	最常见于大龄儿童,青少年或青壮年,男性好发。患者起病急,出现巨大纵隔包块(直径常＞10 cm)相关症状,常伴有胸腔积液或心包积液。常见气道受损,表现为内科急症	多表现为细胞形态单一,几乎无其他成分,核圆形、卵圆形或核形不规则、扭曲,染色质细如粉尘,核仁常不明显	可表达 TdT、CD7、CD99、CD3、CD5 和 CD43 等
B 淋巴母细胞淋巴瘤	以皮肤结节或骨侵犯(55.6%)和骨髓侵犯(77.8%)为主要表现	从小细胞至大细胞,小细胞胞质少,染色质致密,核仁不明显;大细胞胞质中等,呈浅蓝至蓝灰色,偶有空泡,染色质弥散,核仁清楚数量多	可表达 CD19、CD79a、CD22、CD10、TdT 和 PAX5
Burkitt 淋巴瘤	主要发生于儿童和青年,淋巴结外是最常受累部位	Burkitt 淋巴瘤常见"星空"现象,瘤细胞形态单一、中等大小,胞质深嗜碱,常含脂质空泡,常见小核仁	免疫组化标记 TdT 阴性,CD20 和 CD79a 阳性,EBER 部分阳性,Ki-67 几乎 100% 阳性
急性髓细胞白血病-无成熟迹象型	可发生于任何年龄,大多数为成人,患者常有贫血、血小板减少、白细胞减少等骨髓衰竭现象	骨髓液涂片示原粒细胞显著,有些有嗜天青颗粒和(或)Auer 小体	可表达 TdT、CD13、CD117 及 CD33 等,一般还表达 MPO、溶菌酶和 HLA-DR
B1 型胸腺瘤	好发年龄多＞40 岁,多以气促、胸痛、胸闷等呼吸系统疾病为首发症状,少数无症状者因体检发现纵隔肿块而获得诊断,可出现重症肌无力	保留胸腺小叶结构,可见粗大纤维间隔。镜下上皮细胞较少,有大量淋巴细胞,形态如正常胸腺上皮细胞,呈圆形或卵圆形,泡沫状,核仁清楚,部分出现胸腺髓质分化	表达 CD3、CD99 及 TdT,胸腺瘤中 CK 或 p63 阳性可以勾勒出上皮细胞网

四、诊断思路

1. 临床诊断思路　患者尤其是青少年,若临床出现咳嗽、胸闷、胸痛、低热、乏力、白细胞计数升高。影像学示纵隔占位伴锁骨和(或)颈部淋巴结肿大应首先考虑 T-LBL。

但最终确诊仍需要病理检查

2. 病理诊断思路 T-LBL 的病理组织学特点是淋巴结结构破坏,基本不见淋巴滤泡,淋巴结及纵隔活检组织中见瘤细胞弥漫浸润性生长,并常侵犯包膜及周围脂肪组织,部分瘤细胞包围血管呈"靶环状"浸润。瘤细胞形态较一致,小到中等大小,胞质稀少,细胞核圆形或椭圆形,核膜不同程度卷曲,染色质细腻,核仁通常不明显,核分裂象多见,部分病例可因有较多巨噬细胞散在而呈"星天现象"。因此需与急性髓系白血病、伯基特淋巴瘤等进行鉴别。TdT 和 CD99 是最常用也是最重要的鉴别标志物。TdT 表达于胸腺或骨髓前 T、前 B 细胞,被认为是 LBL 的特征性标志物;CD99 亦是幼稚淋巴造血细胞标志物,但同时尤因肉瘤、原始神经外胚叶肿瘤及胸腺瘤中也均有阳性表达,特异性较差。因此,TdT 或 CD99 阳性并不能完全确定 LBL 的诊断。

总之,T-LBL 的诊断需要综合临床、病理组织形态学、免疫表型,甚至分子遗传学异常等多种信息才能最终确诊。

(韩红梅 崔海燕 尹迎春 许发美)

参 考 文 献

[1] 刘志,杨学华,高剑波.纵隔淋巴母细胞性淋巴瘤 CT 诊断[J].实用放射学杂志,2011,27(3):366-368.

[2] Hoelzer D, Göbuget N. T-cell lymphoblastic lymphoma and T-cell acute lymphoblastic leukemia: aseparate entity[J]. Clin Lymphoma Myeloma,2009,9(3):214-215.

[3] 于兵,杜金荣,谢建兰,等.T 淋巴母细胞性淋巴瘤/白血病的临床病理研究[J].中华病理学杂志,2010,39(7):452-457.

[4] 朱梅刚,林汉良.淋巴瘤病理诊断图谱[M].广州:广东科技出版社,2010.

第九节　原发性纵隔霍奇金淋巴瘤

一、临床特征

纵隔的霍奇金淋巴瘤(Hodgkin lymphoma,HL)可原发于纵隔淋巴结、胸腺或二者,以青年女性为多。其中原发性胸腺霍奇金淋巴瘤是一种较少见的疾病,与发生于上皮组织的胸腺瘤及胸腺癌不易鉴别,预后虽相对较好,但术前诊断较困难。发生在纵隔的霍奇金淋巴瘤几乎均为结节硬化型,过去称为"肉芽肿性胸腺瘤"。目前,多数学者认为是发生在胸腺的霍奇金病,该病除纵隔外其他部位没有类似病变,发病年龄有 2 个高峰现象,即 10－20 岁与 50－70 岁。在我国、日本等地区以中年以上女性多见。在临床表现上少见一般淋巴瘤的全身症状,没有特异性表现,而多以肿瘤产生的压迫症状为主,在体征上也缺乏淋巴瘤常出现的局部淋巴结肿大,偶可见器官受压或受累而出现的体征,因此较难与上皮来源的胸腺癌或侵袭性胸腺瘤相鉴别。虽有近 50% 的患者仅有纵隔占位的症状与表现,但较多数患者常常伴有全身淋巴结肿大,以颈部、腋下、腹股沟等处多见。25% 的患者常伴有临床症状,如发热、盗汗、体重下降、皮肤疼痛。17%～20% 的患者在饮酒后 20 min 出现病变局部疼痛(又称"酒精瘙痒")。其症状可早于其他症状及 X 线片表现。早期常可伴有轻度或中度贫血,少数患者可有轻度中性粒细胞增加。

CT 及 X 线检查常显示肿块边缘不规则,密度不均。70% 的患者在 CT 检查中可发现气管旁、肺门、隆突下等区域淋巴结被侵犯的表现。该病大体有以下特点：包膜多不完整，呈浸润性生长，切面纤维分隔不完全，内多有囊性变和坏死灶。有学者提出，原发性胸腺霍奇金淋巴瘤可以通过局部穿刺或纵隔镜获得病理诊断标本，在影像学技术支持下经皮行纵隔肿瘤细针穿刺术，阳性率达82%，这是淋巴瘤术前诊断的较准确的方法，但在结节硬化型却较困难。在临床不仅患者难以接受，而且胸外科医师缺乏积极的意识。原发性胸腺霍奇金淋巴瘤常通过病理细胞学来确诊。常用的病理诊断方法为 HE 染色及免疫组化。外科手术不仅是明确诊断的重要手段，而且可以在短时间内解除肿瘤对周围脏器的压迫，缓解症状，另一方面由于完整或大部切除肿瘤，可以减小放疗的范围及不良反应。术中冷冻病理尤其必要，明确诊断可以避免一些不必要的切除及扩大切除范围。手术切除并术后放、化疗的综合疗法是根治性治疗，而且目前放疗或联合放化疗非常有效，有报道 5 年生存率达 34.2%。总之，笔者的经验是在前上纵隔肿瘤影像学呈浸润性生长的肿瘤，且其他脏器无类似病变，应考虑到胸腺原发性淋巴瘤的可能。术中应首先切取部分组织以明确诊断，尽可能切除肿瘤，并且避免做不必要的切除及扩大切除。

二、病理特征

1. 肉眼观察　　纵隔的 HL 几乎均为结节硬化型。发生在淋巴结者组织形态与身体其他部位者相同。当累及胸腺时，在胸腺内出现的厚的包膜，与胸腺瘤有一些不同，可呈多灶性（在胸腺瘤极少见），可见残余的胸腺组织。触之硬，切面呈结节状，有时结节内有大小不同的囊腔形成，内含清亮或黏稠液体，因而大体上有时与囊性胸腺瘤难以区别。

2. 显微镜检查　　低倍镜下，HL 与胸腺瘤可类似，因为两者都呈纤维分隔的结节状（图 8-59），只是胸腺瘤的纤维成分与肿瘤成分分界清楚，瘤结节外形有锐角而不是圆形；反之，HL 的纤维隔与肿瘤部分界线不清。在细胞成分上，HL 除诊断性 R-S 细胞（图 8-61）及其亚型外，还见嗜酸性粒细胞（图 8-60）、中性粒细胞、淋巴细胞、浆细胞、组织细胞等。这些细胞与被覆上皮的囊肿、哈氏小体、胸腺上皮细胞可混合存在。

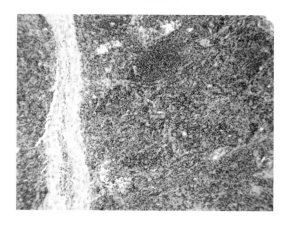

图 8-59　瘤组织呈纤维分隔的结节状（HE×100）

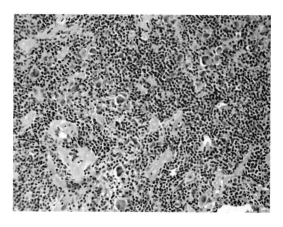

图 8-60　瘤组织中可见典型的 R-S 细胞、嗜酸性粒细胞等（HE×200）

3. 免疫表型　　Leu M1 和 CK 可分别显示其肿瘤成分与反应性上皮成分；R-S 细胞 CD30（图 8-62）及 CD15（＋）（图 8-63）。CD79a、CD45、BCR、CD21 表达阴性。多数 R-S 细胞 Ki-67（＋）（图 8-64）。

4. 基因重排　　约有 20% 的病例有免疫

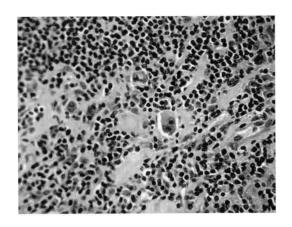

图 8-61　瘤组织内诊断性 R-S 细胞(HE×400)

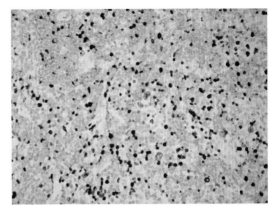

图 8-64　免疫组化,瘤组织中 R-S 细胞 Ki-67 表达
　　　　　(SP 法×200)

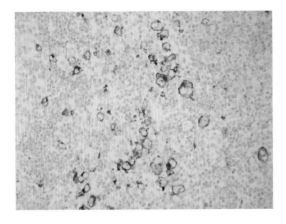

图 8-62　免疫组化,瘤组织中 R-S 细胞表达 CD30
　　　　　(SP 法×200)

图 8-63　免疫组化,瘤组织中 R-S 细胞表达 CD15
　　　　　(SP 法×200)

球蛋白基因重排,累及的伙伴基因可能包括 BCL2、BCL3、BCL6、REL、MYC 及其他未确定的基因。

三、鉴别诊断

　　当出现瘤细胞密集及周围坏死时,会误认为生殖细胞肿瘤或癌;当 HL 出现明显纤维化及慢性非特殊性炎细胞浸润时,可误认为硬化性纵隔炎等,出现上述情况,而临床及 X 线疑为恶性时,应再取活检,尤其是取病变中央部位。在病理特点上需要重点鉴别的疾病如下(表 8-11)。

表 8-11　纵隔 HL 的鉴别诊断

	临床特点	病理特点	免疫表型
胸腺瘤	占胸腺肿瘤的 70%～80%,几乎所有肿瘤均发生在成人,儿童十分少见。常见于前上纵隔,偶见于后纵隔、颈部、甲状腺内、肺门、肺内、胸膜。X 线胸片上胸腺瘤呈分叶状,可见钙化。CT 及 NMR 有助于进一步确诊	几乎所有的胸腺瘤都是由肿瘤性上皮和非肿瘤性淋巴细胞混合组成。两种细胞成分的比例各个肿瘤都不相同,甚至在一个肿瘤的不同小叶内也不一样。上皮细胞的形态及其类型的不同亦有差异,淋巴细胞可以是成熟的或者不同活化阶段的;活化的淋巴细胞表现为核大、异染色质少,出现核仁及核周晕,核分裂多见,但不呈现曲核和核裂细胞	肿瘤细胞不同分子量的 CK 可呈不同程度(＋)(CK20 除外),CK7(＋)、CD20(＋)、vim(＋),EMA 表达不一,可局灶性(＋),CD5(－);淋巴细胞主要是 CD3 和 CD5(＋)的 T 细胞,少数可表达未成熟 T 细胞的 CD1a 和 CD99。Ki-67＜10%
纵隔淋巴母细胞性淋巴瘤	好发于胸腺区域,以 T 细胞为多。典型临床表现为青少年发展迅速的呼吸困难,有时甚至需急诊治疗	实性、质软的包块,无包膜形成。早期还保留胸腺轮廓。镜下为胸腺实质的浸润,与富于淋巴细胞的胸腺瘤相似,但淋巴细胞不典型(呈母细胞化表现,染色质很细、核扭曲、分裂象多,可见小核仁),常侵及周围脂肪、血管。瘤周有残留胸腺小叶和哈氏小体	除表达 TdT 外,还表达 CD1a、CD2、CD3、CD4、CD5、CD7、CD8。其中 CD7 和胞浆 CD3 阳性率最高,但 CD3 具有肿瘤细胞谱系来源的特异性。CD4 和 CD8 在母细胞中共表达,CD10 也可阳性,但均不特异。除 TdT 外,CD99、CD34 及 CD1a 是体现 T 淋巴母细胞前体细胞特性的特异标记
纵隔生殖细胞瘤	临床少见,属性腺外生殖细胞肿瘤,前纵隔是性腺外最常见的发生部位,几乎均发生在胸腺。大多发生于青少年男性。症状多为肿瘤增大、出现压迫症状,如咳嗽、咳痰、胸闷、胸痛,少见咯血	瘤细胞较大,松散排列,常被含淋巴细胞的间质分隔呈巢状,瘤细胞胞质因富于糖原可透明,核仁清楚。纤维间隔内有较多淋巴细胞、浆细胞浸润,亦可见上皮样细胞肉芽肿,当肉芽肿反应、滤泡增生、胸腺上皮性囊肿形成、纤维化等明显时予以正确诊断	胎盘碱性磷酸酶(PALP)、Leu-7 阳性,而 LCA、keratin 阴性
硬化性纵隔炎	临床上可出现上腔静脉受压而类似恶性肿瘤。主要见于气管分叉之前的前纵隔	以肉芽肿形成、纤维化或两者并存为主要表现。许多病例找不到特异的病原体,组织学上呈纤维性纵隔炎的表现。组织学表现主要是富于细胞的纤维组织增生伴炎细胞浸润,以浆细胞、嗜酸性粒细胞为主,同时见有静脉炎	

（续　表）

临床特点	病理特点	免疫表型
巨大淋巴结增生	好发于纵隔淋巴结,常明显增大,一般可达3～7cm,也可更大,直径超过 10cm。但也可见于胸腺及其他部位淋巴结。患者以 30—40 岁多见	有两种形态:一是血管滤泡型,多见,淋巴滤泡增大,有小动脉长入,有的管壁增厚,可透明变性,滤泡周边淋巴细胞可呈环形多层排列;二是浆细胞型,少见,除滤泡生发中心明显外,常有大量不同分化阶段的浆细胞浸润	免疫组织化学染色呈滤泡及其周围增生的套区 B 细胞CD20、CD45RA 阳性;滤泡间散在 CD45RO 阳性的 T 细胞和 B 淋巴细胞

四、诊断思路

1. 临床诊断思路　一般来说,HL 患者临床表现出现较早,就诊几个月前就可能有所表现。患者表现为局部症状者,局部症状如胸部疼痛(胸骨、肩胛骨、肩部,有时与呼吸无关)、紧束感、咳嗽(通常无痰)、呼吸困难、声音嘶哑,为局部压迫所引起。纵隔霍奇金病如侵犯肺、支气管、胸膜,可出现类似肺炎的表现和胸腔积液,部分患者还有一些与淋巴瘤相关的全身表现,如发热及胸骨和胸壁变形等。除特别注意患者的各种主诉、肿大淋巴结的部位及大小外,原发性纵隔恶性淋巴瘤一般临床症状少见,当出现胸部压迫症状时查体及 X 线胸片即能发现异常。胸部 X 线片检查为重要的常规检查。HL 以上纵隔和肺门淋巴结对称性融合呈波浪状凸入肺野、淋巴结间界线不清为典型改变,累及气管分叉和肺门淋巴结较气管旁淋巴结为多。侵犯前纵隔和胸骨后淋巴结是 HL 又一特征性 X 线片表现。

活检诊断:①经皮穿刺活检是有较长历史的一种诊断方法。②一般应用颈部及前纵隔镜检查两种标准的探查手术方式。③颈部纵隔镜检查指征是气管旁肿物和纵隔淋巴结活检,以后者应用较多。对于性质不明的淋巴结肿大或可疑的淋巴结区域须做病理组织学检查以明确诊断。

2. 病理诊断思路　HL 的病变往往从一个或一组淋巴结开始,逐渐向邻近的淋巴结及向远处扩散;原发于淋巴结外的 HL 少见。HL 累及的淋巴结肿大,早期无粘连,可活动,如侵入邻近组织则不易推动。淋巴结互相粘连,形成结节状巨大肿块。切面呈白色鱼肉状,可有黄色的小灶性坏死。

病变部位淋巴结的正常淋巴组织结构全部或部分破坏。呈现多种非肿瘤性反应性细胞成分,多为淋巴细胞,并可见浆细胞、嗜酸性粒细胞、中性粒细胞、组织细胞、成纤维细胞及纤维组织等。在多种反应性细胞成分背景中散在数量不等的典型 R-S 细胞及其变异型。它们是 HL 真正的肿瘤细胞。经典型 HL 的 R-S 细胞 CD15 及 CD30 抗原表达阳性,是识别 R-S 细胞的重要免疫标志。

（张保华　李　静　韩红梅　侯震波）

参 考 文 献

［1］　刘梅,侯宁,宋欣,等.纵隔芯针活检的病理诊断.中华病理学杂志,2004,33:135-139.

［2］　Nedeljkov-Jancic R, Mihaljevic B, Bogdanovic A, et al. Fineneedle aspiration cytology in Hodgkin's lymphoma.Vojnosanit Pregl,2005, 62:195-200.

［3］　谭胜,张其刚,李玉,等.原发性胸腺霍奇金淋巴瘤的诊治分析.中华外科杂志,2006,44

(22):1578.

[4] Bacha EA,Chapelier AR,Macchiarini P,et al.

Surtery for invasive primary mediastinal tumors.Ann Thorac Surg,1998,66:234-239.

第十节 纵隔 Castleman 病

一、临床特征

Castleman 病（Castleman disease，CD）又名巨大淋巴结增生、血管滤泡性淋巴结增生，是一种病因不明的介于良、恶性之间的交界性慢性淋巴结增生性疾病。Castleman 病最早是由 Rywlin 等为了给一种以淋巴组织增生为特征的淋巴结增生下定义而提出的。1956 年 Castleman 总结了 13 例该病患者报道，由此该病被命名为 Castleman disease（CD），是一种非干酪性淋巴结增殖性病变。该病尚有巨大淋巴结增生、淋巴结错构瘤、良性巨淋巴结、血管滤泡淋巴组织增生、淋巴组织肿瘤样增生等名称。此病发病机制复杂，临床及影像学表现多样，术前诊断困难，漏诊和误诊率较高，需依靠病理才能最终确诊。治疗方法包括手术切除、化疗、放疗和靶向治疗等。目前研究不断深入，但因 CD 临床比较少见，临床表现多样，诊断较为困难，且治疗效果欠佳，加强对此病认识，有助于提高对此病的诊断、减少误诊漏诊及改善患者治疗，从而提高患者生存期。CD 的患病率无明确统计，该病可发生在淋巴结存在的任何部位，以胸部的纵隔最多见（60%～70%），其次为颈部（10%～14%）、腹部（5%～10%）、腋部（2%～4%）等。本节主要介绍纵隔 CD。本病可发生在任何年龄，但一般以青壮年多见。其中以女性为主，男女之比约为 1:4。常见原因为病毒感染，如人类免疫缺陷病毒（HIV）、人类 8 型疱疹病毒（HHV-8）。几乎所有人类免疫缺陷病毒（HIV）阳性的 CD 病例均发现 HHV-8/KS 感染，且有研究显示抗病毒治疗可缓解 MCD 的症状。临床研究显示，CD 患者血清、增生淋巴结生发中心的

B 细胞及部分滤泡树突状细胞中 IL-6 表达明显增加，而血清 IL-6 炎症因子水平与全身症状成明显的正相关，经治疗后 IL-6 炎症因子水平明显下降且全身症状好转。

CD 临床上可分为局限型（LCD）、多中心型（MCD），其临床表现多样，且无特异性，多数表现为无痛性淋巴结肿大。主要症状还包括发热、疲乏无力、体重下降、盗汗、食欲减退。实验室检查可有贫血、红细胞沉降率加快、γ 球蛋白增高、多克隆高免疫球蛋白血症、粒细胞增多、骨髓浆细胞比例增高、低蛋白血症、血小板减少、肝功能异常等，但无特异性。组织学上血管透明（Hyaline vascular，HV）型，占 80% 一种类型的混合存在。局限型 CD 以 HV 型最多见（占 90% 以上），为单个淋巴组织团块，最大者可达 25 cm，大多数为 7～8cm，各部位均可发生，症状体征不一，缺乏特异性，依淋巴结肿大发生部位不同而异。胸腔淋巴结肿大刺激气管可引起咳嗽，也可仅有压迫症状或完全无症状而在查体中发现。局限型 PC 型除了上述表现外可伴发热、疲乏、消瘦、贫血等全身症状。实验室检查有红细胞沉降率快，有类似慢性炎症的小细胞低色素性贫血，血清蛋白增高，多克隆高免疫球蛋白血症，CRP 等炎性蛋白增多，出现 ANA、dsDNA 等自身抗体，类风湿因子 Coombs 试验阳性，血清铁、总铁结合力下降，血清 IL-6 增高等。

影像学检查：纵隔 CD 普通 X 线胸片表现为分叶状肿块，可见于纵隔的任何部位，一般多发生于近肺门的气管和支气管淋巴结。CT 平扫表现为纵隔边缘不规则肿块，密度均匀，常伴小点状钙化，边界清晰。病灶局限，其余纵隔部位淋巴结不大。目前对 Castleman 病尚无特效治疗方法,现在公认的治疗方案是根据临床和病理类型选择。对局限型 CD 不论是何类型,手术完整切除瘤体,可达到治愈。若不能完整切除,部分切除对患者也有帮助。当手术完全切除非常困难甚至没有可能时,化疗不失为一种有效的手段。可单用强的松或 COP 方案治疗,但治疗反应不确定。虽然瘤体对放射线不敏感,放疗效果不肯定,但确有小剂量照射获得病情缓解的报道。弥漫型 CD 临床转归有三种:进行性致死、慢性迁延性和恢复;死亡率 50%,平均存活 27 个月。男性、纵隔淋巴结肿大、复发者预后差。尤其是浆细胞型一般预后不良,常因合并严重感染,或有 20%～30% 的病例转化为恶性淋巴瘤、浆细胞瘤及卡波西肉瘤,于数月至数年内死亡。

二、病理特征

1. 肉眼观察　　肿块大小 1.5～16cm,最大可达 25cm,单发或多发结节,包膜完整,切面灰白色,质地细腻。

2. 显微镜检查　　Castleman 病确诊主要依靠组织病理学检查。主要病理学改变是淋巴组织和小血管肿瘤样增生,分为三型:透明血管型(HV 型)、浆细胞型(PC 型)和混合型(Mix 型)。

透明血管型:占 80%～90%。淋巴结直径为 3～7cm,大者可达 25cm,重量达 700g。显微镜见淋巴结内许多增大的淋巴滤泡样结构,散在分布。有数根小血管穿入滤泡,血管内皮明显肿胀,管壁增厚,后期呈玻璃样改变。血管周围有数量不一的嗜酸性或透明状物质分布。滤泡周围由多层环心排列的淋巴细胞,形成特殊的洋葱皮样结构或帽状带滤泡间有较多管壁增厚的毛细血管及淋巴细胞、浆细胞、免疫母细胞,淋巴窦消失,或呈纤维化(图 8-65)。有些病例增生的淋巴滤泡主要由小淋巴细胞组成,只有少数滤泡内有小生发中心,称为淋巴细胞型。这种类型最容易与滤泡性淋巴瘤混淆。

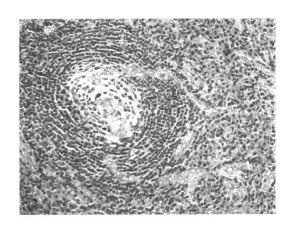

图 8-65　退行性转化的生发中心内血管玻璃样变,周围外套细胞呈洋葱皮样排列(HE×200)

浆细胞型:显微镜下也可见淋巴结内也显示滤泡性增生但小血管穿入及滤泡周围的淋巴细胞增生远不及透明血管型明显,一般无典型的洋葱皮样结构。本型的主要特征为滤泡间各级浆细胞成片增生(图 8-66),可见 Russell 小体,同时仍有少量淋巴细胞及免疫母细胞。有报道少数浆细胞型患者可并发卡波西肉瘤,以艾滋病伴发 CD 者多见。

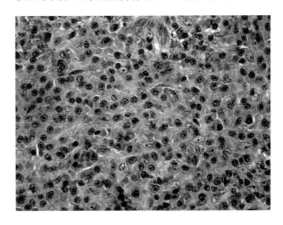

图 8-66　滤泡间成熟浆细胞增生(HE×400)

3. 免疫表型　　免疫组织化学染色呈滤泡及其周围增生的套区 B 细胞 CD20、CD45RA 阳性,滤泡间散在 CD45RO 阳性的 T 细胞和 B 淋巴细胞。CD21(图 8-67)和 CD35(图 8-68)阳性。透明血管型和浆细胞型均有 κ 和 λ 的阳性染色,显示其有多克隆型,在透明血管型中染色散在分布,浆细胞型中虽然 κ 和 λ 均有染色,但以 λ 染色明显(图 8-69)。

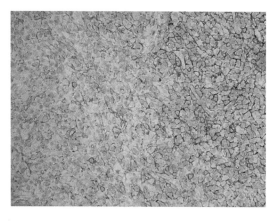

图 8-67 病变部位 CD21 免疫组化染色强阳性(SP 法×200)

图 8-68 病变部位 CD35 免疫组化染色阳性(SP 法×200)

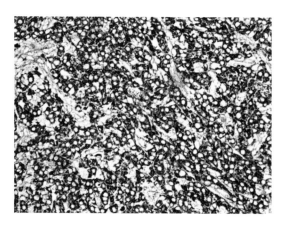

图 8-69 病变部位 λ 免疫组化染色弥漫阳性(SP 法×200)

4. 基因重排 可有 TCRβ、IgH-Λ、IgK-Λ 及 IgL 基因克隆性重排。

三、鉴别诊断

纵隔 CD 以纵隔淋巴结肿大为表现,由于 CD 的临床及病理表现具有多样性,有时与淋巴结核、恶性淋巴瘤、结缔组织病和血管免疫母细胞性淋巴结病等难以区别,结合病史、体检、实验室检查及病理检查,首先排除已知原因的疾病尤为重要,而且如果无病理学检查,单纯依靠细胞学检查往往有误诊可能。特别在病理特点上需要重点鉴别的疾病如下(表 8-12)。

表 8-12 纵隔 CD 的鉴别诊断

	临床特点	病理特点	免疫表型
血管免疫母细胞性淋巴结病	发热、纳差、多汗、消瘦等症状,浅表和(或)深部淋巴结肿,药物过敏史和(或)皮疹大。常伴肝、脾轻至中度大	淋巴结正常结构破坏,生发中心淋巴滤泡缺如,出现下列"三联征":①免疫母细胞大量增生,伴浆细胞、淋巴细胞、嗜酸性粒细胞及组织细胞增生。②树枝状小血管明显增生伴血管内皮肿胀。③间质中嗜酸性物质沉积,PAS 及酸性黏多糖染色阳性。现普遍认为无定形酸性物质沉积并非诊断标准	UCHL1、L26 阳性、CD44s、Ki-67 可阳性

（续　表）

	临床特点	病理特点	免疫表型
血管免疫母细胞性 T 细胞淋巴瘤	浅表淋巴结肿大,同时又脾受侵或脾大,同时又骨髓受侵,部分患者发病时周身皮肤出现丘疹或斑丘疹并伴瘙痒;可出现浆膜腔积液为本病特征之一	淋巴结结构部分破坏,血管增生,见分支血管,血管周围小至中等淋巴细胞弥漫分布,散在大细胞,可见较多嗜酸性粒细胞、小淋巴细胞及组织细胞浸润	特异性表达标志 CX-CL13,94% 表达 CD3 阳性,77% 表达 CD10 阳性,65% 表达 CD20 阳性,100% 表达 CD21、Bcl-6 阳性
滤泡性淋巴瘤	无痛性淋巴结肿大,典型表现为多部位淋巴组织侵犯,有时可触及滑车上淋巴结肿大,可以发生结外表现	组织学分类:滤泡性小裂细胞、滤泡性混合细胞和滤泡性大细胞。浸润细胞主要在真皮网状层浅表部分甚至深部和皮下组织,偶或呈连续带状分布,与表皮之间隔以无细胞浸润带,早期沿血管和(或)附属器周围呈片状、团块状浸润	肿瘤 B 细胞标志物 CD19,CD20,CD22,CD79a 阳性,kappa 或 lambda 轻链阳性,肿瘤期免疫球蛋白染色阴性,皮肤滤泡中心细胞淋巴瘤并不表达 CD5 或 CD10,存在 t(14;18) 和 BCL-2 蛋白异常表达
浆细胞瘤	浆细胞瘤是起源于骨髓的全身性肿瘤,迟早要累及全身的大多数骨骼,特别是于成人期有红骨髓的部位。首发症状是模糊的或定位不清,可持续数周或数月,包括轻度骨疼痛、体质虚弱、体重下降或轻度贫血。患者常诉下背部疼痛,并可扩展到胸部。脊柱的疼痛常因运动而加重,可发生病理性椎体骨折	肿瘤组织由密集的细胞簇组成,几乎没有细胞间基质。肿瘤细胞可以辨认为是浆细胞,至少部分肿瘤细胞可以辨认为是浆细胞。这些细胞的胞质丰富,色深染,嗜碱性,界线清晰。细胞核为圆形,偏心性,有清晰的核周晕(为一非常发达的高尔基体)。染色质呈块状,明显朝向核膜(车轮状或豹皮样核)	CD19、CD20、CD22、CD79a、CD25 表达阳性,少数表达 CD5、CD23,浆细胞表达 CD38、CD138、CD56、clg,并呈轻链限制性表达。几乎不表达 CD43
淋巴结反应性滤泡增生	由于不同病因刺激致淋巴结或其他淋巴器官滤泡性增生,常见于儿童病毒性淋巴结炎、梅毒和 HIV 淋巴结炎、类风湿病等	淋巴结滤泡增大并数量增加,超过正常皮质区单排排列分布,可达副皮质区、皮髓质交界区甚至达髓质区,呈多排分布,大小形状各异。散在分布于暗区的中心母细胞之间有大量含 tingible 小体的巨噬细胞,形成所谓的"星空"现象	免疫标志物与正常淋巴结表达一致

四、诊断思路

1. 临床诊断思路　CD 的临床表现无特异性,好发于中年人,男性稍多。淋巴结明显肿大,伴或不伴全身症状者,应想到 CD 的可能,淋巴结活检获上述典型的 CD 病理改变才能诊断,即 CD 的确诊必须有病理学论据,然后根据临床表现及病理,做出分型诊断。

确诊前还需排除各种可能的相关疾病。

Frizzera 于 1988 年提出了 CD 的诊断标准：①局限型 CD 的诊断：单一部位淋巴结肿大；特征性增生性组织病理学改变并除外可能原发病；除 PC 型外多无全身症状及贫血、红细胞沉降率加快、球蛋白增高等实验室检查异常；肿物切除后长期存活。②弥漫型 CD 诊断：两个部位及以上的淋巴结肿大并侵犯外周淋巴结；特征性增生性组织病理学改变并除外可能的原发病；有多系统受累的表现；手术、放疗、化疗仅获部分缓解。

2. 病理诊断思路　切取的淋巴结肉眼观察，淋巴结肿大，包膜完整，切面灰白色，质地细腻。镜下表现：HV-CD 组织学特征为外套细胞增生并呈同心层状（洋葱皮样）围绕 1 个或多个退行性转化的生发中心，生发中心血管化，并常可见单个穿入的血管（棒棒糖图像）。另外，滤泡间血管增生，血管壁玻璃样变。滤泡树突状细胞增大、空泡状核。免疫组化 CD21 和 CD35 强阳性，呈滤泡及其周围增生的套区 B 细胞 CD20、CD45RA 阳性，滤泡间散在 CD45RO 阳性的 T 细胞和 B 淋巴细胞。

PC-CD 组织学上淋巴结结构常保存，副皮质区成熟浆细胞显著增生，滤泡间区不同程度血管增生，生发中心增生明显，可有不同程度玻璃样血管改变，淋巴窦常保存。免疫组化染色及基因重排分析有助于鉴别诊断，免疫球蛋白基因和 TCR 基因重排分析可明确病变是否有克隆性增生或恶性转化。PC-CD 分为两种类型：λ 链限制性表达型和非 λ 链限制性表达型。其中 λ 链限制性表达病例具有其独特特征：生发中心多萎缩、浆细胞分化不成熟，大部分具有不典型增生，临床上代表了一组瘤前期病变或潜在恶性病变；而非 λ 链限制性表达型则代表了一组反应性病变。

临床遇到纵隔肿块时应想到 CD，并需多次、多部位淋巴结活检，以便早期确诊和治疗。CD 是一种重要的疾病，临床经过有四种状态：①稳定；②复发；③侵袭；④发生淋巴瘤（多为 T 细胞淋巴瘤）、卡波西肉瘤和癌等恶性肿瘤约占 1/3。

（李　静　韩红梅　尹迎春　张保华）

参 考 文 献

[1] Castleman B，Iverson L，Menendez VP. Localized mediastinallyIllphnode hyperplasia resembling thyTnoma. Cancer，1956，9(4)：822-830.

[2] Jacobs SA，Vidnovic N，Patel H，et al. Durable remission of HIV-negative，Kaposi's sarcoma herpes virus-associated multicentric Castlaman disease in patient with rheumatoid arthritis treated with methotrexate [J]. Clin Rheumatol，2007，26 (7)：1148-1150.

[3] Casper C. Defining a role for antiviral drugs in the treatmenr of persons with HHV-8 infection[J]. Herpes，2006，13(2)：42-47.

[4] 赵惠民，高茹，揭俊卿，等.肺 Castleman 病 2 例并文献复习[J].中华胸心血管外科杂志，2011，27(4)：243-244.

[5] 商雪林，张嘉越，瞿炳刚，等.纵隔 Castleman 病 X 射线－CT 诊断分析[J].中国辐射卫生，2001，10(2)：111.

[6] Frizzera G. Castleman's disease and related disorders[J]. Semin Diagn Pathol，1988，5：346.

[7] 刘洁，徐玉乔，杨守京，等.Castleman 病的免疫表型和基因重排分析[J].临床与实验病理学杂志，2011，27(4)：361-375.

第十一节 纵隔组织细胞肉瘤

一、临床特征

组织细胞肉瘤（histocytic sarcoma，HS）是一种罕见的淋巴造血系统肿瘤，仅占非霍奇金淋巴瘤的不足 0.5%，患者以进展迅速、对化疗反应差、生存期短而引起人们的关注。HS 的病因和发病机制尚不明确，研究认为病毒感染和某些化学致癌剂、放射线损伤可能和其发病有关。有些病例的发生可能与恶性淋巴瘤有关，也可早于、继发于或伴发骨髓增生异常。研究发现，分化成熟的淋巴细胞肿瘤可以出现肿瘤细胞种系转化现象。目前已有滤泡性淋巴瘤患者最后转化为组织细胞肉瘤的报道。其形态学和免疫表型显示组织细胞分化，表达一种或一种以上组织细胞表型，不表达树突细胞标志。在最新的 WHO 肿瘤分类中，HS 被视为巨噬细胞/组织细胞源性肿瘤。

组织细胞肉瘤可发生任何年龄，以中年人多见。男女性别无明显差别，可发生淋巴结内和结外，以结外多见，纵隔较少见。表现为单个或多个局限性肿块，常有发热、乏力、体重减轻等全身症状，肝脾可大。实验室检查可以发现部分病例有乳酸脱氢酶、C 反应蛋白、血清铁蛋白的升高及红细胞沉降率加快。组织细胞肉瘤肿块在超声和 CT 检查中可有一些影像改变，但均无特异性，PET-CT 对于组织细胞肉瘤的诊断、临床分期和指导治疗方面有一定作用。但与其他淋巴瘤一样，确诊组织细胞肉瘤应依靠活组织病理检查和免疫组化检查。

组织细胞肉瘤具有侵袭性，目前在治疗上没有统一的确切治疗方案，预后较差，多采取手术加化疗的治疗方法，患者多在 2 年内死亡，大多文献报道，采用环磷酰胺、多柔比星、长春新碱和泼尼松（CHOP 方案），被认为是最可靠的治疗方案，但只有 40%～45% 的患者有效。沙利度胺也被应用于组织细胞肉瘤的治疗且被证实具有一定疗效。

二、病理特征

1. **肉眼观察** 淋巴结内病变一般界线清楚，表面光滑，包膜完整，结外病变大部分周界不清，切面灰白色及灰红色，质脆、细腻、鱼肉样，常伴有坏死。

2. **显微镜检查** HS 细胞呈弥漫或片状排列，可见明显坏死。肿瘤细胞较大，边界清楚（图 8-70）。多数肿瘤细胞呈多形性明显的上皮样细胞状，圆形、卵圆形（图 8-71），灶状区域呈梭形。胞质丰富多呈嗜酸性，部分胞质浅染或泡沫状；核大而形态不规则，可见双核、多核及巨核细胞（图 8-72），核膜清晰，染色质颗粒状，部分区域可见核仁（图 8-73），核分裂象易见，肿瘤细胞弥漫浸润性生长。背景可见多少不等反应性细胞，如小淋巴细胞、浆细胞及嗜酸性粒细胞等。

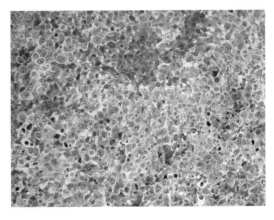

图 8-70 **肿瘤细胞较大，边界清楚，弥漫成片状排列（HE×200）**

3. **免疫表型** CD68（＋）（图 8-74），CD163（＋）（图 8-75），lysozyme（＋）（图 8-

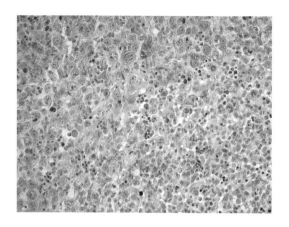

图 8-71 瘤细胞圆形或卵圆形,上皮样,可见灶性
坏死,背景可见反应性细胞(HE×200)

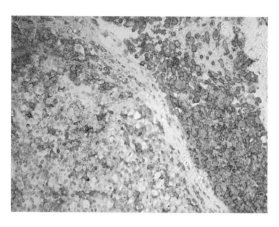

图 8-74 肿瘤细胞 CD68 免疫组化染色弥漫阳性
(SP 法×200)

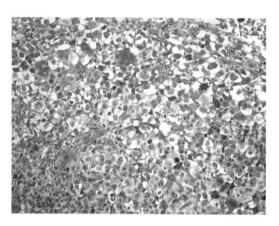

图 8-72 肿瘤细胞胞质浅染或泡沫状;核大而形态
不规则,可见巨核及多核(HE×200)

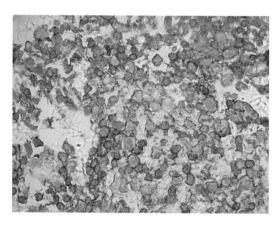

图 8-75 肿瘤细胞 CD163 免疫组化染色弥漫阳性
(SP 法×200)

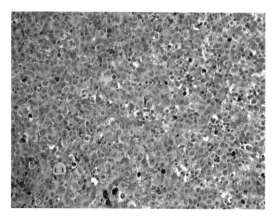

图 8-73 瘤细胞弥漫成片分布,核仁可见,似弥漫
大 B 细胞淋巴瘤的免疫母细胞(HE×200)

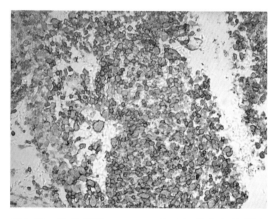

图 8-76 肿瘤细胞 lysozyme 免疫组化染色弥漫阳
性(SP 法×200)

76)、vim(＋)、LCA(＋)、S100(＋)、CD34 部分弱(＋)、CD3(－)、CD20(－)、CD21(－)、CD30(－)、CD79a(－)、CD45RO(－)、HMB45(－)、CK(－)、MPO(－)、SY(－)、CgA(－)、NSE(－)、MPO(－)。

三、鉴别诊断

组织细胞肉瘤临床及组织学特征没有明显特异性,需要与多种肿瘤鉴别,主要依靠免疫组织表型来鉴别(表8-13)。

表 8-13　纵隔组织细胞肉瘤的鉴别诊断

	临床特点	病理特点	免疫表型
HS	可发生任何年龄,以中年多见。男女性别无明显差别,纵隔罕见。表现为单个或多个局限性肿块,常有发热、乏力、体重减轻等全身症状,肝脾可大	HS 细胞呈弥漫或片状排列,坏死易见。瘤细胞较大,边界清,往往多形性明显呈上皮样,圆形或卵圆形,灶状区呈梭形。胞质丰富多呈嗜酸性,核大形态不规则,可见双核、多核及巨核细胞,核膜清晰,染色质颗粒状,部分区域可见核仁,核分裂象易见,背景见多少不等反应性细胞	CD68(＋)、CD163(＋)、lysozyme(＋)、vim(＋)、LCA(＋)、S100(＋)
大B细胞淋巴瘤	纵隔大 B 细胞淋巴瘤多发生于中年女性,常有肩痛、呼吸道受压引起咳嗽、呼吸困难及上腔静脉综合征	形态上有时与组织细胞肉瘤相似,很难区别	免疫表型 LCA 阳性,同时表达 CD20 及 CD79a 等 B 细胞标记,不表达组织细胞标记
恶性黑色素瘤	常见于中老年人,可发生于全身许多器官及组织,但皮肤最多见	瘤细胞形态千变万化,可为上皮样、梭形等,从小淋巴细胞样到大的多核巨细胞样,有明显核仁,呈巢状、团块状排列	HMB45、MelanA 及 S100 阳性,不表达 LCA 和 CD163
粒细胞肉瘤	以中青年多见,发生在纵隔罕见	多由原始粒细胞组成,肿瘤细胞内有幼稚的酸性粒细胞	MPO 阳性、CD68 也可阳性
低分化癌	中老年多见,局部肿块或伴有原发部位相应症状	瘤细胞呈巢状、团块状排列	免疫表型 CK 及 EMA 阳性,vimentin 阴性
间变性大细胞淋巴瘤(ALCL)	ALCL 好发于儿童和青壮年,可累及不同部位,常表现为胸腺和纵隔包块,伴有或不伴有淋巴结肿大,临床病情表现较严重,肿瘤进展较快	瘤细胞圆形或卵圆形,肿瘤细胞异型性较明显,背景也可见较多小淋巴细胞,浆细胞及嗜酸性粒细胞等反应性细胞,组织学与 HS 鉴别较困难	LCA、CD3、CD45RO 及 CD30 阳性,CD68、CD163 及 lysozyme 阴性

四、诊断思路

1. 临床诊断思路　组织细胞肉瘤临床表现不特异,肿块在超声和 CT 检查中可有一些影像改变,但均无特异性,PET-CT 对于组织细胞肉瘤的诊断、临床分期和指导治疗方面有一定作用,组织细胞肉瘤确诊仍依靠活组织病理检查和免疫组化检查。

2. 病理诊断思路 正常的组织结构被弥漫浸润的瘤细胞所破坏,瘤细胞体积较大,形态不规则,呈圆形和卵圆形,偶可见到梭形细胞样的瘤细胞。胞质丰富呈嗜酸性,胞核大且偏位,核形不规则,多核常见,染色质清晰,常可见有丝分裂象。与弥漫性大 B 细胞淋巴瘤和 CD30 阳性的 T 细胞淋巴瘤相比,组织细胞肉瘤瘤细胞胞体更大,胞质更丰富,但有时还需要靠免疫组化来鉴别。免疫组化检查必须见到至少两个的组织细胞抗原表达,包括 CD68(KP1 和 PGM1)、lysozyme、HAM56、CD11c、CD14 和 CD163 等。同时免疫组化结果不提示弥漫性大 B 细胞淋巴

瘤和 CD30 阳性的 T 细胞淋巴瘤等瘤细胞表型,不表达髓系细胞特异性抗原如 MPO、CD15、CD33 和 CD34,也不表达树突状细胞标志物如 CD1a、CD21、CD35 等,无特异性的 B 细胞和 T 细胞抗原表达,也不表达 CD30、HMB-45、EMA 或角蛋白。

总之,组织细胞肉瘤临床表现及组织学特点表现均没有特异性,其镜下特点与一些间变性淋巴造血肿瘤、低分化胸腺癌及恶性黑色素瘤等肿瘤有重叠,仅凭借组织学结构很难做出明确诊断,免疫组化是其主要的鉴别指标,因此,当纵隔出现间变性大细胞或上皮样细胞的肿瘤时,尽管组织细胞肉瘤罕见,但是应该做免疫组化予以排除。

(韩红梅 许发美 尹迎春 王新云)

参 考 文 献

[1] 杨熙,林赠华,张亚平.组织细胞肉瘤1例报道并文献复习[J].交通医学,2012,26(1):73-77.

[2] 周艳萍,陈萍,巩雷,等.胸膜组织细胞肉瘤一例报道[J].中外医疗,2010,33:62-63.

[3] Takahashi E, Nakamura S. Histocytic sarcoma: An Updated Letariture Review Based on 2008 WTO Classification[J]. J Clin Exp Hematop, 2013, 53(1):1-8.

第十二节 纵隔原发性脂肪肉瘤

一、临床特征

纵隔原发性脂肪肉瘤(primary mediastinal liposarcoma, PML)是来源于退化的胸腺组织或纵隔胸膜脂肪组织发生的恶性肿瘤,临床患病率极低,以后纵隔相对多见。此病可发生于任何年龄,多见于 40－70 岁成年人,无性别差异,大部分患者出现胸闷、胸痛、咳嗽、气短、喘鸣等症状。阳性体征包括:胸部叩诊可出现浊音、实音,听诊可出现呼吸音消失,并可听及胸膜摩擦音;极少无症状者,体检偶尔发现。CT 可见纵隔实性肿物,外形不规则,浸润性生长,可有分叶,与周围组织器官的界线不甚清楚或呈浸润性生长。密

度取决于脂肪肉瘤的细胞间变及纤维性和黏液性组织的混合程度。一般多为混合性,呈不均匀的混杂密度,常表现为不均匀脂肪密度内可见不规则的线形及条索高密度影,也可表现为肿瘤内部较低软组织密度影并夹杂着不规则的脂肪密度影。

手术是纵隔脂肪肉瘤最主要的治疗方式。包膜完整、没有外侵的肿瘤更容易完整切除。手术的难度与肿瘤的外侵程度有关,与病变在纵隔中的位置没有明显的关联。由于本病往往与心脏、大血管、食管、气管等重要脏器紧密贴邻,甚至是侵犯,限制了手术切除范围,难以做到扩大切除,因而纵隔脂肪肉瘤的复发率远高于其他部位的脂肪肉瘤,预

后也更差。肿瘤复发或转移时手术依然是最主要的治疗方式,反复复发转移的病例可以反复手术治疗。脂肪肉瘤 5 个亚型的流行病学特点、生物学行为、恶性潜能各有不同,是影响预后的重要因素。文献报道,各亚型占所有脂肪肉瘤的比例为:高分化脂肪肉瘤 40%～45%,10% 的高分化脂肪肉瘤可以发生去分化改变,黏液样脂肪肉瘤占 33%,多形性脂肪肉瘤占 20%,混合性脂肪肉瘤罕见。各脂肪肉瘤复发时可以向其他亚型转化,这时肿瘤似乎更容易发生远处转移。

二、病理特征

1. 肉眼观察 纵隔脂肪肉瘤大体形态可为圆形,分叶或不规则,大小 2.2～61cm,平均 16cm,重可达 7kg。周边可清楚,包膜可有可无,多呈黄色,质较软,有浸润,切面除黄色或灰黄色的脂肪肉瘤性区域外,多可见实性的灰白色肉瘤,质韧、硬,常有坏死,可伴囊性或含黏液。

2. 显微镜检查 WHO(第 4 版)将脂肪肉瘤分为 5 种类型:高分化脂肪肉瘤、去分化脂肪肉瘤、黏液性/圆形细胞脂肪肉瘤、多形性脂肪肉瘤及混合型脂肪肉瘤。

(1)高分化脂肪肉瘤:由相对成熟的脂肪细胞构成,与良性脂肪瘤相比,脂肪细胞核有局灶异型性及核深染,可见数量不等的单泡或多泡脂肪母细胞(图 8-77)。

(2)去分化脂肪肉瘤:含低度恶性及高度恶性去分化脂肪肉瘤,低度恶性者最常见呈一致性束状排列的、细胞核有轻度异型性的成纤维细胞性梭形细胞,5%～10% 可含有异源性成分,如横纹肌肉瘤、平滑肌肉瘤、软骨肉瘤、骨肉瘤或血管肉瘤(图 8-78)。

(3)黏液性/圆形细胞脂肪肉瘤:呈结节状或分叶状生长,结节的周边细胞相对丰富。细胞呈圆形、卵圆形及短梭形,间质内薄壁毛细血管呈丛状、分支状或鸡爪样,是特征性改变。细胞外黏液常形成大黏液湖,形成微囊

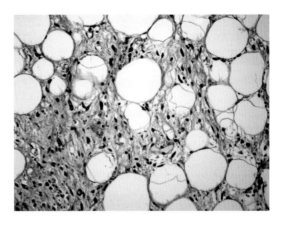

图 8-77　高分化肿瘤肉瘤,由相对成熟的脂肪细胞构成,有局灶异型性及核深染(HE×200)

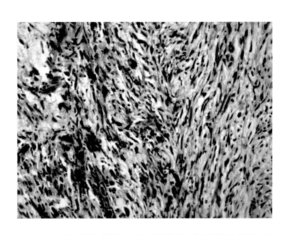

图 8-78　去分化脂肪肉瘤,部分细胞呈恶性纤维组织细胞样分化(HE×200)

性淋巴管样和"肺水肿"样结构。黏液性脂肪肉瘤根据圆细胞成分在肿瘤内所占比例,分为三级:1 级＜10%,即通常所说的黏液性脂肪肉瘤;2 级为 10%～25% 混合型黏液性/圆形细胞脂肪肉瘤;3 级＞25% 即圆形细胞脂肪肉瘤(图 8-79,图 8-80)。

(4)多形性脂肪肉瘤:由数量不等的脂肪母细胞和高度异型的梭形、圆形及多边形的肉瘤样细胞构成(图 8-81)。

(5)混合型脂肪肉瘤:由上述类型成分不等混合而成。

3. 免疫表型 大多数病例 S-100、

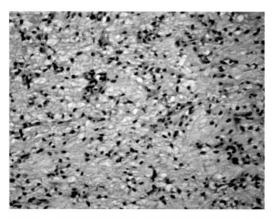

图 8-79 黏液样脂肪肉瘤，原始间叶细胞及富含黏液的间质（HE×200）

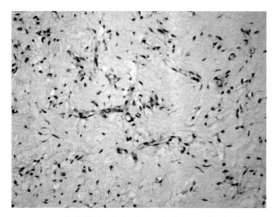

图 8-80 黏液样脂肪肉瘤间质内纤细的鸡爪样血管 HE×200

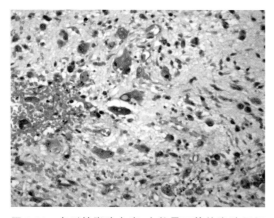

图 8-81 多形性脂肪肉瘤，由数量不等的脂肪母细胞和高度异型的梭形、圆形及多边形的肉瘤样细胞构成 HE×200

CD34、vimentin 阳性（图 8-82）。特殊组织化学染色，部分细胞油红 O、苏丹Ⅲ染色呈阳性（图 8-83）。

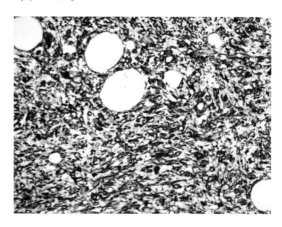

图 8-82 肿瘤细胞 vimentin 弥漫阳性（SP 法×200）

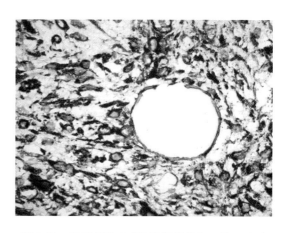

图 8-83 肿瘤细胞 S-100 弥漫阳性（SP 法×400）

4.电镜表现 可见不同成熟阶段的脂肪母细胞，含有少量小脂滴或含大的融合脂滴，并将胞核推向一侧。细胞周围和细胞外间隙常见絮状黏液样基质。多形性脂肪肉瘤细胞含有丰富的融合性脂肪小滴，胞质内有大量细胞器，周围围绕有胞质膜。未分化脂肪肉瘤细胞不含脂滴，富含波纹蛋白型中间丝。

三、鉴别诊断

需与脂肪肉瘤鉴别的肿瘤主要包括黏液纤维肉瘤/黏液性恶性纤维组织细胞瘤、尤因肉瘤/原始神经外胚层瘤（ES/PNET）、梭形细胞脂肪瘤/多形性脂肪瘤、滑膜肉瘤等。其鉴别诊断要点见表 8-14。

表 8-14 脂肪肉瘤的鉴别诊断

分类	临床特点	病理特点	免疫表型
脂肪肉瘤	肿瘤常浸润性生长压迫并侵犯邻近的组织器官，大部分患者出现胸闷、胸痛、咳嗽、气短、喘鸣等症状	常为多结节状肿块，除黄色或灰黄色的脂肪肉瘤性区域外，多可见实性的灰白色肉瘤，质韧或硬，常有坏死。镜下可见由数量不等的脂肪母细胞和高度异型的梭形、圆形及多边形的肉瘤样细胞，细胞呈圆形、卵圆形及短梭形，间质内的薄壁毛细血管呈丛状、分支状或鸡爪样	大多数病例 S-100、CD34、vimentin 阳性 特殊组织化学染色，部分细胞油红 O、苏丹Ⅲ染色呈阳性
黏液纤维肉瘤/黏液性恶性纤维组织细胞瘤	常见于老年人，男性略多见。好发于下肢，患者多以缓慢性增大的无痛性肿块就诊	肿瘤细胞多呈纤维梭形，部分细胞可呈星状，细胞有一定的多形性，有时可见巨核细胞，核分裂象多见，间质内血管多呈弧线状；部分细胞呈多空泡状细胞为假脂肪母细胞，胞质内含有的是黏液而非脂滴	vimentin 阳性，部分 SMA 阳性 AB-PAS 阳性，油红 O、苏丹Ⅲ染色呈阴性 可通过 RT-PCR 检测 FUS-CHOP 基因
ES/PNET	ES/PNET 是发生自脑、脊髓及交感神经以外的神经外胚层恶性肿瘤，较少见，多见于青少年，好发于四肢骨，临床表现常见发热、贫血、白细胞升高，红细胞沉降率加快	肿瘤细胞形态单一，呈小圆形，核圆形，部分病例可见 Homer-Wright 菊形团	NSE、CD99 阳性 CgA、Syn、S-100 部分阳性 油红 O、苏丹Ⅲ染色呈阴性
梭形细胞脂肪瘤/多形性脂肪瘤	多见于老年人，表现为无症状的活动性真皮或皮下肿物，病史较长，男性多发	椭圆形肿物，切面呈黄色及灰白色，质韧，部分呈胶冻样。镜下可见分化良好梭形细胞或小的核深染圆形细胞及多核巨细胞	vimentin、CD34、阳性 S-100 阴性 油红 O、苏丹Ⅲ染色呈阴性
滑膜肉瘤	以 15～40 岁多见，四肢关节周围最好发，但与关节滑膜无关的部位如头颈部、腹膜、肺、纵隔、心脏、前列腺、阴道等均可发生	根据上皮细胞和梭形细胞成分比例不同可分为双相型、单相上皮型、单相纤维型及低分化型 4 个亚型，瘤细胞常弥漫分布，大小相对一致，常缺乏纤维性玻璃样变间质	CK、CK7、CAM5.2、HBME1、E-cadherin、CK19、Vimentin、BCL-2、CD99 等常阳性 油红 O、苏丹Ⅲ染色呈阴性 具有 t(x;18)(p11.2;q11.2)与 SYT-SSX 融合基因

四、诊断思路

1. 临床诊断思路　脂肪肉瘤为恶性间叶性肿瘤中较常见的一种，纵隔脂肪肉瘤多来源于退化的胸腺组织或纵隔胸膜脂肪组织，多发生在下肢、腹膜后等软组织深部，发生在纵隔极为罕见，占所有脂肪肉瘤的 2.7%，在所有纵隔肿瘤中不到 1%。由于纵隔脂肪肉瘤生长迅速，常浸润性生长压迫并侵犯邻近的组织器官，因此大部分患者出现胸闷、胸痛、咳嗽、气短、喘鸣等症状。阳性体征包括：胸部叩诊可出现浊音、实音，听诊可出现呼吸音消失，并可听及胸膜摩擦音；极少无症状者，偶尔体检发现。当纵隔肿瘤 CT 影像中出现脂肪样密度时应警惕本病，但应当注意很多肿瘤或非肿瘤疾病都可能表现出脂肪样密度，如脂肪沉积、脂肪坏死、网膜疝、脂肪瘤、畸胎瘤、错构瘤、脂肪母细胞瘤等。脂肪肉瘤可以表现为全部为脂肪密度、混杂密度或全部为软组织密度，所以没有脂肪样密度并不能排除本病，确诊本病还要依赖组织病理学检查。

2. 病理诊断思路　肿瘤呈圆形、卵圆形或不规则形，周边清楚，但常有浸润。其病理学特点为：主要成分为未成熟的和成熟的脂肪细胞，以及纤维组织和黏液性组织。由于肿瘤的脂肪细胞分化程度不同，纤维组织及黏液性组织混合程度不同。肿瘤的大体表现也有所差异。分化程度低的脂肪肉瘤切面呈鱼肉状，可有出血、坏死及囊性变。分化程度高的脂肪肉瘤包膜完整、光滑，切面类似脂肪瘤，伴有纤维组织增生。免疫学检查对诊断帮助不大，S-100、vimentin 呈阳性表达。电镜对各种亚型有些帮助。手术治疗是纵隔脂肪肉瘤较理想的治疗方法。化疗和放疗效果差，多用于手术后辅助治疗。脂肪肉瘤容易复发，尤其是首次病发后 5 个月内。需要坚持随诊，预防复发。

（韩红梅　孙晓宇　尹迎春　王新美）

参 考 文 献

[1] 孙实香,高绍贵,李贵山,等.纵隔巨大黏液脂肪肉瘤 1 例[J].临床放射学杂志,1997,2:97.

[2] 梁敏,高文斌,唐玉新.纵隔脂肪肉瘤 CT 及 MRI 诊断[J].罕少疾病杂志,2001,8(4):4-5.

[3] 苏凯,程贵余,刘向阳,等.19 例成人原发性纵隔脂肪肉瘤分析[J].中国医学科学院学报,2012,34(4):405-408.

[4] 王坚,朱雄增.软组织肿瘤病理学[M].北京:人民卫生出版社,2008:224-231.

第十三节　纵隔副脊索瘤

一、临床特征

副脊索瘤患者年龄 4—86 岁，多见于青壮年，平均为 31 岁，性别差异不显著，男性略多于女性。好发于四肢远端的深部软组织，如深筋膜、肌腱、滑膜或贴近骨骼的软组织，纵隔、胸腹壁、肩背部、头颈部、外阴等中轴骨以外的各部位均有报道病例。纵隔副脊索瘤临床主要表现为缓慢生长的无痛性包块，界线清楚，质地软，伴继发性改变或瘤体压迫时可出现疼痛或机体功能受限。CT 显示：实性肿块，密度不均，关节骨结构正常。外科手术是有效的治疗方法。当肿瘤达到一定大小时可压迫邻近组织，出现临床症状。大多数副脊索瘤生物学行为表现为良性，少部分具有侵袭性，有复发或转移潜能。WHO 肿瘤分类将其归入中间性肿瘤,手术扩大切除肿瘤是主要治疗方法,其对放疗和化疗不敏感,对于发生转移患者给予转移灶切除并辅助放疗和化疗。术后随访非常重要。

二、病理特征

1. **肉眼观察** 肿瘤边界清楚或包膜完整,呈分叶状或多结节状,直径为 1.5~13cm,平均直径为 5.4cm,切面灰白,半透明,有黏液感,质中或脆,可伴有出血、坏死或囊性变。

2. **显微镜检查** 肿瘤被纤维组织分隔成大小不等的小叶,小叶内瘤细胞呈索状、假腺泡状或巢状排列,间质富含黏液伴淡伊红色透明样物(图 8-84 至图 8-87)。瘤细胞呈圆形、多边形和短梭形,胞质嗜伊红色,内含空泡(图 8-88 至图 8-90),细胞周围有 Col Ⅳ 包绕,胞核浓染或空泡状,无异型,核分裂象罕见(<1 个/20 HPF)。

3. **免疫表型** 副脊索瘤具有上皮或肌上皮及间叶组织分化,瘤细胞表达 CAM 5.2、EMA、SMA、S-100、vim(图 8-91,图 8-92),不表达 CEA、CK19、Desmin。Col Ⅳ 染色,瘤细胞周围阳性。

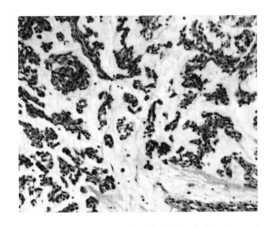

图 8-84 小叶内瘤细胞呈索状、假腺泡状或巢状排列(HE×100)

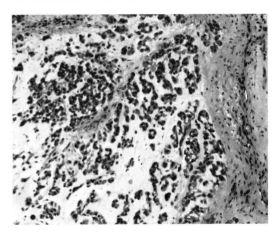

图 8-86 瘤细胞呈索状、假腺泡状排列(HE×100)

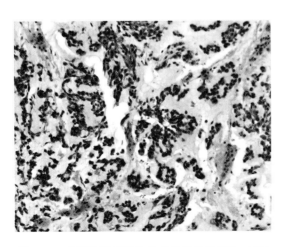

图 8-85 瘤细胞呈假腺泡状或巢状排列(HE×100)

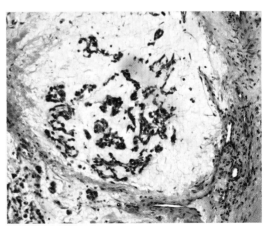

图 8-87 纤维组织分隔肿瘤成大小不等的小叶(HE×100)

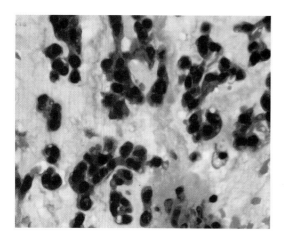

图 8-88　间质富含黏液(HE×200)

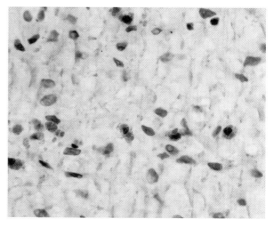

图 8-91　CK 免疫组化染色阳性(SP 法×200)

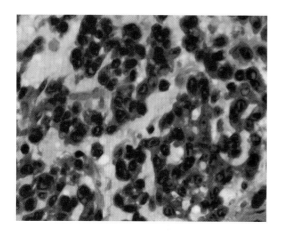

图 8-89　瘤细胞呈圆形、多边形和短梭形(HE×200)

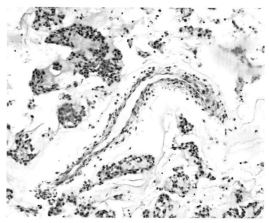

图 8-92　SMA 免疫组化染色阳性(SP 法×200)

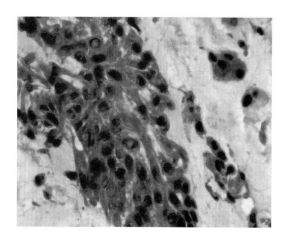

图 8-90　瘤细胞呈圆形、多边形和短梭形,胞质嗜
伊红色(HE×200)

4.特殊染色　肿瘤黏液间质富含透明质酸,AB 染色阳性,经透明质酸酶降解,AB 染色转为阴性。

5.分子遗传学　近年研究发现,副脊索瘤存在分子遗传学异常,如 x 染色体断裂点;15 染色体三体和 1、16、17 染色体单体;der(2)t(2;4),del(3q)和 9、19、20、22 染色体缺失等,但迄今仅有 3 例报道,其特征还需进一步探索。

三、鉴别诊断

纵隔副脊索瘤临床特点是无痛、缓慢生长,术前诊断存在挑战。副脊索瘤具有分叶结构,胞质含有空泡,间质富于黏液,应与具有上述特征的脊索瘤及骨外黏液样软骨肉瘤（脊索样肉瘤）鉴别（表 8-15），副脊索还应与其他富含黏液的肿瘤区别，如软骨瘤样汗腺瘤、黏液性脂肪肉瘤、神经鞘黏液瘤等。

表 8-15　纵隔副脊索瘤的鉴别诊断

	临床特点	病理特点	免疫组化
副脊索瘤	副脊索瘤好发于青壮年（20—40 岁），四肢远端的深部软组织，肿瘤无痛、缓慢生长	副脊索瘤为原型空泡状细胞，多空泡细胞少见，无上皮或肌上皮分化，黏液间质经透明质酸酶处理后，AB 染色转为阴性	细胞周围有 Col Ⅳ 包绕，CK19 不表达，CAM5.2、EMA 和 SMA 阳性表达，不表达 Desmin
脊索瘤	脊索瘤只发生于中轴骨，尤其是骶尾、蝶鞍部	组织学形态上脊索富于大量多空泡细胞（液滴状细胞），黏液间质经透明质酸酶处理后，AB 染色仍为阳性	细胞周围罕见有 Col Ⅳ 包绕，表达 CK19
骨外黏液样软骨肉瘤（脊索样肉瘤）	好发于中老年（50—60岁），四肢近端和肢带部位的深部软组织	瘤细胞较幼稚，形态一致，核深染，多呈缎带状或花边状排列；无上皮或肌上皮分化；黏液间质有抗透明质酸酶性，透明质酸酶处理后，AB 染色不减退	罕见有 CAM5.2、EMA 和 SMA 表达，Des 是其唯一稳定表达的标记物

四、诊断思路

1. 临床诊断思路　副脊索瘤是一种少见的软组织肿瘤，组织起源至今还不十分清楚。因其组织学形态与脊索瘤相似，1951 年 Laskowski 曾以"外周性脊索瘤"首先报道该肿瘤。1977 年 Dabska 正式命名该肿瘤为副脊索瘤。近年来研究表明，副脊索瘤临床病理学特征与软组织（恶性）混合瘤或肌上皮瘤十分相近，目前大多数病理学家认为副脊索瘤是软组织（恶性）混合瘤或肌上皮瘤的变型，可能起源于多潜能的间叶组织。WHO 肿瘤（2003 年）分类将副脊索瘤与软组织混合瘤、肌上皮瘤归为同一组疾病，为起源未定的肿瘤。

纵隔副脊索瘤是一种罕见的分叶状肿瘤，发生于中轴以外的深部软组织内，临床主要表现为缓慢生长的无痛性包块，界线清楚，质地软，伴继发性改变或瘤体压迫时可出现疼痛或机体功能受限。CT 显示：实性肿块，密度不均，关节骨结构正常。术前不易获得明确的病理组织学诊断证据，大多数病例需经快速冷冻检查或手术切除后方能确诊。

2. 病理诊断思路　WHO 肿瘤分类界定脊索瘤只发生于中轴骨，副脊索瘤发生于中轴骨以外的软组织或骨。纵隔副脊索瘤为分叶状肿瘤，瘤细胞主要由大圆形或多边形的空泡状或嗜伊红色细胞组成，类似胎儿脊索，瘤细胞无明显异型性，或仅有轻度异型性，核分裂象罕见，瘤细胞表达 CAM 5.2、EMA、SMA、S-100、vim，不表达 CEA、CK19、Des 可与其他肿瘤鉴别。

（侯震波　韩红梅　尹迎春　杨海萍　王宏量）

参 考 文 献

[1] Dabska M.Parachordoma：a new clinicopathologic entity [J].Cancer,1977,40(4)：1586-1592.

[2] 樊根涛,孙国静,黎承军,等.副脊索瘤的临床分析 [J].医学研究生学报,2014,27(4)：47-448.

[3] 王坚,朱雄增.软组织肿瘤病理学[M].北京：人民卫生出版社,2008.

[4] Clabeaux J，Hojnowski L，Valente A，et al. Case report：parachordoma of soft tissues of the arm [J].Cli Orthop Relat Res,2008,466 (5)：1251-1256.

第十四节　恶性外周神经鞘膜瘤

一、临床特征

恶性外周神经鞘膜瘤（malignant peripheral nerve sheath tumor,MPNST）是任何起源于外周神经或继发于神经纤维瘤或显示不同程度的神经鞘细胞分化的梭形细胞肉瘤,因为该瘤不仅有施万细胞,还有神经束衣参与,故称为恶性外周神经鞘膜瘤。MPNST常见的发生部位是纵隔后部,发生于前上纵隔者少见。

MPNST好发于30－60岁成年人,有NF1病史的患者比散发者（40－44岁）平均年龄轻10岁（28－36岁）,儿童和青少年少发,6岁以前少发,但发生于儿童也有报道。女性患者患病率稍高。临床上多表现为逐渐增大的肿块．可伴有疼痛。影像学表现类似软组织肿瘤,边界不规则,有浸润影,增强后均匀强化。CT表现多为等或低混杂密度软组织肿块,增强扫描,实性部分呈斑片状网格状强化,内见大片不规则的无强化坏死囊变区。

MPNST进展迅速,预后很差。总的复发率为42%～54%,远处转移率为28%～43%,最常见的转移部位为肺,其次为骨、肝和脑。5年和10年生存率分别为34%和23%。治疗应尽可能行广泛切除；当无法行肿瘤根治切除时。应行姑息性切除＋大剂量放疗；当肿瘤发生转移可考虑化疗,但方案和疗效都不肯定。MPNST属高度恶性肿瘤,局部复发和远处转移是常见的。

二、病理特征

1. 肉眼观察　MPNST表现为梭形、类圆形或不规则的球形肿块；一些病例由孤立性神经纤维瘤或丛状神经纤维瘤进展而来,患者可伴有或不伴有NF1。肿块体积通常较大,平均直径超过5.0cm,有时可超过25cm,可有质硬的假包膜,常与大或中等大小神经相连。切面奶油色或灰白色,伴有灶性坏死和出血,有时范围可较广。

2. 显微镜检查　MPNST由排列紧密、条索状增生的梭形细胞组成,类似纤维肉瘤（图8-93）。瘤细胞呈长梭形,胞质丰富,界欠清,核呈波浪状、弯曲状,逗点状或不对称卵圆形,核染色质均匀或致密,核深染,核分

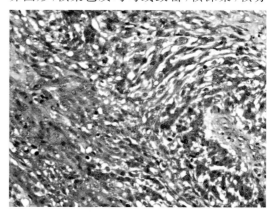

图8-93　MPNST由束状排列的梭形细胞组成,类似纤维肉瘤（HE×200）

裂象易见(图 8-94),可见地图状坏死(图 8-95)。瘤细胞常排列成长弯曲束状,交织束状或鲱骨样,常见致密细胞束状区和细胞稀少区间插排列构成大理石花纹构象,有时可见呈结节状、丛状、卷曲状、旋涡状、栅栏状、车辐状、血管外皮瘤样构象,亦可见圆形或短梭形瘤细胞呈无序排列。上皮样瘤细胞较大,呈圆形或多边形,胞质嗜酸性或嗜双色性,核大,泡状核,核仁明显,核分裂象多少不一,瘤细胞排列成密集片状或短条索状,多结节状或巢状,周围可见纤维组织包绕,可有黏液样基质。有时可见呈印戒细胞样,透明细胞,多形性上皮样细胞,横纹肌样细胞及梭形的瘤细胞。瘤细胞间的血管多为厚壁血管,管壁常玻璃样变性,瘤组织常侵犯神经束,并可沿

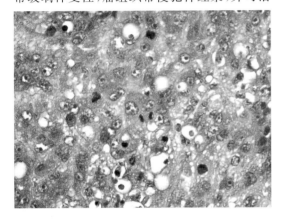

图 8-94　MPNST 伴有活跃的核分裂(HE×400)

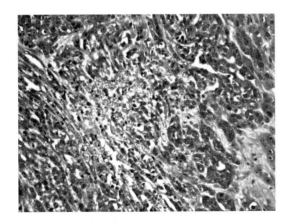

图 8-95　MPNST 呈地图样坏死(HE×200)

神经间隙呈浸润性生长,间质常黏液样变性。分化较好的富含细胞区域类似纤维肉瘤,部分细胞显示神经鞘细胞的分化;分化差的肿瘤细胞异型性十分显著,常出现体积硕大的细胞,单核或多核瘤巨细胞(图 8-96),核分裂象易见,形态与恶性纤维组织细胞瘤、多形性脂肪肉瘤难以区别。此外,下面一些特点虽无特异性但在 MPNST 的诊断上具有一定帮助作用:如见透明带和结节,横切面像巨大菊形团;瘤细胞在血管内皮下增生,似瘤细胞疝入血管腔图像;瘤细胞在神经周和神经内广泛扩散;出现其他肉瘤少见的间叶或上皮分化异源性成分,如横纹肌母细胞或横纹肌肉瘤,软骨、骨、血管、脂肪及其所形成的肉瘤,或良性和恶性腺体等,少数瘤细胞内外亦可见局灶性色素沉着。

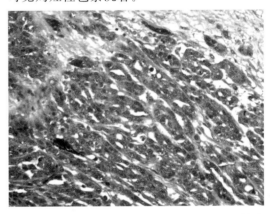

图 8-96　MPNST 细胞异型性明显,可见明显巨细胞(HE×200)

　　MPNST 的特殊类型有:①上皮样型MPNST:罕见,肿瘤部分或全部为上皮样,与 NF1 无关。②腺型 MPNST:罕见,瘤细胞排列成腺样结构,CK 和 CEA 阳性,神经内分泌标记如 CgA、生长抑素也可阳性。细胞内外含黏液。③恶性蝾螈瘤:其内含有发育好的骨骼肌。

　　MPNST 组织学形态比较复杂,在常规HE 切片上常难以判断为"神经源性",MPNST 的诊断必须符合以下条件之一:

①肿瘤起自于神经纤维瘤,特别是神经纤维瘤和伴有 NF1 者,约占 2/3;②肿瘤起自于周围神经;③从良性神经肿瘤如周围神经纤维瘤、神经鞘瘤、节细胞神经瘤、节细胞神经母细胞瘤或嗜铬细胞瘤等发展而来;④患者虽不伴有 NF1,但肿瘤细胞的组织学形态学与大多数的 MPNST 相同,免疫组化和电镜观察也提示瘤细胞具有施万细胞分化。镜下能提示 MPNST 诊断的一些形态,包括:可见肿瘤起自于神经,或在神经内扩展,或累及神经节,或在肿瘤内能看到孤立性或丛状神经纤维瘤的成分。

3. 免疫表型　50%～70%的肿瘤不同程度地表达 S-100 蛋白(图 8-97),常为局灶性。恶性程度越高,瘤细胞分化越原始,S-100 蛋白的表达率越低。还可表达 Leu-7 和 PGP9.5 等神经性标记,vimentin 常为弥漫强阳性(图 8-98),偶可表达 CD34、CK8/18,但不表达 GFAP、NF、MSA、desmin、CK7 和 CK19 等。MPNST 常表达 P53(图 8-99),Ki-67 指数为 5%～80%(图 8-100),而神经纤维瘤 P53 多为阴性,Ki-67 指数多在 1% 以下。

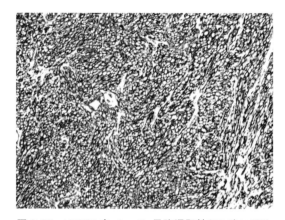

图 8-98　MPNST 中 vimentin 呈弥漫阳性(SP 法×100)

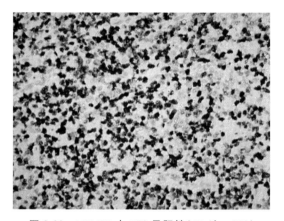

图 8-99　MPNST 中 P53 呈阳性(SP 法×200)

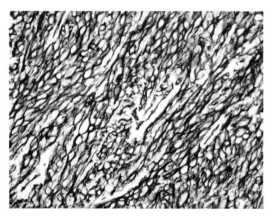

图 8-97　MPNST 中 S-100 呈弥漫阳性(SP 法×200)

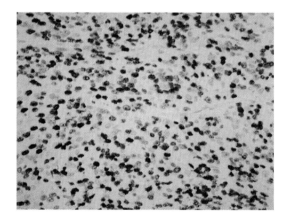

图 8-100　MPNST 中 Ki-67 指数 75%(SP 法×100)

三、鉴别诊断

由于 MPNST 组织形态学复杂多样,临床和影像学表现缺乏特异性,临床病理诊断中较难与其他软组织肉瘤鉴别,主要与以下肿瘤鉴别(表 8-16)。

表 8-16　纵隔恶性外周神经鞘膜瘤的鉴别诊断

	大体检查	病理特点	免疫组化
MPNST	不规则的球形肿块,切面奶油色或灰白色,伴有灶性坏死和出血	由排列紧密、条索状增生的梭形细胞组成,核呈波浪状、弯曲状、逗点状或不对称卵圆形,核染色质均匀或致密,核深染,核仁不显,核分裂象易见,呈栅栏状、车辐状、血管外皮瘤样构象	vimentin 弥漫强阳性,部分表达 S-100,CK8/18,P53,Ki-67 指数为 5%～65%
纤维肉瘤	圆形、卵圆形或结节状肿块,切面灰白色,质地坚实,可见出血、坏死灶	具有中度甚至高度异型瘤细胞,可见大量核分裂象和怪形核巨细胞,肿瘤边界不清,有坏死	只表达 vimentin,偶尔表达 actin,不表达 S-100 等神经性标记
富于细胞性神经鞘瘤	肿瘤界线相对清晰或具有完整的包膜	瘤细胞异型性不明显,虽可见核分裂象,但多在 4/10HPF 以下,且无病理性核分裂	vimentin 阳性,偶尔表达 S-100,Ki-67 指数低
低度恶性肌成纤维细胞肉瘤	肿瘤边界不清,呈浸润性生长	由肌成纤维细胞构成,具有轻至中度甚至高度异型,易见不典型核分裂象	desmin、SMA 阳性,而 CD34、CD99 呈局灶阳性
恶性孤立性纤维性肿瘤	孤立的或圆形的肿块,无包膜,周界不清	部分肿瘤内可见经典的孤立性纤维性肿瘤的成分	瘤细胞表达 vimentin、CD34 和 bcl-2,而不表达 S-100
平滑肌肉瘤	孤立性肿块,体积较大,切面灰白色,鱼肉状,伴有灶性出血坏死囊性变	瘤细胞呈梭形,两端细长,中间较宽,核椭圆或杆状,两端钝圆如香肠状,有丰富的嗜酸性胞质,瘤细胞聚集成束,局部区域可见散在核深染形状不规则的瘤巨细胞,核分裂象易见	SMA、desmin 和 vimentin 弥漫阳性,特殊染色 Masson 三色呈红色有助于鉴别诊断

四、诊断思路

1. 临床诊断思路　MPNST 发生多数与周围神经干有密切关系,因此肿瘤位于纵隔少见。临床和影像学表现缺乏特异性,一般为肿瘤增大导致的压迫症状及相应的影像学表现。但部分恶性外周神经鞘瘤难以同良性神经鞘瘤相鉴别。当有以下两种情况应首先考虑 MPNST 的诊断:①肿瘤发生在患有Ⅰ型神经纤维瘤病的患者时;②当肿瘤显然与神经纤维瘤有关时。当无上述情况时,诊断需要依靠多种病理特征综合分析。

2. 病理诊断思路　有下述形态有助于 MPNST 的诊断:①富含细胞区和稀疏细胞区交错分布;②梭形细胞杂型弯曲,排列成栅栏状或旋涡状,有形成触觉小体样结构的倾向;③细胞核呈波浪状或逗点状,常在细胞稀疏区见到;④出现地图样坏死,坏死边缘瘤细胞呈栅栏状排列;⑤显著的厚壁血管,血管周围有肥硕的细胞聚集,或瘤细胞在血管内皮下区域增生并侵入管腔;⑥存在异源性成分,特别是发育好的骨骼肌。在有些 MPNST 中,其部分或大部分肿瘤是由肥硕的、多角形的、胞质为嗜酸性且有上皮样形态的细胞所组成;对这些肿瘤则称为上皮样恶性神经鞘瘤,其中个别还表现出鳞状上皮的分化。偶尔,MPNST 还可呈现出灶性的腺性分化,伴有或不伴有黏液产生。腺体、骨骼肌和其他的组织均可在同一肿瘤中共存。对于任何外周神经肿瘤而言,只要它含有上皮性的腺体结构,则无论其分化多好,都应疑为恶性。此外,该肿瘤细胞中还可见到黑色素。由于 MPNST 组织形态学复杂多样,临床病理诊断中较难与其他软组织肉瘤鉴别。诊断需要依靠多种病理特征综合分析。免疫组化肌源性、上皮源性、血管源性相关标记阴性,S-100 阳性对诊断 MPNST 有一定参考意义。

(张保华　韩红梅　王新美　张晓芳)

参 考 文 献

[1] 陈忠平.神经系统肿瘤[M].北京:北京大学医学出版社,2009.

[2] 王坚,朱雄增.软组织肿瘤病理学[M].北京:人民卫生出版社,2008:224-231.

[3] Aitao G,Aijun L,Li X W,et al.Malignant peripheral nerve sheath tumors:differentiation patterns and immunehistochemical features—a mini-review and our new findings [J].J Cancer,2012,3:303-309.

[4] 高福平,魏瑾.纵隔恶性外周神经鞘膜瘤 1 例并文献复习[J].临床肺科杂志,2012,3:553.

[5] 回允中.外科病理学[M].北京:北京大学医学出版社,2006.

[6] Alharbi B.Malignant peripheral nerve sheath tumor of kidney-acase report[J].Int J Surg Case Rep,2013,4(10):914-916.

[7] Hsu C C,Huang T W,Hsu J Y,et al.Malignant peripheral nerve sheath tumor of the chest wall associated with neurofibromatosis:acase report [J].J Thorac Dis,2013,5(3):E78-82.

[8] Gogate B P,Anand M,Deshmukh S D,et al.Malignant peripheral nerve sheath tumor of facial nerve:presenting as parotid mass[J].J Oral Maxillofac Pathol,2013,17(1):129-131.

第十五节　纵隔神经母细胞瘤

一、临床特征

神经母细胞瘤(neuroblastoma,NB)起源于神经外胚层原始神经嵴细胞,多见于肾上腺(占 40%),其他部位如腹部(25%)、胸部(15%)、颈部(5%)及骨盆的交感神经节也可发生。而发生于纵隔者极少见,多见于后纵隔。NB 是儿童常见的恶性实体肿瘤,占所有儿童恶性肿瘤的 8%～10%,年发病率为 0.3～5.5/10 万,其生物学、遗传学和形态学特性均表现出很大的异质性。多为散发病例,偶见家族性发病。90%发生在 5 岁以下,20%位于纵隔。NB 的原发部位被认为是一个重要的预后危险因素,纵隔部位的 NB 相对其他部位预后好,原因尚不完全清楚。有报道,纵隔 NB 中女孩多于男孩,但未发现性别与预后有相关性。刘颖等收集神经母细胞瘤 110 例,其中 26 例肿瘤位于纵隔,其他部位 84 例。将纵隔神经母细胞瘤的临床表现、肿瘤标志物、生物学预后因素与其他部位对比,结果显示纵隔组平均年龄 25.5 个月,与其他部位组相近。

大多数病例早期无症状,常在体检时通过影像学检查发现。如果局部肿块巨大可出现相应部位的压迫症状,如胸腔内肿瘤压迫血管、气管、淋巴管、下腔静脉会造成血液循环障碍、呼吸困难、胸腔积液、胸腹腔器官水肿等。纵隔 NB 初诊时最常见症状为反复咳嗽、呼吸困难、低热,其原因可能是纵隔 NB 的存在,使气道及肺组织受压,致气道受阻、肺组织膨胀不全而出现反复咳嗽、感染及呼吸困难等表现。早期患者常难发现,初诊时约有 70% 患儿已发生转移,常见转移部位有骨髓、骨、肝、淋巴结和皮肤。部分患者因转移灶引起的相关症状而首次就诊,贫血、发热和四肢疼痛提示可能存在骨或骨髓转移,晚期病例可因肝转移出现腹部膨隆和呼吸困难。NB 血清学检查:香草基扁桃酸(VMA)和高香草酸(HVA)灵敏度较高;乳酸脱氢酶(LDH)水平升高代表肿瘤细胞快速转化、增殖和高负荷;骨髓浸润时可出现血常规异常,主要表现为贫血和血小板减少。NB 是高度恶性的儿童肿瘤,由于诊断方法和治疗手段的进展,患者的生存率明显提高。化疗和手术治疗是神经母细胞瘤治疗的主要手段,联合其他方法可以取得好的疗效。手术切除纵隔原发瘤灶可以提高生存率。主要化疗方案为 OPEC(长春新碱、顺铂、依托泊苷、环磷酰胺)与 VAC(长春新碱、阿糖胞苷环磷酰胺)交替,3~4 周为一个疗程,年龄<18 个月或早期病例以 VAC 方案为主,年龄>18 个月或进展期者首选 OPEC 方案。在刘颖等报道的病例中,纵隔组 4 年总生存率为 80%,其中局限性肿瘤(Ⅰ、Ⅱ、Ⅲ 期)达 100%,分别高于其他部位组 44%、82%。多数纵隔 NB 表现出临床分期早(Ⅰ、Ⅱ 期)和良好的生物学预后因素,这些特征可能与纵隔神经母细胞瘤良好的预后相关。文献报道,完整切除者 4 年生存率达 93.8%,局限性肿瘤被完整切除者预后均较好,纵隔相比其他部位更好,说明局限性肿瘤适时予以切除对预后的影响非常重要。

二、病理特征

1. **肉眼观察** 肿瘤呈实性,圆形结节或分叶状,有菲薄包膜,直径为 1~10cm,组织脆软,灰白色、灰黄色及灰褐色,可有出血坏死、囊性变及钙化,较晚期时多已突破包膜,并浸润邻近淋巴结等组织。

2. **显微镜检查** NB 细胞弥漫分布,排列呈片状、巢状或小叶状,分化较好,可见菊形团样结构(图 8-101),细胞小,呈圆形或椭圆形,大小较一致,胞质少,核浆比大,核分裂多见,间质较少,神经原纤维在细胞巢之间形成神经纤维网。分化的神经母细胞表现为核增大,空泡状,染色质变细,核仁明显,胞质增多并出现细胞突起。有时切片内可发现节细胞神经瘤成分或神经母细胞瘤向节细胞神经瘤转化,此时称为节细胞神经母细胞瘤(图 8-102)。

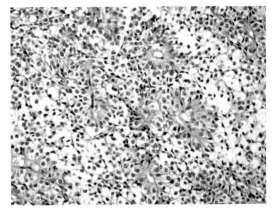

图 8-101　NB 细胞分化较好者可见菊形团样结构(HE×200)

3. **免疫表型** 神经源性标记(NSE、CgA、Syn)大部分阳性(图 8-103 至图 8-105),以 NSE 最为成熟,S-100、CD99 灶性阳性,GFAP、MyoD-1、CD45、CK(AE1/AE3)均阴性。

4. **电镜表现** 电镜诊断标志是直径 50~200nm 致密芯神经内分泌颗粒,大小一

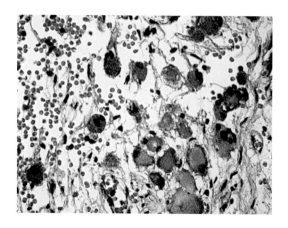

图 8-102　节细胞神经母细胞瘤(HE×400)

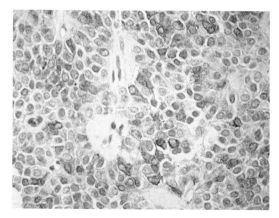

图 8-104　肿瘤细胞 Syn 免疫组化染色弥漫阳性
（SP 法×200）

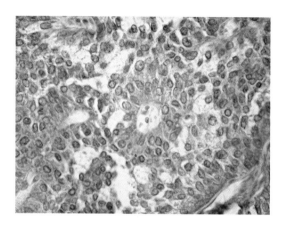

图 8-103　肿瘤细胞 NSE 免疫组化染色弥漫阳性
（SP 法×200）

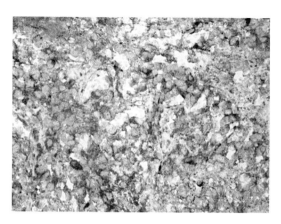

图 8-105　肿瘤细胞 CgA 免疫组化染色弥漫阳性
（SP 法×200）

致,位于细胞浆的一侧或会有神经微管的胞突中。

5. 细胞及分子遗传学　约80%患者显示,1 号染色体短臂 ip32 和 ipter 之间的缺失和 50%以上有 N-myc 癌基因扩增。

三、鉴别诊断

NB 的鉴别诊断包括淋巴瘤、神经内分泌癌等(表 8-17)。①淋巴瘤:可表现为其他部位淋巴结肿大,组织学可见正常淋巴组织结构全部或部分破坏,大小一致的圆形或卵圆形细胞弥漫分布,LCA、CD15、CD30、EMA、CD20、CD3 等淋巴瘤系列标志物阳

性,神经内分泌源性标志物阴性。霍奇金淋巴瘤可见到典型的"R-S"细胞,非霍奇金淋巴瘤中淋巴母细胞性淋巴瘤常见于儿童,免疫组化 TdT 阳性。②ES/PNET 尤因肉瘤:是发生自脑、脊髓及交感神经以外的神经外胚层恶性肿瘤,较少见,多见于青少年,好发于四肢骨,临床常发热、贫血、白细胞升高、红细胞沉降率加快。肿瘤病理学形态类似NB,细胞形态单一,呈小圆形,核圆形,有的病例可见 Homer-Wright 菊形团,瘤细胞NSE 强阳性,其他神经内分泌标记 CgA、Syn、S-100 也可呈不同程度阳性。CD99 细

胞膜阳性对鉴别诊断价值较大。可通过 RT-PCR 和 FISH 检测 EWS-FLI-1 和 t(11；22) 基因，用于对该病的诊断。③DSRCT：促纤维增生性小圆细胞肿瘤（DSRCT）好发于儿童和青少年，多为男性，主要位于腹腔，累及腹膜、大网膜、肠系膜、腹膜后和盆腔软组织，形态学表现为一致性较小的圆形细胞，被间质分割成边界清楚的巢、簇状，间质为增生的

成纤维细胞和肌成纤维细胞及其生成的大量胶原纤维，可伴黏液变性、透明变性、钙化。免疫组化标记瘤细胞表达 CK、vimentin、desmin、NSE，其中 vimentin、desmin 有特征性的核旁点状阳性着色。④神经内分泌癌：多见于中老年人，常发生于肺、消化道，常可表达 NSE、CgA、Syn、CD56，但绝大部分小细胞癌 CK、TTF-1 阳性，NB 中 CK 阴性。

表 8-17　NB 的鉴别诊断

	病理特点	免疫表型
NB	肿瘤细胞分化程度不一，胞质极少，核染色较深，似淋巴细胞；分化较好者，可见到细胞可排列呈菊形团样，细胞巢间可形成神经纤维网	NSE、CgA、Syn、CD56 阳性 CK 阴性
神经内分泌癌	瘤细胞胞质稀少，细胞边界不清，核染色质细颗粒状，无核仁或不明显，可见神经内分泌颗粒，细胞呈圆形、卵圆形，排列成巢状、小梁状、周围栅栏状和玫瑰花结状生长	NSE、CgA、Syn、CD56 阳性 大部分 CK 及 TTF-1 阳性
淋巴瘤	霍奇金淋巴瘤：可见到典型的"RS"细胞及其变异型，细胞成分不单一，肿瘤细胞背景内掺杂炎细胞，常发生于颈部淋巴结	LCA、CD15、CD30、EMA、CD20、CD3 等淋巴瘤指标可出现阳性
	非霍奇金淋巴瘤：肿瘤细胞大小一致，圆形或卵圆形弥漫分布，较单一，可发生于淋巴结和节外器官；不同淋巴细胞来源的肿瘤，可表现出不同的组织及细胞异型性。其中淋巴母细胞性淋巴瘤常见于儿童	NSE、CgA、Syn、CD56 阴性 淋巴母细胞性淋巴瘤时 TdT 阳性
ES/PNET	交感神经以外的神经外胚层恶性肿瘤，细胞形态单一，呈小圆形，核圆形，可见典型的 Homer-Wright 菊形团结构	NSE、CD99 阳性 CgA、Syn、S-100 部分阳性
DSRCT	一致性较小的圆形细胞，被间质分割成边界清楚的巢、簇状，间质为增生的成纤维细胞和肌成纤维细胞及其生成的大量胶原纤维，可伴黏液变性、透明变性、钙化	CK、vimentin、desmin、NSE 阳性　vimentin、desmin 有特征性的核旁点状阳性着色

四、诊断思路

1. 概述　NB 是儿童最常见的颅外实体性恶性肿瘤，来源于肾上腺髓质或脊椎旁交感神经节的未成熟的胚胎细胞，多发生于 1—5 岁儿童，男性患儿略多于女性，肾上腺为最常见部位，其次是腹膜后、纵隔、盆腔及颈部等交感神经节细胞分布的部位，较肝母细胞瘤、肾母细胞瘤恶性程度高，治疗效果差，且

症状无特异性，易造成误诊，早期即可发生转移。NB 具有自行消退和体外诱导分化的特点。

NB 的遗传学研究表明，N-myc 基因是 NB 迅速发展和预后不良的指标。国内研究发现，大多病例存在 N-myc 基因的获得，N-myc 基因与患儿预后关系密切，基因拷贝数越高预后越差，最新的国际 NB 危险分组系统中，评估基础是根据影像学危险因素定义

局部病灶;美国儿童癌症研究组资料显示,NB 自体干细胞移植与异基因骨髓移植比较的远期疗效是一致的,原因是自体移植复发率高但移植相关并发症少,异基因移植的相关并发症多。多学科联合诊治 NB 的经验表明,多学科间的联合是规范和系统地诊治儿童 NB 的关键和必然趋势。肿瘤内科的主要任务是加强化疗、疗效评估及长期随访,并且配合肿瘤外科和放疗科进行局部治疗的衔接,以尽早切除原发瘤灶,对于骨骼和肝侵犯的患儿,进行放射治疗以进一步清除残留病灶,是获得长期生存的关键。另外,NB 患儿停止治疗后 3～5 年定期随访,检测肿瘤生物因子和影像学检查很重要,如果发现可疑残留病灶,给予间断小加强化疗可能为进一步提高生存率的有效措施。

2. 临床诊断思路　WHO 神经系统肿瘤分类中将外周神经母细胞性肿瘤分为神经母细胞瘤、混杂型节细胞性神经母细胞瘤、结节型节细胞性神经母细胞瘤和节细胞神经瘤。其中节细胞性神经母细胞瘤起源于交感神经节或肾上腺髓质的神经脊组织细胞,是儿童最常见的颅外恶性实体肿瘤。该肿瘤大多位于腹膜后,其次为纵隔、肾上腺、颈部、小肠、盆腔,具有独特的临床病理特点,即常以出血的神经母细胞性瘤结节与混杂型节细胞性神经母细胞瘤或节细胞神经瘤共存为特征。

纵隔 NB 几乎均发生于儿童,临床表现出现呼吸困难等症状,影像学出现占位性病变影像学改变,血清学检查:香草基扁桃酸(VMA)和高香草酸(HVA)的灵敏度较高。出现以上临床特点时,应高度怀疑 NB,但NB 的上述临床表现及影像学特点均缺乏特异性,因而易与纵隔其他肿瘤混淆。此外,根据患者的临床症状、影像学资料及血清学检查,还应排除结核感染性疾病,胸腺组织、间皮细胞、肺组织来源的肿瘤等。临床上,一些节细胞性神经母细胞瘤患儿的瘤体可自发性消退,而另一些患儿,尽管进行了瘤体切除、化放疗等积极治疗,但肿瘤仍会出现广泛浸润,其具体机制尚不清楚。

3. 病理诊断思路　显微镜下观察,细胞圆形或椭圆形,大小相对一致,弥漫分布,排列呈片或巢状,间质较少,肿瘤细胞分化程度不一,胞质少,核染色深,似淋巴细胞。NB 组织学上较为特异的是形成"菊形团样"结构及神经原纤维在细胞巢之间形成神经纤维网,同时结合特异性免疫组织化学指标可排除其他组织来源的肿瘤。

根据神经母细胞分化程度和 Schwannian 基质发育程度,2003 国际神经母细胞瘤病理分类(INPC)将 NB 分为 3 型:①未分化型:肿瘤细胞呈小-中等大淋巴细胞样,核分裂象可见,无明显神经毡,可伴有局灶性出血和坏死;②分化差型:基本上由未分化的神经母细胞组成,仅在局灶区域见特征性的神经毡,可形成 Homer-Wright 菊形团结构,节细胞分化<5%;③分化型:≥5% 的细胞向神经节细胞样分化,可伴有丰富的 Schwannian 基质发育。有学者认为 NB 的病理学分型与预后有一定相关性,且分化型比未分化型预后好,NSE 水平的升高可能为肿瘤晚期或预示肿瘤预后差。

(韩红梅　孙晓宇　张保华　李　静)

参 考 文 献

[1] 赵强,曹嫣娜.神经母细胞瘤的诊断与评估[J].中国小儿血液与肿瘤杂志,2014,19(1):2-6.

[2] Pizzo PA,Poplak DG.Principles andpractice of pediatric oncology[M].5th ed. Philadelphia:Lippincott-Raven,2003.

[3] 刘颖,王艳芳,贺嘉,等.儿童纵隔神经母细胞

瘤临床特征分析[J].中国肿瘤临床杂志，
2013,40(10):588-591.

［4］ 田海萍,黑静雅,孙金萍.神经母细胞瘤 10 例
临床病理分析[J].临床与实验病理学杂志，
2013,29(9):1018-1019.

［5］ 田海萍,杨永琴.神经母细胞瘤临床及病理分

析[J].宁夏医学杂志,2014,36(5):449-451.

［6］ 李青,徐庆中.神经系统肿瘤病理学和遗传学
[M].北京:人民卫生出版社,2010.

［7］ 马晓莉,金眉,张大伟,等.多学科联合诊治神经
母细胞瘤 91 例临床特征及近期疗效分析[J].
中国实用儿科临床杂志,2013,28(3):178-182.